让面部年轻化的方法
REJUVENATION OF THE AGING FACE

主 编: (美)阿米尔·M. 卡拉姆(AMIR M. KARAM)MD
Medical Director
Carmel Valley Facial Plastic Surgery
Volunteer Clinical Instructor
University of California, San Diego
San Diego, California
USA
(美)米切尔·P. 戈德曼(MITCHEL P. GOLDMAN)MD
Volunteer Clinical Professor of Dermatology
University of California, San Diego
Medical Director
Cosmetic Laser Dermatology of La Jolla
San Diego, California
USA

主 译: 马晓飞

副主译: 陈 博 丁金萍

北方联合出版传媒(集团)股份有限公司
辽宁科学技术出版社
沈阳

©2022 辽宁科学技术出版社

著作权合同登记号：第 06-2018-373 号。

图书在版编目（CIP）数据

让面部年轻化的方法 /（美）阿米尔·M.卡拉姆
（Amir M. Karam），（美）米切尔·P.戈德曼
（Mitchel P. Goldman）主编；马晓飞主译.—沈阳：
辽宁科学技术出版社，2022.6
ISBN 978-7-5591-2200-1

Ⅰ.①让… Ⅱ.①阿…②米…③马… Ⅲ.①面—美
容术 Ⅳ.① R622

中国版本图书馆 CIP 数据核字（2021）第 167624 号

出版发行：辽宁科学技术出版社
（地址：沈阳市和平区十一纬路 25 号　邮编：110003）
印　刷　者：辽宁新华印务有限公司
经　销　者：各地新华书店
幅面尺寸：210mm×285mm
印　张：13.25
插　页：4
字　数：350 千字
出版时间：2022 年 6 月第 1 版
印刷时间：2022 年 6 月第 1 次印刷
责任编辑：凌　敏
封面设计：张金铭
版式设计：袁　舒
责任校对：徐　跃

书号：ISBN 978-7-5591-2200-1
定价：148.00 元
联系电话：024-23284363
邮购热线：024-23284502
E-mail:lingmin19@163.com
http://www.lnkj.com.cn

前 言

当前，人们对了解改善面部衰老的医学方式的需求不断增加。这主要是人们对现有治疗方式的不断了解、治疗效率的不断提升，以及"婴儿潮"带来的最大比例的人口老龄化所致。患者内心所渴望的是效果明显、持久且自然。幸运的是，我们对于复杂的衰老过程的理解空前深刻，因此对于治疗各类面部衰老症状的手术及非手术方式将会有一个巨大的、爆发式增长。

许多医学专家致力于推动面部抗衰老知识的发展，但不同领域的专家往往只关注自身领域的知识，而忽略了其他领域的潜在贡献。例如，美容皮肤科医师通常关注衰老的表面症状有很好的治疗效果，而整形医师则更关注皮下更深层次的衰老症状。因此，每一个领域的专家只是注重自己熟悉的领域，而不是对衰老的所有方面都加以重视和熟悉，这是再正常不过的了。例如，整形医师往往采用面部除皱术来治疗面部衰老，而皮肤科医师则更多选择非侵入式治疗方式，这些治疗方式的局限性往往导致了一个更加局限性和相对不自然的治疗结果。

本书的主要目的是为读者构建一个理解衰老的框架思路，帮助读者从皮肤、容积构建、软组织移位，以及深部骨骼等多方面思考导致衰老的原因。此书从解剖层面分析了不同部位的面部衰老（上面部、中面部、下面部、颈部），并且综合了针对不同部位的面部衰老采取的治疗方式。

这种联合治疗方式很好地阐述了对于面部年轻化如何采取最佳联合治疗措施，并且强调了采取综合治疗所能达到的更加自然的治疗效果。

我们组织了包含皮肤科及整形外科医师在内的多学科医师共同编写此书。相信关注面部衰老的医师都会对本书感兴趣，相信他们能从书中获得及时的、实践性的帮助。

Amir M. Karam

Mitchel P. Goldman

目 录

参编人员

Sabrina Guillen Fabi, MD, FAAD, FAACS
Volunteer Assistant Clinical Professor of Dermatology
University of California, San Diego
Associate, Cosmetic Laser Dermatology of La Jolla
San Diego, California
USA

Daniel P. Friedmann, MD, FAAD
Clinical Research Director
Westlake Dermatology Clinical Research Center
Westlake Dermatology and Cosmetic Surgery
Austin, Texas
USA

Mitchel P. Goldman, MD
Volunteer Clinical Professor of Dermatology
University of California, San Diego
Medical Director, Cosmetic Laser Dermatology of La Jolla
San Diego, California
USA

Derek H. Jones, MD
Clinical Associate Professor
Division of Dermatology
University of California, Los Angeles
Los Angeles, California
USA

Amir M. Karam, MD
Medical Director
Carmel Valley Facial Plastic Surgery
Volunteer Clinical Instructor
University of California, San Diego
San Diego, California
USA

Samuel M. Lam, MD, FACS
Director
Willow Bend Wellness Center
Plano, Texas
USA

Ana Marie Liolios, MD, FAAD
Staff Dermatologist
Heartland Regional Medical Center
Department of Dermatology
Saint Joseph, Missouri
USA

Stephen Mandy, MD
Clinical Professor
Department of Dermatology and Cutaneous Surgery
University of Miami, Miller School of Medicine
Miami, Florida
USA

Melanie D. Palm, MD, MBA
Director
Art of Skin MD
Solana Beach, California
Assistant Volunteer Clinical Professor
Division of Dermatology
University of California, San Diego
San Diego, California
USA

Jennifer D. Peterson. MD
Board Certified Dermatologist and Dermatologic
Surgeon
Suzanne Bruce and Associates
Katy, Texas
USA

Peter Paul Rullan, MD
Medical Director
Dermatology Institute
Clinical Faculty in Dermatology
Department of Medicine
University of California, San Diego
San Diego, California
USA

参译人员

主译

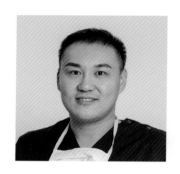

马晓飞

上海交通大学医学院附属第九人民医院硕士

苏州大学医学院附属第二医院整形博士

北京金晟整形美容医院技术院长/主诊医师

CCTV/BTV/光明网/凤凰网等媒体特邀专家

中国海医整形协会青年委员

中国整形美容协会微创与皮肤分会委员

中华医学会颅颌面数字化分会学组委员

中国非公协会整形美容分会青年委员

中国内镜与整形美容协会学组委员

中国整形与抗衰老协会学组会员

韩国美容外科医师协会海外学术委员

韩国整形协会亚太荣誉委员

学术成就

发表中英文文章10余篇，获得国家发明专利8项，长期从事解剖与整形美容的教学培训工作，参与编写《马医生整形课堂》《韩国注射美容技术》《注射美容与并发症修复》《整形美容实用技术》等，美国Supor/Medpor鼻整形支架及注射美容产品首席培训专家。

副主译

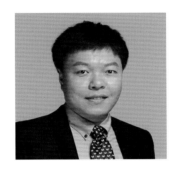

陈 博

整形外科学博士
中国医学科学院整形外科医院 副主任医师
中国医师协会美容与整形分会手整形分会委员
中国整形美容协会瘢痕医学分会青年委员

学术成就

主持包括国家自然科学基金、北京市自然科学基金、协和医学院青年
基金等在内的多个科研项目。发表中英文文章10余篇，SCI收录8篇。
参编《整形美容外科手术失误及处理》（第2版）、《整形美容外科学
全书》。SCI期刊《Plastic and Reconstructive Surgery》《Lasers in Surgery
and Medicine》《Aesthetic Plastic Surgery》等审稿人。

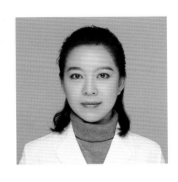

丁金萍

北京协和医学院整形外科医院整形外科学博士
北京医院整形外科主治医师
中华医学会整形外科分会面部年轻化学组委员
海峡两岸医药卫生交流协会会员
中国女医师协会会员

学术成就

发表中英文文章20余篇，编写《唇腭裂及面部畸形手术图解》《整形美
容外科手术失误及处理》等专著。

译　者

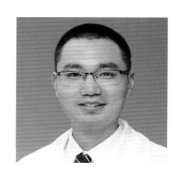

蔡源源

副主任医师，整形外科学硕士

中国中西医结合学会医学美容专业及愈合再生医学专家委员会委员

江苏省整形美容协会美容外科分会委员

江苏省整形美容协会眼鼻分会委员

江苏省常州市医学会医学美学与美容分会委员兼秘书

学术成就

发表学术论文10余篇，获得整形美容专业专利20余项，参与翻译《韩国注射美容技术》一书。

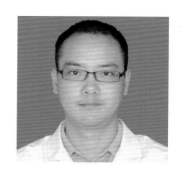

方小魁

整形外科专业硕士

安庆市立医院整形与创面修复外科主治医师

安徽省显微外科协会青年委员

学术成就

获得1项专利，在医学杂志上发表6篇论文。

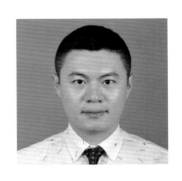

侯亦康

中国医学科学院、北京协和医学院整形外科医院博士
上海交通大学附属第九人民医院整复外科硕士
中华医学会整形外科分会颅颌面学组委员
中华医学会整形外科分会数字化学组委员
原甘肃省人民医院整形美容外科主治医师

学术成就

发表中英文文章数十篇，参与国家自然科学基金项目2项。

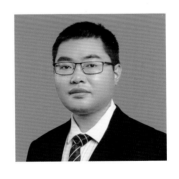

靖昌瑞

无锡市第二人民医院整形外科副主任医师
硕士研究生
鼻美学设计与整形专业委员会委员

学术成就

发表论文6篇。

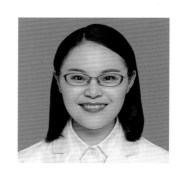

卢颖洁

南昌大学医学部烧伤外科学博士

南昌大学第一附属医院整形美容科主治医师，美容主诊医师

中国整形美容协会眼整形分会委员

中国整形美容协会瘢痕医学分会委员

中国整形美容协会损伤救治康复分会委员

江西省医学会整形外科学分会第一届委员会青年委员会委员

江西省抗衰老美容分会委员

中国中西医结合学会医学美容专业委员会（华南区分会）委员

学术成就

参与申报并协助完成了多项省自然科学基金课题及省科技厅课题，在国内外整形美容相关杂志上发表了多篇论文，组织申报并协助举办了多项国家级继续教育项目及省级继续教育项目。

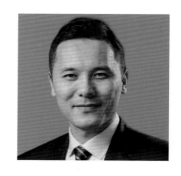

任纪祯

医学博士

青岛大学附属医院整形外科副主任医师

中华医学会整形外科分会激光美容学组委员

中华医学会整形外科分会面部年轻化学组委员

中国医学会医学与美容分会青岛分会委员

中华口腔医学会口腔颌面创伤与正颌分会委员

中国整形美容协会微创与皮肤分会委员

中国整形美容协会颅颌面外科分会委员

中国整形美容协会医美线技术分会委员

学术成就

主持省部级课题项目2项，发表中英文文章数十篇，获得国家级发明专利4项，获得青岛市科技进步三等奖1项。

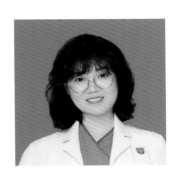

史　更

医学硕士

温州医科大学附属第二医院整形外科主治医师

中国整形美容协会血管瘤与脉管畸形协会青年委员

亚洲医学美容协会激光美容分会委员

学术成就

曾发表SCI及国内核心期刊论文，参与省市课题多项。

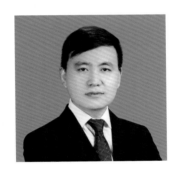

王江允

郑州市第三人民医院/河南大学附属肿瘤医院美容科副主任医师

郑州大学医学院临床医学学士

中华医学会整形外科学分会耳整形与再造学组委员

中华医学会整形外科学分会瘢痕学组委员

中国医师协会美容整形分会耳整形学组委员

中国整形美容协会精准面部年轻化分会常务委员

河南省医院协会美容与整形分会第一届委员会常委委员

中国医学科学院整形外科医院访问学者

学术成就

发表中英文文章10余篇，参与编写《临床小儿耳鼻咽喉疾病诊疗学》《乳房美容外科学》，参与翻译《亚洲人鼻整形》《眼整形艺术》《扩大的深平面除皱术：艺术与科学》。

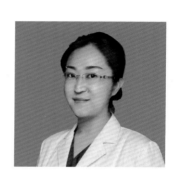

王 魏

山东大学整形外科学博士
山东大学第二医院整形外科主治医师
中国医学科学院整形外科医院访问学者
上海交通大学第九人民医院组织工程学中心访问学者

学术成就

参与编著《现代瘢痕学》等多本专著，发表中英文文章10余篇。

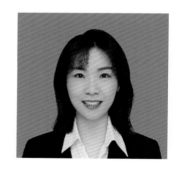

王丽雪

中国人民解放军医学院烧伤外科学博士
浙江大学医学院附属第一医院乳腺外科医师

学术成就

已发表中英文文章10余篇，其中第一作者6篇。主持1项国家自然科学基金青年项目，参与1项国家自然科学基金重点项目及2项国家自然科学基金项目。

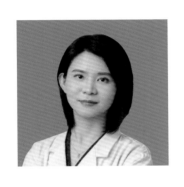

于文渊

安徽医科大学整形外科硕士

苏州大学整形外科博士

苏州大学附属第二医院整形美容外科副主任医师

江苏省整形美容协会美容外科分会及乳房整形分会委员

江苏省整形美容协会疤痕医学分会委员

中国整形美容协会精准鼻整形委员

中国整形美容协会中西医结合分会抗衰老及体型雕塑专委会委员

学术成就

发表中英文文献数十篇，承担国家自然青年基金1项。

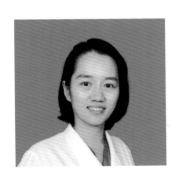

朱　明

上海交通大学医学院外科学博士

复旦大学附属中山医院整形外科主治医师

University of Pennsylvania访问学者

中华医学会整形外科分会数字化专业学组组员

上海市医学会医学美学与美容、整形外科分会会员

学术成就

参与国家级课题2项。以第一作者及通讯作者发表专业论文15篇，其中SCI收录10篇，国内核心期刊论文5篇。获得专利4项。

第一章 历史回顾

Stephen Mandy

■ 早期历史

早在数千年前，由于生活的需要驱使了南欧的远古穴居人发明了缝合线和基本的外科技术。公元前2000年左右，在埃及、中东和印度次大陆就出现了如面部磨削和使用焦散剂改善肤色的技术。古希腊人和古罗马人也发明了先进的整形技术，比如眼睑成形术。公元1500年后随着印刷术的出现，外科技术得以被完整记录下来。到了16世纪和17世纪，外科技术获得更加科学和先进的发展。

■ 美容外科的诞生

现代美容外科始于19世纪中叶和20世纪初。1965年，德国医师Ernst Kromeyer首次提出了磨皮术，德国和法国的医师在1900年左右率先推出了面部提拉手术。早在19世纪初，George Miller MacKee就探索了酚类化学物质聚乙二醇的使用，在两次世界大战中，麻醉、重建技术获得了巨大进步，而抗生素的发展极大地促进了面部提拉手术的发展。20世纪60年代，Norman Orentreich博士发明了一种微滴液体硅胶，可以矫正瘢痕和皱纹。在同一个10年里，Leon Goldman首次尝试用CO_2激光和氩激光治疗皮肤病，Tom Baker完善了苯酚脱皮的配方和方法，Sam Ayers用不同浓度的三氯乙酸进行了实验。

■ 新的手术方式和技术的兴起
■ 胶原蛋白、激光和软组织填充剂

20世纪70年代末，牛胶原蛋白被开发出来。20世纪80年代早期，Samuel Stegman和Arnold Klein对其抗原性进行修饰并改良，用于注射填充去除皱纹。20世纪70年代末和80年代初，Rox Anderson提出光热分解的概念，促进了激光的重大发展。脉冲染料、红宝石、Nd-YAG、CO_2、Er：YAG和其他专门的激光也先后被开发出来，用于脱毛，治疗血管病变、色素沉着和换肤。纤维蛋白是一种混合了患者自身血清的来源于猪的明胶粉末，它的加入提高了软组织填充剂的应用率。Sheldon Gottlie提出了胶原蛋白合成发生在损伤/愈合级联之后，并于1986年获得了FDA的认证批准。直至今天，这种创伤和愈合的原理仍被广泛应用于一些微创的美容设备中。与此同时，Zyplast，一种更加长效的，与戊二醛交联的皮下牛胶原蛋白被研发出来，获得了更佳的容量填充效果。

■ 吸脂术和大量组织填充剂

在20世纪80年代中期，吸脂术作为一项门诊手术项目由欧洲开始应用。而20世纪90年代初期，

Klein提出了肿胀麻醉技术，大大提高了吸脂手术的安全性和可操作性。而外科医师也可以通过吸脂手术获得大量脂肪用来进行组织填充，实现了从线状填充到容量填充的转变，从而完成大量组织容量的再造。而2000年后，非动物源性透明质酸（Nonanimal-Derived Hyaluronic Acids，NAHAs）在欧洲上市。此后不久，加入了羟基磷灰石钙和聚乳酸后的NAHAs，在价格、容量和维持时间等方面都得到大大提高。21世纪早期，人们意识到，随着年龄的增长，面部骨骼和脂肪容量都在发生着变化，这也启发了美容外科医师。Lambros、Sharabi、Rorhich和Pessa描述了面部骨骼的解剖和脂肪容量的流失过程，而这种脂肪容量的流失，都会同时伴随皮肤弹性变差，导致软组织捆绑、折叠和下垂，最终造成投影和区域形态变化。最近，对面部各种深、浅脂肪室的解剖结构的描述，为整体容量的复位和提升远远优于线状填充的理论提供支持。

■ 肉毒毒素和以能源为基础的设备

肉毒毒素于1991年由Carruthers首次应用于美容领域，并在2002年获得FDA认证。肉毒毒素也激发了人们对那些起效迅速、价格适宜、满意度高、并发症低的美容治疗项目的极大兴趣。而目前为止，肉毒毒素注射已成为最受欢迎的美容项目。而人们对其他美容项目的兴趣逐渐增加，也推动了以能源为基础的设备的发展。在21世纪初期，大量的无创、损伤低的手术被引入临床。使用射频或超声波能量的皮肤紧致装置已用于治疗眼睑、颈部、下颌和其他部位的皮肤松垂。近年来，以能量为基础的设备，包括超声汽化和冷冻溶脂，已被用于微创治疗脂肪堆积。目前正在研制的是一种可注射的物质——脱氧胆酸盐，可用于脂肪溶解。

■ 总结

当今我们生存在一个视觉世界，据估计，每人每天在镜头前平均出现14次。我们可以用手里的智能手机实现随时的视频通话，所以，我们的一张脸已经成为在这个世界上的身份代表。尤其随着健康水平的不断提高、职场工作时间不断延长，容貌就显得更加重要。如今对容貌的保养与修复能带来的经济收益、社会收益和个人收益，要远远高于以往任何时期。同时，对衰老过程的深入理解和新型技术的不断发展，都会将面部年轻化带入一个更加广阔的、充满期待的、多模式联合治疗的未来。

■ 参考文献

[1] Carruthers A, Carruthers J. Treatment of glabellar frown lines with C. Botulinum A exotoxin. J Dermatol Surg 1992; 18:17–21.
[2] Coleman WP, Hanke CW, Orentrich N, et al. A history of dermatologic surgery in the United States. Dermatol Surg 2000; 26:5–11.
[3] Klein J. Tumescent technique. Am J Cosmetic Surg 1987; 4:263–267. Parrish LC. Historical aspects of cutaneous surgery, cutaneous surgery. In: Wheeland RG (ed.), Cutaneous Surgery. Philadelphia, PA: WB Saunders Co, 1994:3–11.
[4] Rohrich R, Pessa J, Ristow B. The youthful cheek and the deep medial fat compartment. Plastic Reconstr Surg 2008; 121;2107–2112. Starling J, Thosani MK, Coldiron BM. Determining the safety of office-based surgery: what 10 years of Florida data and 6 years of Alabama data reveal. Dermatol Surg 2012; 38:171–177.

第二章 面部年轻化的多个相关因素：皮肤、容量和下垂

Amir M. Karam

■ 简介

患者接受面部年轻化治疗的主要动机是他们的感觉。大多数人觉得自己比他们的外表年轻，而衰老的外表会对个人的自我感觉产生负面影响。这种不一致现象可以通过物理矫正颈部等问题部位或改善皮肤纹理等方法来治疗。当患者被问到他们希望从这些治疗中获得什么时，他们通常会要求通过治疗使自己看起来更加精神饱满，恢复年轻的容貌。本章为全面部修复和年轻化奠定了基调。我们不考虑对面部特定区域（如鼻唇褶皱和眼袋）进行治疗，而是从整体上审视面部，并考虑导致老年化外观的相互作用的个体因素。有3个关键组成部分促使面部老化：

（1）皮肤老化。

（2）容量缺失。

（3）软组织松弛。

这些变化是同时发生的，尽管变化的速度、幅度和顺序各不相同。了解这些成分如何促使面部老化是制订全面部修复治疗计划的第一步。

■ 询问

询问患者的第一个问题是动机。具体地说，医师要知道患者的关注点是否有一个具体的部位，比如眼袋、晒伤的皮肤，或者他们的脖子。

如果他们治疗的目的是使自己看起来更精神，或者"看起来像他们感觉的那样年轻"，要试着与患者沟通一个全面的方法。即使患者确实有特定要治疗的部位，例如眼睑松弛，但最好结合几种治疗方法来达到最佳效果。

在决定哪种手术对患者最有利时，要对照患者年轻时的照片。照片将帮助患者和医师了解哪些变化与年龄有关，哪些变化可以通过美容来改善。例如，如果患者上眼睑凹陷，那么在这一区域进行脂肪移植会显著改变他们眼睛的外观。同样，在与旧照片进行对比时，可以发现皮肤松弛症（上睑皮肤过多）可能没有想象得那么严重。通常情况下，眉毛和上眼睑都呈现臃肿和下垂的外观，在这种情况下，提眉及上睑成形术可能会重塑患者眉部与上眼睑的外观。

本章帮助读者制定个性化和全面的战略指南。

■ 皮肤

评估患者的皮肤纹理、色调、细纹和皱纹的变化。表面治疗项目（激光或化学剥脱）有助于处理皮肤纹理和细纹。太阳光照射导致的色素沉着和血管损伤，最好用强脉冲光治疗，用其他波长的激光治疗血管的病变。

■ 上面部的动态皱纹和静态皱纹

除了太阳光照射造成的损伤外，复杂的自然活动和浅表的上面部肌肉（额肌、眼轮匝肌、皱眉肌和降眉间肌）活动及皮肤弹性纤维增生，都导致上面部区域出现明显的静态皱纹。与皱眉肌收缩相关的垂直皱纹出现在眉间区域，而鼻根部水平皱纹是降眉间肌收缩的结果。额部的水平皱纹是由额肌收缩引起的，而鱼尾纹是由眼轮匝肌重复运动形成的。

动态皱纹和静态皱纹的治疗主要是应用神经调节剂（见第十一章）。使用这些神经调节剂可改善动态皱纹，并防止产生静态皱纹。

■ 口周区域

口周区域独特的皮肤变化是口周皱纹。主要是垂直的唇线（吸烟纹）。根据皱纹的深度不同，治疗方法可能有所不同。对于浅表的皱纹，用神经调节剂来减弱口轮匝肌的收缩作用是有效的。对于轻度到中度的皱纹，先用神经调节剂进行预处理，然后在2周后用透明质酸填充剂仔细填充凹陷的皱纹是有效的。神经调节剂的使用应保持规律进行。对于中度到重度的口周皱纹，使用深度化学剥脱、磨皮和 ER：YAG激光或CO_2激光进行表面处理是最好的选择。

■ 容量缺失

容量缺失影响整个面部。下面，我们将讨论容量缺失对上、下面部变化的影响。

■ 上面部

眶周区域容量缺失对面部老化有重大影响（见第七章）。临床医师应将整个上面部所有区域作为一个整体进行评估。仅重新丰盈一个区域就会导致面部失衡和不自然。上面部的主要检查区域有：

- 太阳穴。
- 侧眉部。
- 眉内侧。
- 外侧下缘。
- 鼻唇区。
- 前面颊和外侧面颊。

颧骨是眶周框架的延伸，并可能随着年龄的增长而缩小。这一框架的恢复可以使面部恢复良好的平衡外观和使疲劳的眼睛神采飞扬。

■ 下面部

下面部区域评估如下：

- 耳前。
- 颊部。
- 前犬齿（颌骨前的）。
- 嘴唇。
- 前下腭。
- 下颌角。
- 下颌。
- 下唇沟。

可通过注射填充剂［如聚L-乳酸（PLLA）填充剂］或脂肪移植来使面部丰盈。笔者倾向于采用脂肪移植的方法，因为效果总是较好的，而患者轮廓不规则需要由有经验的医师来操作。已知在眼轮匝肌（眼球和眼眶）周围注射PLLA时会形成结节，透明质酸填充剂可形成暗色（丁达尔效应），沿下眼眶边缘出现非特异性肿胀（由于透明质酸的亲水性）。然而，人们发现填充剂治疗下面部比上面部效果更好。

■ 软组织松弛
■ 眶周

眶周区域最明显的两个变化是上、下眼睑皮肤过多（皮肤松弛症）。对于上眼睑松弛，可减少上眼睑的皮肤，在某些情况下，是为了完全消除褶皱，使得皮肤位于睫毛边缘上。在少数情况下，直接切除内侧脂肪垫即可。在大多数情况下，衰老的外貌是由上眼睑的容量缺失和骨骼化造成的，因为上眼睑和眉下脂肪垫的缺失使正常位置的内侧脂肪垫突出。只有在很少的情况下，需要从上眼睑移除脂肪的中、侧隔室。

下眼睑通常水平方向皮肤过多。下眼睑皮肤松弛症的程度各不相同，但在某些情况下，下眼睑脂肪假性疝可伴有或不伴有皮肤松弛症。如果在观察轮廓时脂肪垫超出眼角膜平面，则会出现眼眶脂肪过多的现象。这不应与容量缺失（泪道畸形）和负向量眶解剖相混淆，后者往往会造成脂肪过多的印象。

这是一个重要的区别，会对治疗的选择产生影响。例如，在容量缺失的情况下，如果进行脂肪去除眼睑成形术，眼睛会显得更加凹陷和衰老。眉毛外侧节段下降对上眼睑皮肤松弛症和上面部下垂有着复合的影响。眉毛是一种皮肤上的结构，在眉外侧节段或眉尾部有一些小的肌肉附着物，限制了额部和颞浅筋膜的运动。随着年龄的增长，颞浅筋膜继续从浅表肌肉筋膜系统（SMAS）的上部位置下降到较低位置。眉毛的内侧很少下降，这可以通过观察患者年轻时的照片来验证。

笔者倾向于采用眼睑成形术结合脂肪移植术来减少过多的软组织。其他考虑因素包括侧眉松弛和下眼睑脂肪的真正突出。在这些病例中，结合经结膜下眼睑成形术和侧眉提升术，有助于成功恢复眶周区域。经皮下眼睑成形术有时会导致下眼睑呈不理想的圆钝外观和巩膜暴露，或过度抬高内眦倾斜角度——在这些情况下，应单独进行经结膜下眼睑成形术。然而，经结膜下眼睑成形术作为一种独立的手术方式，可能导致下眼眶边缘容量缺失。几乎所有的下眼睑衰老病例都会进行脂肪移植，只有当存在过度突出的脂肪时才会进行经结膜下眼睑成形术。一般来说，脂肪移植在大多数情况下仍然是标准的治疗方法，而经结膜下眼睑成形术仅用于10%的情况。

■ 下面部和颈部

下面部为鼻翼平面以下的所有区域。与上面部一样，该区域的老化是由皮肤、容量状态和软组织松弛造成的。

下面部需要注意的关键解剖点是SMAS与颈阔肌相互连接，SMAS垂直方向的重新定位会将颈阔肌重新定位到较年轻时所在的位置。这可以通过将手指沿着下颌的角度放置，并将皮肤向上推向太阳穴来测试。注意内侧颈阔肌带力量的减弱和颈面部角度的改善。

软组织下垂导致面颊松弛、有木偶褶皱和颈部松弛。下颌脂肪增多也会增加颈部的丰满度。所有这些变化都会对面部形状产生重大影响：面颊的存在会使面部看起来更呈矩形。从侧面看，颈阔肌松弛和下颌脂肪组织增多会使颈—颌角变钝。

治疗方案取决于软组织的松弛程度：对于30~40岁的患者，可以考虑采用无创收紧技术；对于40~50岁寻求决定性矫正的患者，面部提升和颈部提升是最受欢迎的选择。

■ 面部修复——大体观

在大多数情况下，面部修复的关键目标是重建心形面部。当人们变老时，面部的心形轮廓会颠倒。

一张年轻的面部有一些标志性的凸面，包括眉毛、面颊和下颌的凸面。在容量增大的情况下，可以恢复的凸面被从上面发出的自然光所突出，这些凸面可以被人为地突出，并在每个解剖点被注意到。较老的面部由于凹陷区域的阴影，以及面部区域之间有多个断点或过渡，例如下眼睑/下眼眶边缘、前面颊、颊部、前犬齿/鼻唇沟和前下颌处的凹陷，显得没精神及衰老。

一张年轻的脸不仅在特定的地方凹凸有致，而且和谐统一，所以很少有过渡区。笔者在重建年轻的外观和面部轮廓方面的治疗偏好是在增大容量的同时结合进行软组织提升，但读者应分别考虑每个面部区域来进行治疗，同时密切关注面部整体，以期获得最佳效果。

第三章 面部老化的多专业治疗方法

Amir M. Karam

■ 简介

如第二章所述，导致外貌衰老的原因涉及3个主要的因素——皮肤老化、容量缺失和软组织松弛。最有效的解决方案是同时处理这3个因素。皮肤老化与容量缺失通常采用非手术方法治疗；而影响眼睛、面部和颈部的软组织松弛和过量则最好采用手术方法治疗。

本章重点介绍外科与非外科疗法之间的合作及协作关系，旨在为患者提供最好的护理和治疗选择。

■ 学科间的专业区分

患者在寻求帮助和咨询时通常认为皮肤科医师或整形外科医师均可提供同样全面的治疗建议，然而事实并非如此。以上两个学科均有其针对不同治疗方案的专属从业范围。若患者向整形外科医师做面部年轻化咨询，医师可能会建议患者接受面部和颈部拉皮术、上下睑成形术或提眉术。若同一患者向皮肤科医师咨询，讨论点则会集中于皮肤本身，如嘴巴周围的皱纹和褶皱，容量缺失及上面部皱纹。医师将建议患者接受激光除皱、光子嫩肤、软组织填充以及注射神经调节剂等治疗。

图3.1所示的病例展示了一个非常典型的患者，解释了针对相同的需求，不同科室的医师提出不同治疗方案的原因。患者此前所接受的两种治疗方案均未达到患者预期效果。

针对多数50岁以上患者，单纯的手术治疗方案是在收紧下颌及颈部轮廓的同时切除多余的眼睑皮肤。然而，由于面部组织的容量和皮肤表面的变化没有得到处理，患者看起来依旧未实现面部年轻化。尽管软组织轮廓收紧，但是患者仍然会有皱纹、皮肤晒伤及空洞疲惫的面容。

单纯的非手术治疗可能会改善患者的肤色、肌理，同时减少明显的面部皱纹，但依旧存在眼睑皮肤、下颌轮廓及颈部皮肤松弛，如果不进行外科手术治疗，在提升皮肤软组织覆盖的同时去除眼周多余的皮肤，则患者看上去不会真正显现年轻化的外观。

患者希望在去任何科室就诊时都能得到满足其抗衰老目标的有效建议。例如，患者会期待有一个全面的方案以满足其整体上看起来精神状态更好的需求。只有专业人员发挥团队作用，相互交流，才能达到患者的预期。

■ 不同专业间的转诊

各科室之间需要更好地沟通和可以随时转诊。例如，对于严重晒伤的患者，已知可在皮肤科进行适当的激光治疗，则应将患者转至皮肤科。若皮肤科就诊患者希望完全矫正颈部皮肤松弛，此时则应将患者转至整形科进行面部及颈部提升评估。转诊的基本原则是充分了解两个科室的专长并相信患者在转诊后会得到有效治疗。

还需注意，转入科室医师仅负责治疗，患者应该回到转出科室医师处继续完成其整容需求的治疗。可能听起来微不足道，但担心失去客户是转诊不普遍的原因之一。总而言之，转诊和科室间沟通会提高患者的满意度及信任度，从而提高对美容整形领域的整体印象。

■ 典型病例

■ 病例1：女，64岁，面部及颈部皮肤松弛

一位64岁女性患者，因面部皱纹及颈部皮肤松弛于我科进行面部年轻化咨询。患者有多次非剥离性、非手术治疗史，但效果甚微。

患者及其丈夫从亚利桑那州开车至加州来进行咨询并接受面部和颈部拉皮及Er：YAG激光消融治疗。图3.1（A、B）为治疗前，图3.1（C、D）为治疗9个月后。

患者主要问题是她的面部及颈部皮肤松弛情况，认为自己看起来大于实际年龄，想要看起来年轻些以享受她们夫妻的退休后生活。患者于当地医疗中心接受了一些非手术治疗，如填充、光子嫩肤等，但结果不尽如人意，于是她进行了另一种激光和非手术联合治疗，3年时间共花费约7000美元（4.6万人民币）后效果依旧甚微。在多次失望后患者进退两难，开始怀疑最初咨询的"专家"。患者意志坚定地去另一个州进行专业咨询，但拒绝接受无效治疗。检查结果显示，患者需接受面部和颈部拉皮术，同时采用激光消融法进行表皮重塑治疗。尽管治疗费用较之前增加，恢复期较之前延长，但达到了患者预期效果。

手术治疗和非手术治疗相结合是该患者的正确选择：手术由笔者完成，随后请皮肤科同事行皮肤年轻化治疗。

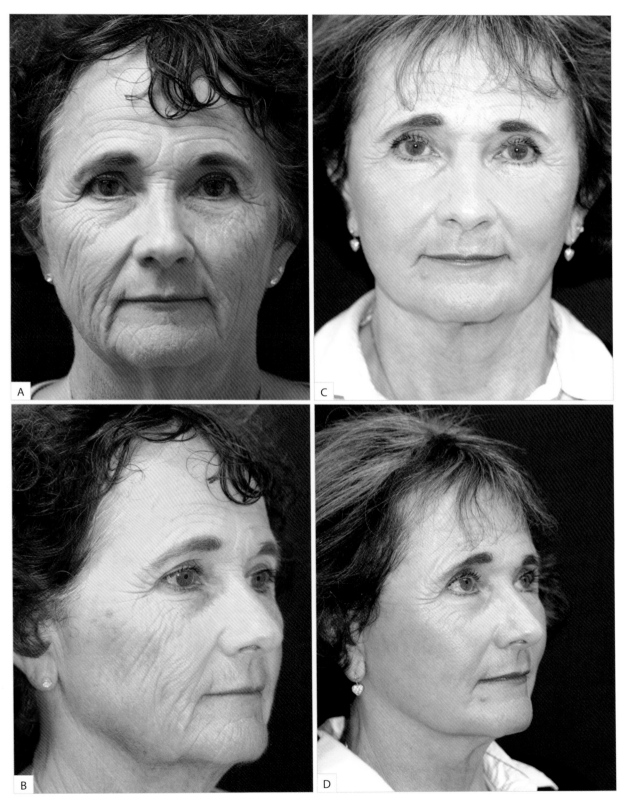

图3.1　面部皱纹及颈部皮肤松弛。患者64岁。（A、B）治疗前；（C、D）治疗9个月后

第四章 | 脂肪移植

Amir M. Karam, Samuel M. Lam

■ 适应证 / 患者选择

面部脂肪容量减少是衰老过程中的普遍现象。从35岁起，面部脂肪进行性减少，从而导致人呈现干瘪衰老的倦容。年轻化的面容表现为容量饱满和软组织膨隆的形态，而不是凹陷。这一理念也是最近才获得人们的认可。面部老化的传统治疗方法只有提升及手术切除多余的皮肤，例如面部提升、眉提升、眼睑成形术和中面部提升。尽管重力作用在面部老化中的作用已明确（见第十章），但老年患者面部组织量的减少及由此造成的松垂也是面部老化的重要原因之一。在过去10年中，基于这一理念的恢复容量缺失的各种治疗方法应运而生，但面部脂肪移植是恢复自然容量的唯一方法。组织重建的原则之一就是首选相同或相似的组织进行修复。面部脂肪移植符合这一原则，并且其在这一领域的不断改进彻底改变了我们对于面部老化的治疗策略。在笔者的临床实践中，我们用这一方法治疗的病例既有以单一容量缺失为主的，也有合并其他原因的。在现代治疗方法中，组织容量扩充应该作为全面、系统的面部年轻化治疗方案中的重要一环。

■ 术前注意事项
■ 理解容量减少

使用容量恢复技术的首要条件是理解面部容量如何减少，并认识到这一过程的重要性。若非如此，很难理解这项治疗技术给患者带来的益处。

将患者目前的样貌和年轻时的照片作比较是评估面部容量缺失的有效方法。这样能帮助手术医师发现面部形态发生变化的部位，同时也使医师与患者的沟通更加有效。一旦与患者沟通清楚这些情况，患者就能客观评价脂肪组织缺失造成的萎缩干瘪的形态。在试图用自然的方法恢复年轻化外观时，术前让患者理解这一理念是非常重要的。

■ 容量减少的表现形式

脂肪的减少可以预测，并且在各部位的表现具有共性。

眶周脂肪的减少影响以下区域：

- 颞部。
- 眉外侧。
- 眉下区。
- 下眶缘的中外侧。

- 泪沟。
- 颊前侧及外侧脸颊。

这些部位的脂肪减少造成眼窝凹陷和空洞，导致疲倦和衰老的外观。中面部、颧部和面颊区同样面临着显著的脂肪容量缺失。

颧部和面颊前侧以及下睑是最需要进行脂肪填充的部位。许多人随着衰老的发生表现出倦容是颊前侧的脂肪减少造成的。为了让患者在术前看到预测的颊前侧脂肪容量恢复后的样貌，可以用手指从下向上轻推颊部，模仿补充容量后的手术效果。注意不要从颊上提拉，以免遮挡视线和影响眼球灵活度。

脂肪移植同样能改善下面部老化形态。进行评估的下面部部位包括：

- 耳前区。
- 颊部。
- 尖牙前（上颌骨前）。
- 嘴唇。
- 下颌缘前部。
- 下颌角。
- 颏部。
- 唇下沟。

在下颌缘前部进行脂肪移植可以改善早期形成的下颌前缘凹陷，但是这种方法并不能完全替代下面部提升术。颊部和耳前是面部重要的组成部位，会出现显著的容量缺失，尤其在消瘦的人群中。

■ 为患者建立合理的手术效果预期

术前患者的咨询环节为医师提供了沟通术后事项的机会，包括预期恢复时间、效果维持时间和术后形态的变化等。

对于术后恢复，不要设定恢复期限，这一点至关重要。经验告诉我们，在术后第1周大多数患者对当时的形态都不满意，其他人看到这时的效果也会表示担忧。2周后患者可以看到样貌有改善，许多患者的焦虑减轻，尽管此时还是有些肿胀，患者对这时的样貌也并不完全满意。3周后患者才会认可手术效果。但是，外科医师不能准确预测患者在恢复过程中的种种表现。

除此以外，不管相关指南是如何描述术后恢复情况的，有3个原则是必须考虑的。首先，个体恢复存在差异性。其次，不同的手术操作会导致不同的恢复情况。最后，恢复的情况和脂肪移植量是直接相关的。医师需要告知充满期待的患者术后1周、1个月乃至1年可能发生的情况。术后水肿会持续1~3周，之后还会有轻微肿胀（术后前2个月的水肿是正常的）。因此会出现一个水肿消退期，直到6个月后血运完全恢复，在此过程中脂肪移植的效果不能完全显现。医师应该告知患者术后2~6个月（或者更长的时间）他们可能会感到失望。医师必须抵制住患者进行修复手术的冲动，因为一旦初次手术是可以获得满意效果的，再去修复可能造成矫枉过正。通常，在术后1年内手术效果是逐渐改善的，这种情况一直持续到术后2年。伴随着衰老的持续发生，手术效果会慢慢消失，但直到多年后也会明显显现。从长远角度来看，脂肪移植的效果是永久性的，但是在移植前就存在于面部的脂肪随年龄的增长是会持续减少的。

■ 手术技术

■ 术前设计

患者取坐立位，标记面部进针点（图4.1），然后标记吸脂区。下腹部和大腿内侧及外侧是主要的供脂区。

■ 麻醉

尽管可以在患者完全清醒的状态下完成该手术，但在镇静麻醉（经口或静脉给药）或者全麻的条件下，患者具有更好的依从性并获得更佳的舒适度。

尽管有各种各样的局麻药配制方法，但最常见的配方是5mL的1%利多卡因，1∶100 000的肾上腺素加上15mL的普通生理盐水。20mL局麻药中10mL注射到脂肪层下，剩下10mL用22G的腰椎穿刺针在浅层分散注射。每个注射区域使用20mL局麻药。例如，如果在下腹部采取脂肪，这个区域就使用20mL麻醉剂；大腿内侧，每侧使用20mL麻醉剂。

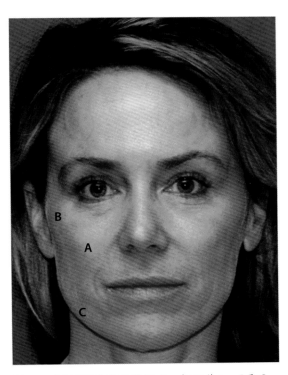

图4.1 面部脂肪注射进针点。标记为A、B和C。
附加的进针点可以设计在任何地方以方便到达面部
操作困难部位，例如眶上缘的内侧部分

面部（包括颏神经、眶下神经和眶上神经）使用区域阻滞麻醉可以减轻不适感。然后面部的进针点用1%利多卡因和1∶100 000肾上腺素行局部浸润麻醉。

■ 获取脂肪

按照无菌操作原则进行消毒铺巾。采用手动抽吸的方法获取脂肪。用16号Nokor针头或11号尖刀片在吸脂区不同的部位戳孔，例如下腹部吸脂在脐下戳孔。子弹头形的吸脂针（Tulip Medical Inc.，San Diego，CA）常被用在供区吸脂。吸脂针和10mL Luer-Lok注射器相连。用温和的负压吸脂针进行吸脂。需要注意的是保持吸脂针在脂肪层中进行抽吸。在吸脂的过程中不要用辅助手遮盖吸脂区，以免出现不平整的情况。可以用辅助手的手掌压紧脂肪，起到在吸脂过程中固定脂肪组织的作用。同时需要注意两侧吸脂量相同，以免造成双侧形态不对称的情况。

■ 脂肪处理过程

不同医师的脂肪处理方法不同，过滤、离心、清洗的方法各有其支持者。只要小心处理这些脂肪，各种脂肪纯化技术都能获得理想的效果。因为离心的方法比较容易学习和应用，笔者主要采用这种方法。

在无菌条件下收集脂肪，取下吸脂针头换成Luer-Lok接口。取下注射器活塞盖上紧密闭合的塞子，将安装好的注射器放入无菌套筒中进行离心（3000转/min）3min。离心后取出注射器。然后从活塞侧倒出上清液，从Luer-Lok接口侧排出下层液体。将一块4cm×4cm的纱布从注射器活塞侧塞入并留置几分钟以充分吸走上清液。使用无菌试管架可以使这个过程中取放试管更加便捷。将纯化后的脂肪倒入20mL注射器中并塞上活塞。注意将Luer-Lok接口朝上，向上推挤活塞以排出空气柱时勿让脂肪喷出。采用母口对母口的Luer-Lok接口转换器将脂肪从20mL注射器中倒入1mL Luer-Lok接口注射器中备用。注脂针通常采用1.2mm的钝头直针（Tulip Medical Tnc，San Diego，CA），连接至1mL Luer-Lok接口注射器上以备进行脂肪注射。将可用于注射的脂肪总量进行量化以保证获取和处理的脂肪能满足使用。

■ 注射

面部脂肪注射过程可以通过以下3个进针点中的任意一点进行：进针点A（面颊中部）、进针点B（近外眦部）、进针点C（下颌前点附近）（图4.1）。其他的进针点可被用于不太常见的填充区，比如，外眦和下颌骨侧面。所有的进针点都用标准的18G针头戳孔。图4.2展示了下面所列出的面部亚单位填充时针道的走行方向。

通常，我们是交替进行双侧对称部位的填充，比如，左侧下眶缘脂肪注射后就进行右侧下眶缘脂肪注射。用装好脂肪的1mL注射器向敏感的部位如眶下缘进行极小颗粒的注射。在不太敏感的部位，比如面颊部的脂肪填充，可以注射较大颗粒（大约0.1mL）。注射时用拇指轻轻推注，既可以在进针时注射，也可以在退针时注射。更为推荐的是钝头注脂针，因为钝头相较于尖头刺破血管的可能性要小。

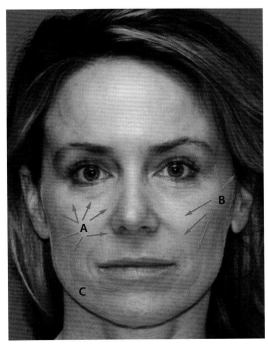

图4.2　从不同进针点进行注射的针道方向。全面部都可以通过这些进针点进行注射

■ 眶下缘

眶下缘是脂肪移植最具挑战性的部位之一。过多的脂肪注射到错误的组织层次会导致不良的手术效果，比如不好处理的轮廓问题。从进针点A进针，将注脂针头斜面向上朝向眶缘，在骨膜上层进行注射。用辅助手的食指保护眼球。每次推注脂肪量应小于0.01mL。一般来说，每侧注射脂肪量不应超过3mL。有时候外眦凹陷可以多填充0.5mL，此处从外眦处进针较易完成注射。鼻泪沟或是眶下缘下方内侧再注射1mL脂肪，以填充这个部位的凹陷。

■ 颊前区

颊前区是中面部明确需要填充的部位。许多患者颊中部的凹陷斜向延伸至颊前区。采用外眦进针点，在颧韧带凹陷处来回推动注射针可以从内下方填充颊前区的凹陷。通常，1~2mL脂肪足以填充颊前区的凹陷。

■ 颊侧区

颊侧区与颊前区相邻，位于颧突的外侧。颊侧区的填充可以从颊中部进针，针头斜面向上朝向外上侧注射。通常1~2mL脂肪可以满足颊侧区凹陷的填充。

■ 颞区

随着脂肪的减少，颧骨和眶上缘外侧骨骼轮廓显现，颞区也会出现骨骼化的外观。颞部脂肪填充可以使面部轮廓变柔和。这个部位的脂肪注射从眶缘外侧进针。脂肪以很小的颗粒注射到颞浅筋膜层。通常注射1~3mL。

■ 眶上缘（眉下区）

眶上缘是一个富有挑战性的脂肪注射部位。从眶上缘外侧进针。退针的过程中推注脂肪颗粒。通常1~3mL脂肪可以满足该部位的填充。

■ 下面颊区

对于中面部枯瘦的患者，下面颊区和颊前区同时进行脂肪填充尤为重要。如果不处理口唇区，这个部位会显得更加凹陷。下面颊区可以从进针点A进针进行填充，向下外侧走行，在皮下层进行填充。根据凹陷程度，通常1~4mL脂肪可以满足该部位的填充。颧骨下外区（耳前区）的凹陷可以同时进行脂肪填充以使填充效果更加协调。

■ 颏前区和下颌前沟

颏前区和下颌前沟是脂肪填充的重要部位。随着衰老的发生，颏部褶皱处出现脂肪缺失。从进针点C进针，在颏结节上、下唇下的颏前区进行脂肪填充。颏前区可以填充2~4mL脂肪，在皮下层进行填充，每个针道填充0.1mL脂肪，注射的脂肪颗粒可以较大。对于下颌前沟的填充，可以从凹陷附近进针，贴着下颌骨注射，填充2~3mL脂肪。

■ 鼻唇沟／尖牙窝

在活动部位比如鼻唇沟、唇部进行脂肪填充，因为脂肪成活率低，获得满意效果的概率也较低。鼻唇沟可进行大概2~4mL脂肪填充。从颊中部进针，每次推注0.1mL脂肪，在皮下层进行注射。

需要注意，除了在鼻唇沟凹陷区进行注射，上唇尖牙窝处的凹陷同样也需要进行处理。

■ 术后注意事项

因为术后面部没有缝合线，所以护理难度较小。术后前2天进行冰敷可以减轻水肿。术后即刻就可以运动，但在术后1~2周尽量避免进行瑜伽这类弯曲躯体的运动。

术后1周、1个月、3个月、6个月和1年进行复诊。正如前文提到的，术后18个月内可能出现的改变在术前就应充分告知患者。我们常规为术后复诊患者进行影像资料采集以使患者见证这些变化。

■ 并发症

遵照本章介绍的操作方法进行脂肪填充，术后并发症可以大大减少，但并不能完全消除。脂肪移植术后四大主要并发症包括肿块、隆起、过度矫正或矫正不足。前两个是技术失误导致的轮廓问题，后两个是脂肪注射量判断错误造成的。另一个少见的并发症是注射部位的凹坑征。

■ 肿块

肿块是一种分散的、隆起的脂肪移植区的轮廓改变，是在敏感区注射大的脂肪团块造成的。比如，在眶下缘一次推注超过0.1mL（而不是0.01mL）的脂肪。在不敏感的部位，比如颊区，可以接受较大颗粒的脂肪注射，而眶下缘和颞区只能用小颗粒的脂肪进行填充以防出现肉眼可见的注射物轮廓。如果术后出现分散的球状隆起，最好的办法是等待肿块自行消散。什么时候进行干预取决于患者的依从性和改善停止的时间。保守治疗无效后，最终还是需要通过手术去除病灶。0.1~0.3mL 30mg/mL的5-FU可用于注射溶解形成肿块的纤维组织。注射类固醇激素能起到同样的作用。开始时注射5mg/mL浓度的曲安奈德（10mg/mL是标准浓度），在随后的数周、数月逐渐增加浓度直至可能造成皮肤萎缩的程度。通常肿块只能通过手术根除。如要进行手术，需要沿着皮肤张力线和线性凹陷处，如泪沟或眶下缘小心地做切口，这样留下的瘢痕较不明显。皮肤的皮脂腺越少，留下的瘢痕就越隐蔽。当发现脂肪球并表现为不连续的肿块时，就可以明确病因并去除病灶，切口可用标准的两层缝合方法来关闭。

■ 隆起

隆起的形态类似肿物，但病理表现却不相同。隆起物是坚实的、雪茄卷形的肿物，位于眶下缘，是在错误层次注射或采用了错误的进针方向（通常是从外侧进针，平行于眶下缘）所致。这个坚硬、纤维化的肿物是瘢痕化的结果。隆起物比肿物对5-FU和曲安奈德更加敏感，大多数情况下是不需要通过手术切除的。我们建议使用与治疗肿块相同的5-FU和类固醇激素注射来治疗隆起，治疗隆起的效果要优于肿块。

■ 过度矫正（对比颞部水肿）

看上去填充过度的患者需要严密随访，过度填充可能只是早期水肿造成的假象。如果不是假象，过度矫正是很难彻底矫正的，因为移植脂肪的移除是很困难的。微量吸脂技术可用于去除过度矫正区的脂肪。用10mL注射器连接相同的注水针，采用扇形抽吸技术吸出移植的脂肪。在抽吸的过程中，全程向后回抽注射器活塞能使微量抽吸脂肪操作更加容易。用3~4mm的针管戳孔可能造成凹坑征，所以在操作中务必小心。总体来说，微量脂肪抽吸是处理过量脂肪移植最安全的方法。有些表现过度矫正的患者是术后体重增加造成的表象。

在脂肪移植前，患者应将体重保持在7.7~9.1kg（17~20磅）的变化范围内。如果患者是由于体重增加而表现出过度矫正的情况，最好的办法是让患者减轻体重以恢复满意的手术效果。很难给出一个具体的指南告诉患者增重多少会影响手术效果，因为身高、肌肉含量和其他多种因素都会影响评价结果。总的来说，可以确定的是超过9.1kg（20磅）的增重会造成过度矫正的发生。除了过度矫正，移植的脂肪还可能表现为"肿胀"，因为这些移植脂肪的膨胀速度与面部原有脂肪不同。因此，脂肪移植不适用于修复面部不连续的凹陷。

另一种容易和过度矫正混淆的症状是持续性的颧部水肿。通常这种情况发生在有循环水肿倾向的患者身上。在术前询问病史时就应该对这种易感倾向引起重视。通常患者会表述早上颊部水肿加重，并且向上蔓延影响下眼睑，白天时这种情况会缓解。食盐摄入的增加会加重水肿表现。在严重的病例中，皮肤质量的下降会相应地影响水肿的程度和持续时间。如果这个问题持续存在，可以注射稀释的类固醇激素（同上治疗肿块的方法），水肿会在数月内消散。

■ 矫正不足

相较于移除过多的脂肪，继续补充注射更为简单。我们需要注意的是，术后2~6个月表现的矫正不足可能是水肿造成的表象。这种表象在术后6个月手术效果充分显示时会自然消除。医师需要耐心等待，不要对尚未定型的形态做不必要的修复。

■ 注射部位的凹坑征

这是一个很少见的并发症，会发生在脂肪移植的进针点部位。在笑或是过度活动时，皮肤和皮下组织的粘连会加剧，这种并发症的表现会更加明显。多数病例用18G针头离断皮下瘢痕粘连可以解决这个问题。在复发病例中，临时的填充剂例如玻尿酸可以提供长期的效果。

■ 结论

脂肪移植是治疗面部老化的安全干预手段，既可以单独应用，又可以联合其他面部提升的手术方法应用。理解容量减少在衰老面容中所起的作用和发生部位是精进治疗技术的先决条件。目前，本章介绍的方法能够获得安全持久的手术效果，为医师提供易于上手的技术方案和判断原则。

■ 案例说明

■ 案例 1：47 岁女性全面部脂肪移植

一位47岁女性术前（图4.3A）和全面部脂肪移植术后18个月的效果（图4.3B）。这名患者表现出了普遍存在的与老化相关的面部脂肪容量减少问题。可以观察到面部亚单位形态得到改善，同时面部容貌自然、协调、年轻化。

■ 案例 2：36 岁女性全面部脂肪移植

一位36岁女性术前（图4.4A）和脂肪移植术后5年的随访效果（图4.4B）。她术前的照片显示了面部脂肪减少导致的容量缺失，患者表现出疲惫面容。术后照片展示了明显改善的外观。可以看出术后5年还能维持令患者满意的手术效果。

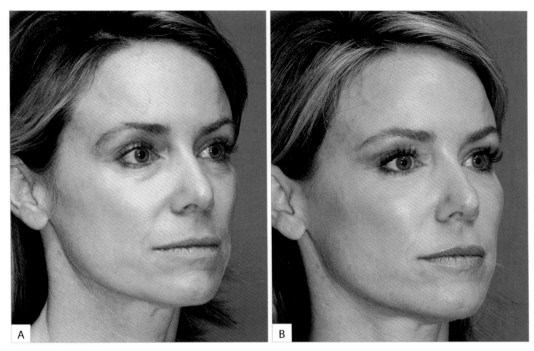

图4.3 一位47岁女性。（A）术前；（B）全面部脂肪移植后18个月的手术效果

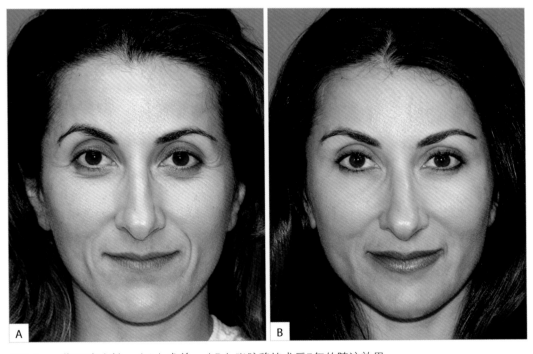

图4.4 一位36岁女性。（A）术前；（B）脂肪移植术后5年的随访效果

■ 参考文献

[1] Karam AM, Glasgold RA, Glasgold MJ, Lam SM. Fat grafting: a volumetric approach to midfacial rejuvenation In: Hartstein ME, Wulc AE, Holck DEE (eds). Midfacial Rejuvenation. New York: Springer, 2012.
[2] Lam S, Glasgold M, Glasgold R. Complementary Fat Grafting. Philadelphia, PA: Lippincott, 2007.
[3] Yaremchuk MJ , Kahn DM. Periorbital skeletal augmentation to improve blepharoplasty and midfacial results. Plast Reconst Surg 2009; 24:2151–2160.

第五章　应用玻尿酸和钙羟基磷灰石的软组织填充

Sabrina Guillen Fabi, Mitchel P. Goldman

■ 适应证 / 患者选择

在最近的数十年里，随着人们对面部老化及治疗的了解越来越深入，面部年轻化领域发生了极大的变化。

患者经常不能再忍耐自己的缺陷，所以首先需要告诉患者想要治疗的这些皱纹出现的解剖学变化。外来因素例如紫外线照射、烟草和动态皱纹，以及皮肤的内在状况如软组织容量缺失、骨骼重塑等联合造成了面部的老化外观。本质上老化的皮肤以及真皮萎缩、胶原蛋白丧失、弹性纤维降解和透明质酸浓度降低，导致水化作用下降，致使真皮容量丧失，形成皱纹的增加。皮肤光老化的特点是累积性的上层与中层真皮的弹性组织变性，成纤维细胞调节异常，异常的金属基质蛋白酶降解胶原蛋白的产物，和降低的 I 型胶原蛋白的组装，临床表现为小细纹、皱纹与松弛。皮下脂肪重新分布，导致颞部、颊部、下颌部与耳前区域的脂肪丧失，以及下颌、鼻唇沟和颌下脂肪堆积。持续的面部骨骼重塑，可以概括为上颌骨的顺时针转位，使中面部变长、鼻唇沟加深、颧部脂肪垫下移。牙槽嵴和下颌骨吸收导致牙齿减少和老化进一步促进口周和鼻唇沟区的容量不足。眼窝的腔隙变宽导致出现了眶下区域的凹陷畸形和颊部三维结构的丧失。软组织和骨组织的联合改变导致衰老面部呈倒三角形变化。

对于老化的面部三维年轻化的手术已经开始向小切口微创化进行转变。注射产品走在了这次转变的前沿，现在欧洲国家和加拿大可应用的产品很多，为了满足市场的需求，很多产品在美国也可以使用。虽然注射是医师的一个重要的手段，但还可联合应用包括光电治疗在内的多种非手术方式，允许整形医师同时针对面部老化的多个问题，为每个特定的个体量身定制治疗方案。浅层、中到深层的皱纹、丰唇和轮廓缺损，都能够通过注射适量的透明质酸进行缓解。深层组织容量缺失可应用Voluma XC［Allergan，Irvine，CA，calcium hydroxylapatite（CaHA）（Radiesse；MerzPharma，Greensboro，NC］和聚左旋乳酸等生物材料（PLLA；Sculptra Aesthetic，Valeant Aesthetics，Bridgewater，NJ）来矫正（见第六章）。

■ 可应用的填充剂

透明质酸是人体皮肤内最常见的糖胺聚糖或者黏多糖，存在于真皮基底或胶原蛋白与弹性纤维的细胞外间隙。透明质酸的功能是填充空间，它是稳定的分子。透明质酸是一种非特异性的物质，因为在化学特性和分子结构上所有组织和哺乳动物中的透明质酸是相似的，是普遍存在的结缔组织。透明质酸是一种亲水分子，可形成一个非常高的水溶性聚合物使皮肤饱满。非动物来源的合成透明质酸是最常用的注射用透明质酸，由细菌发酵产生。经过纯化，聚合物链被交联而趋于稳定。交联的过程中，透明质酸百分比和技术的不同决定了注射物的单相及双相的不同。当透明质酸与交联聚合物合成，就得到了单向、同一密度的填充剂，例如乔雅登雅致和乔雅登极致。如果在最初的阶段加进去一个不同密度的透明质酸，就得到了单相、多密度的填充剂，例如柏丽（Belotero）。理论上，这个过程产生了一个结果，即注射物吸收更加缓慢。双相凝胶是大小不一的，通过将交联的透明质酸推进一个特殊尺寸的分子筛里，碎成小块，将小块的透明质酸制作成Prevelle Silk（对比透明质酸，国内没有同意名称，故未译），中等大小的透明质酸制成瑞蓝，大的透明质酸制成玻丽朗。这些颗粒在透明质酸里是悬浮的，起到润滑剂的作用。填充剂之间，最明显的不同就是注射颗粒大小的不同。

NASHAs被批准用于矫正中度到重度的面部皱纹，例如鼻唇沟；至于瑞蓝和瑞蓝L也被批准用于丰唇。但是，NASHAs通常用于矫正面部标志性区域，包括太阳穴和眶下凹陷，中面部容积丧失，耳前、下颌和颏部容积不足，耳垂衰老或萎缩，以及改善鼻子的轮廓。

CaHA是一种乳白色的面部植入材料，由两种成分构成：① 一个水凝胶载体，包括水、甘油、羧甲基纤维素钠。② 基质。一旦载体降解，由CaHA构成的基质成分可提供一个增大的效果。无孔的陶瓷CaHA和多孔的CaHA可用于骨填充。非陶瓷CaHA水泥广泛应用于修复重建外科，多用于骨缺损的修复。CaHA是一种不会引起过敏的生物陶瓷，其主要构成成分与骨骼和牙齿相似。面部填充材料微晶瓷（Radiesse）是一种微孔材料，颗粒大小20~45μm，微孔大小只有2~5μm，太小而不能促进纤维血管向内长入和骨的形成。到目前为止，当将CaHA注射到皮下组织以后还没有骨形成的例子，沿着骨膜注射也没有，沿着骨膜注射能够促进更长的扩增周期。在组织学检测上可以发现，注射后16~78周，CaHA在真皮深层和皮下组织中有促进新生胶原蛋白形成的作用。CaHA可以用于矫正中度到重度的面部褶皱，就像鼻唇沟，但是更常用于面部显著性的部位，包括太阳穴，中面部容量不足，下颌的轮廓或容量不足。丰唇是CaHA注射的禁忌证，因为人们现在已经注意到填充剂会沿着口轮匝肌表面移动，并有较大的可能形成黏膜肉芽肿。笔者也不推荐用CaHA矫正眶下区的凹陷，因为这类产品有可移动性。

一些可变化的特征决定了填充剂独特的特征与临床应用的效果，包括颗粒大小、透明质酸的浓度、交联率、排列、黏度、推注力量。通过注射器推注后的延迟来测量填充材料的硬度和流变学特性。表5.1列出了美国FDA批准的常用的透明质酸和CaHA。不太常用的透明质酸填充剂包括Eleveess，

表5.1　不同填充剂的特征

填充剂	化合物	支持的和未被批准但常用的适应证	笔者注射深度	注射器和针头尺寸
Belotero Balance（Merz Pharma, Greensboro，NC）（22.5mg/mL）：颗粒没有大小，因为不会降解成碎片	通过BDDE交联稳定的透明质酸；注射器中不能完全水化，24h内会结合水并轻微扩张	· 矫正中度到重度面部皱纹和凹陷（例如鼻唇沟） · 口周和眼周皱纹、浅表的颊部皱纹、其他浅表皱纹、痤疮瘢痕、唇红填充 · 效果维持4~6个月	真皮中层到深层	1mL和30G 1/2
瑞蓝（20mg/mL）：100 000凝胶颗粒/mL，颗粒大小259~300μm	含1%BDDE交联剂的透明质酸，注射器内不完全水化	· 矫正中度到重度面部凹陷和皱纹（例如鼻唇沟），黏膜下层丰唇用于超过21岁的患者 · 眶下凹陷、泪沟、木偶纹、痤疮瘢痕 · 效果维持6~12个月	皮下	1mL和0.5mL和29G 1/2
Perlane和Perlane L（20mg/mL）：8 000~10 000凝胶颗粒/mL，颗粒大小1 000μm	含1%BDDE交联剂的透明质酸，注射器内不完全水化	· 矫正中度到重度面部褶皱和凹陷（例如鼻唇沟） · 更深的木偶纹、中面部容积增加 · 效果维持6~12个月	真皮深层	1mL和2mL和27G 1/2
乔雅登雅致（24mg/mL）：颗粒没有大小，这是应用Hylacross技术交联的凝胶型的玻尿酸	含9%BDDE交联剂的玻尿酸（比瑞蓝更均质的凝胶），注射器内不完全水化	· 矫正轮廓不足和中度到重度面部皱纹和凹陷（例如鼻唇沟） · 木偶纹、颊脂垫、耳前脂肪垫容量增加 · 效果维持9~12个月	皮下	0.4mL和30G 1/2
乔雅登极致（30mg/mL）：颗粒没有大小，这是应用Hylacross技术交联的凝胶型的玻尿酸	含11%BDDE交联剂的玻尿酸（凝胶比瑞蓝更加均匀）	· 矫正中度到重度面部皱纹和凹陷（例如鼻唇沟） · 更深的木偶纹、下颌、中面部容积不足 · 效果维持12个月	皮下深层	1mL和27G 1/2
Prevelle Silk（5.5mg/mL）：颗粒大小500μm（MentorWorldwide LLC，Santa Barbara，CA和Genzyme Corporation，Cambridge，MA）	用DVS交联，交联程度98%，完全水化，注射后容量不会扩张	· 矫正中度到重度面部皱纹和凹陷（例如鼻唇沟） · 口周皱纹、颊部皱纹、其他面部细小皱纹、痤疮瘢痕、唇红整形 · 效果维持4~6个月	真皮中层到深层	1mL和30G 1/2
Voluma XC（20mg/mL）：非颗粒型	BDDE交联包括额外的原始重量材料玻尿酸，不完全水化	· 矫正中度到重度面部轮廓凹陷 · 更深的木偶纹、中面部容量不足 · 效果维持6~12个月	皮下深层和骨膜表面	1mL和25G 1/2和27G 1/2
Radiesse：微球直径20~45μm，微孔2~5μm	30%合成CaHA微球在甲基纤维素载体中（70%），包含36.6%灭菌用水、6.4%甘油，和13%羟甲基纤维素钠	· 面部容积的增加和恢复，矫正面部轮廓的不足和中度到重度面部皱纹和凹陷，例如鼻唇沟，以及面部脂肪萎缩 · 中面部容积不足，颊部、泪沟、下颌容积不足 · 效果维持1~2年	皮下或骨膜浅层注射	1.5mL、0.8mL、0.3mL，27G

BDDE，1,4-丁二醇缩水甘油醚；CaHA，羟基磷灰石；DVS，二乙烯砜

应用对苯二乙基碳化二亚胺（P-phenylene bisethyl carbodiimide）作为交联剂和鸡冠来源的透明质酸 Hylaform Plus。柔软的或更均质的透明质酸更适合应用于浅表部位的填充，颗粒较大、比较硬的透明质酸（例如交联度高的透明质酸或者CaHA）更适合应用于深部组织填充。

■ 治疗前注意事项

■ 咨询

当患者咨询注射填充手术时，最重要的是对其病史进行彻底的询问和体格检查。要确定患者是否有未受控制的系统性疾病（包括胶原血管疾病），对任意注射药物或者麻醉药物是否有过敏史，体内有无假体或植入物，拟手术区域是否有过手术史或创伤史（这可能会影响局部的血流），是否有疱疹的病史（当考虑到丰唇时），是否怀孕，是否有处于活跃期的感染，如果患者怀孕是否应用抗凝药物或免疫抑制剂。

整个面部需要分别在安静时和活动时进行评估，有不对称情况需要指出。我们应注意颞部、颊部、下颌和耳前区域的容量不足问题，嘴唇和下颏也应该注意。应该标记鼻唇沟和泪沟的深度。面部标尺可用来客观地标记面部皱纹的程度和整体容量不足的情况，因此有助于评判软组织填充的结果。更深的皮肤皱纹注射可能不能完全矫正，需要通过非剥脱性点阵激光（NAFL）或者剥脱性点阵激光或者对联合注射肉毒毒素（i.e. glabella，crow's feet，and perioral）等方法来治疗。一个关于联合应用肉毒毒素与透明质酸的研究显示，对于女性口周和下面部的年轻化治疗，联合应用优于单独应用。要评估治疗区域的皮肤质量，更薄或者更透明的皮肤区域需要把透明质酸注射至更深的层次或应用更软的透明质酸。也应该考虑种族、文化、性别，就像Fitzpatrick皮肤分类，对于面部形状、美学理念需要心中有数。

禁忌证包括不切实际的期望，身体畸形性疾病，易过敏，怀孕和哺乳。注意事项包括使用抗凝剂，注射部位的局部或周围区域感染，口腔炎，不良的口腔卫生，较大的口腔治疗后2周内，相同部位不明的或永久的填充物治疗后，有未受控制的系统性疾病。应当告知患者，填充永久填充剂的区域有很高的炎症和感染的风险。

最终，要彻底讨论现实的期望、可替代的治疗选择和副作用。患者治疗前后拍照有助于讨论结果。较大的容量不足，被要求需要更多的产品才能满足患者的美学需求，一些容量不足的区域也要求采取序贯的方法，在2~4周内完成治疗。完全矫正可能是不现实的，应该事先告知患者。应该仔细讨论治疗的细节，例如术后护理，包括避免触摸、按摩或过多活动。

■ 预治疗

所有相关的发现，包括静息时候和活动时候的不对称，都应该详细记录，提出一个治疗计划和合理的预期。应该拍摄高质量的照片，包括正面、斜位45°、侧面，包括患者静态和做表情时双侧的对称情况（明确的不对称应在运动时候指出）。口头和书面的告知应该包括治疗的好处、风险和可选择的治疗方案，患者应好好洗脸，彻底去除脸上的化妆品等残留物。

疼痛管理

局部麻醉药很少应用于我们的治疗（23%利多卡因和7%丁卡因或者20%苯佐卡因，6%利多卡因和6%丁卡因），许多填充材料含有0.3%的利多卡因。神经阻滞能够松弛拟注射的肌肉，这一点对患者是不好的，因为从美学上讲很难评估治疗终点。如果填充剂不含有麻醉成分，可以将每1mL填充物加入1%或2%的利多卡因0.2mL中。CaHA的研究中显示，预先混合利多卡因可以明显减少真皮注射填充的痛感，并且保持了没有利多卡因时的美学改善效果，说明可以改善注射过程中短暂的不适感觉。冰袋或冷风机也能在注射过程中减轻患者的不适感。低温可以起到收缩血管的作用，同时减轻注射部位的瘀斑和肿胀。

■ 技术

用酒精或者洗必泰消毒皮肤，患者处于一个便于注射操作的合适位置，并充分显露需要治疗的部位。注射操作的不同依赖于操作者的喜好、填充剂的使用和需要治疗的区域。表5.2描述了三维扩增技术，包括治疗额纹、眉间纹、颞部纹、中面部纹和眶下凹陷、鼻唇沟、木偶纹、口周纹、嘴唇纹、口周垂直皱纹和下颏。这些技术在图5.1和图5.2中有进一步描述。

当患者提出有明显的泪沟、鼻唇沟和睑颊沟时，大部分情况下第一步是恢复颊部脂肪垫的容量不足，目的是将皮肤筋膜悬挂于骨膜上来恢复颊部深层的脂肪垫。将填充剂填充在颧骨侧面区域能够改善因组织下垂而出现的褶皱，增加颧骨的高度。中面部容积不足的程度决定着恢复轮廓需要的填充量。Ⅰ度的中面部美学标尺定义为轻度的上颊部凹陷，每侧需要1mL填充物来改善这个情况。Ⅱ度被定义为中度凹陷的上颊部，需要1~2mL填充材料来矫正每一侧的不足。Ⅲ度被定义为上颊部严重凹陷，每一侧需要2~3mL的填充材料来恢复轮廓。患者有严重的上颊部凹陷，每侧需要4~6mL填充材料，但是需要逐步地去改善凹陷情况。CaHA皮下注射可即刻增加中面部容积，但能够导致血管和淋巴闭塞，延长颧骨水肿的时间。避免过度矫正是很重要的，只有这样，当患者微笑或大笑时才不容易发现颧骨过高，也可以避免男性出现女性化的特征。颊部填充可能先于或后于泪沟畸形的填充，是患者矫正容量不足之后潜在的需求。眶周年轻化是面部一个最具有挑战的治疗区域，需要由有经验的医师来治疗。真皮填充剂沿着眶缘下注射，深达眼轮匝肌或骨膜上，有助于下眼睑和中面部过度柔和，改善眶下凹陷的外观。小心发生不良的注射事件，比如矫正过度（因为透明质酸填充剂会结合水），因注射过浅而出现丁达尔现象，以及填充剂选择不当和神经损害。低黏度的透明质酸能够被生理盐水稀释，每1mL透明质酸填加0.2~0.4mL生理盐水，为透明质酸提供水分以及允许更大的顺从性去调整分布。如果每一边注射量超过1mL，笔者建议分段注射，因为这个区域的注射规则是矫正不足。

当矫正口周的垂直皱纹时，可以使用一系列的小孔或线性的穿刺技术去注射每一个独立的皱纹。但是这些线的形成继发于唇部容量不足，矫正容量不足，能提供一个更加自然的结果。避免发生瘀伤，考虑到这个区域的血管，1.5寸套管可用于口角区域。从鼻小柱上方1mm开始向鼻中线外侧注射，每条线逆行性注射0.05~0.1mL透明质酸，在鼻唇沟处皮下扇形注射，这个技术有一定程度的唇部提升效果。这些区域应避免过度填充，以免丧失自然轮廓和上唇皮下的自然特征。这些区域注射后能够被轻微塑形确保透明质酸分布均匀。

口周垂直皱纹的治疗是一个典型的唇部提升的过程，尤其是红白唇的交接处，皱纹是向周围放

表5.2　面部区域的注射技术

描述	通常使用的产品	注射技术	深度
抬头纹	Belotero Balance	线状注射，连续注射	真皮中到深层
眉间 　浅表的皱纹 　中度褶皱	Belotero Balance Restylane, Juvederm Ultra	线状注射，连续注射 线状注射，顺行注射	真皮中到深层 皮下浅表处
太阳穴	PLLA、Radiesse、Voluma XC	0.5mL 每侧太阳穴	骨膜上注射
泪沟	Restylane, Belotero, Juvederm Ultra	沿着眶下缘多点注射（0.05~0.1mL） 线状注射 顺行注射	骨膜浅层 骨膜浅层 肌肉下（为避免出现丁达尔现象，要注射至肌肉深层）
中面部	Voluma XC, Radiesse, Perlane, Juvederm Ultra	沿着颧骨多点注射（0.05~0.1mL） 线状注射 顺行注射	骨膜浅层 皮下 皮下
鼻唇沟 　面部细纹 　中度皮肤褶皱 　深度皮肤褶皱	Belotero Balance Restylane, Juvederm Ultra Perlane, Juvederm Ultra Plus, Radiesse	线状注射，连续注射 线状注射，顺行注射 线状注射，顺行注射	真皮内 皮下 真皮深层
唇 　唇 　唇缘	Restylane, Juvederm Ultra Restylane, Juvederm Ultra, Belotero	顺行注射，线状注射 顺行注射，线状注射	皮下，肌肉内 真皮浅层，真皮中到深层
口周上下垂直纹	Belotero Balance	线状注射或连续注射或一点能够形成一个平面，使用线状注射	真皮中到深层，皮下
口周 　轻度 　中度到重度	Restylane, Juvederm Ultra Perlane, Juvederm Ultra Plus	多点注射（0.05~0.1mL），交叉注射 多点注射（0.05~0.1mL），交叉注射	皮下 皮下深层注射
木偶纹 　面部表情皱纹 　轻度到中度皱纹 　重度皱纹	Belotero Balance Restylane, Juvederm Ultra Perlane, Juvederm Ultra Plus	线状注射，连续注射 多点注射，线状注射 多点注射，线状注射	真皮内 真皮下 皮下深层
下颌 　隆颏 　下颌骨凹槽 　下唇皮肤 　　轻度容量不足 　　中度到重度容量不足	Radiesse, Perlane Radiesse, Perlane Juvederm Ultra, Restylane Juvederm Ultra Plus, Perlane, Radiesse	点状注射（0.1~0.2mL），线状注射，顺行注射 从中点到外周线状注射 0.1~0.2mL，线状注射 线状注射 线状注射	骨膜浅层（颏肌下面） 骨膜浅层 皮下 皮下深层

射状分布的。轻度增加红白唇的突度能提供更明显的轮廓和改善口周垂直纹路的外观。过度矫正白唇的突度是不明智的，因为在肌皮连接的地方存在一个角度，过度矫正会看起来不自然。当进行嘴唇填充时，对唇弓和人中进行填充能获得更好的美学效果。这些区域建议使用低黏度的透明质酸。

　　丰唇当天我们实施肉毒毒素注射，但要在填充剂注射之后注射肉毒毒素，避免两种注射物相互影响和引起水肿。填充过程中明显的水肿可以让注射的肉毒毒素扩散的范围更大。如果当天进行色素或血管激光治疗的话，应先进行激光治疗再注射填充剂，避免血液污染激光治疗设备。值得注意

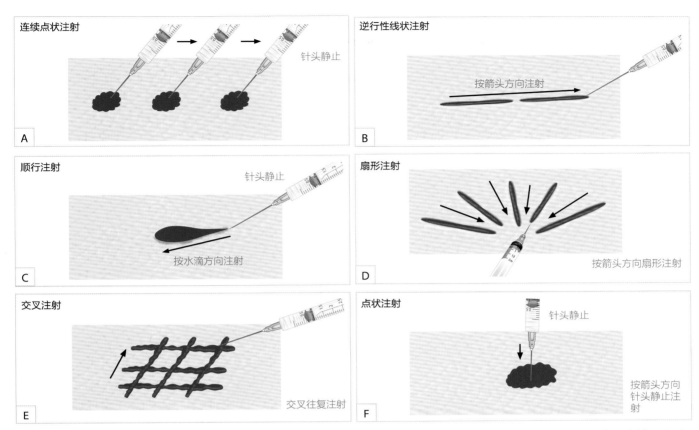

图5.1　注射填充技术。（A）连续点状注射；（B）逆行性线状注射；（C）顺行注射；（D）扇形注射；（E）交叉注射；（F）点状注射

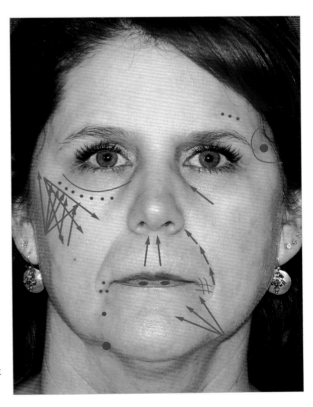

图5.2　面部不同区域的注射进针点。与注射技术有关，详见表5.1

的是，填充过透明质酸或CaHA后再进行激光治疗，并不会让注射区域炎症反应率增加，也不会让填充材料变性或变形。Goldman等进行的一项随机对照研究显示激光治疗、单极射频治疗和强脉冲光治疗在透明质酸注射治疗即刻的影响，通过组织学和临床观测表明没有影响皮肤填充的效果。相反，我们不推荐在注射透明质酸或CaHA后的位置进行非剥脱性或剥脱性的激光治疗，炎症反应或肿胀可能导致填充材料增大、迁移或增加并发症的发生概率。我们经常在剥脱性或非剥脱性激光治疗前联合注射聚乳酸，因为这些注射物在深层，经常在骨膜表面，与之前列出的填充剂相反，并且能够在治疗过程中提供额外的麻醉效果。

■ 治疗后注意事项

■ 治疗后护理

治疗后即刻，可以轻微按压和冷敷，使患者处于直立位可避免出现血肿。Carruthers等推荐在治疗区域避免进行强的或持续的按压。告知患者每天进行正常的活动，但是不能按摩或平躺，治疗后24h避免进行任何抗凝治疗。

治疗后可能会出现短暂的肿胀、红斑、过敏和瘀伤，通常1~2周消失。如果第二天出现瘀青等情况，我们鼓励患者可进行染料激光治疗。所有经我们治疗后的患者，在治疗当天都会收到电话问询，确认患者是否一切良好。是否有疼痛等情况存在，注射区域是否有发黑情况，因为这些情况的出现标志着注射区域可能出现了坏死，并且是早期干预的标志。患者2~4周复诊，评估治疗结果并决定是否还需要少量补充一些填充物以达到预期的治疗效果。

■ 并发症的出现和管理

短期并发症通常包括水肿、红斑、瘀青等。其他少见的并发症包括因注射层次过浅而出现丁达尔现象、轮廓不规则、肿胀不消退、注射区域坏死或者血管栓塞。

如果注射层次太浅，光反射会出现一条蓝色的线，叫作丁达尔现象。错误地注射真皮层可能导致轮廓畸形。填充剂形成的"肿块"能够通过按摩进行重新分布。持续存在的肿块可以使用27~30G的针头进行抽吸并挤出透明质酸。如果不能进行简单的操作，局部注射少量的透明质酸酶（20U，每0.1mL填充材料）能够溶解透明质酸。填充CaHA后形成的可触及但不可见肿块，在填充后2~6周可以进行溶解。填充CaHA后形成的肿块不能通过注射生理盐水来溶解稀释并通过按摩来重新分布。另外，如果肿块明显或疼痛，可以局部注射曲安奈德或局部切开取出。

透明质酸和CaHA注射后的不良反应发生率通常较低，被分为早期（14天内）、晚期（14天至1年）和延迟出现（超过1年）。这些情况的出现与注射位置过浅、局部过敏反应（无菌性炎症或肉芽肿形成）、感染和/或细菌膜形成有关。过敏反应是注射物中的杂质造成的，杂质包括交联使用的化学试剂1,4-丁二醇二氧环丙醚（BDDE）、二乙烯砜（DVS）和BCDI，特别是那些长效的透明质酸，或者通过细菌发酵得来的透明质酸的残存物。填充颗粒的尺寸和平滑性在细胞吞噬中也起了部分作用，小于20μm的颗粒容易被吞噬，颗粒大的可以抵抗最初由多核巨细胞介导的吞噬，并且吸引巨噬细胞的攻击，因此有可能形成肉芽肿。Friedman等评估了在注射浓度为0.02%的NASHA凝胶后对过敏反应的影响。注射透明质酸后延迟出现的过敏反应也可以被有效地进行处理。

注射后坏死是真皮填充最严重的并发症之一，与填充剂注射入血管或填充剂压迫血管导致的局部缺血有关。在注射入血管的情况下，会出现立刻发白和严重的疼痛，血管内栓塞的情况较少见。更常见的是由于肿胀或过多的填充剂或延迟的亲水性扩张将透明质酸挤压到小血管内，表现为皮肤持续肿胀、瘀青、花斑。相对轻的皮肤破坏或侵蚀是由静脉栓塞造成的，更深的皮肤破坏或溃疡可能是因为动脉栓塞。

对于即将发生坏死的情况，建议停止注射，按摩治疗过的区域，并用2%硝酸甘油热敷。当出现皮肤破损或疱疹之后应该进行抗生素和抗凝血治疗。透明质酸酶是降解透明质酸的有效物质，上述治疗无效时，可以注射透明质酸酶。笔者推荐在填充区域每0.1mL透明质酸注射20U透明质酸酶，并可以重复注射。大多数研究认为，透明质酸酶只能用于溶解透明质酸产品，然而，Dayan等实际上推荐将10~30U透明质酸酶用于任何一种填充物。临床上也使用血液稀释剂（例如阿司匹林、非甾体类抗炎药、己酮可可碱、低分子右旋糖酐、前列地尔）预防血栓形成和栓塞。高压氧舱治疗也被报道用于注射填充后栓塞坏死，推荐怀疑有栓塞并发生坏死的情况时使用高压氧舱。

综上所述，并发症是比较少见的，而且大致上如果选择合适的填充剂，注射技术稳定，并发症是可以避免的。

■ 结论

三维容量的恢复是面部年轻化的必要部分，因为这样可以减少面部老化的标志。临床医师必须清楚面部的解剖结构，并记录面部容量缺失情况，在治疗前拍摄标准化的照片。医师应该选择合适的填充材料，结合可靠的注射技术，去优化面部治疗的结果。

■ 案例展示
■ 案例一：不对称的颏部凹陷

44岁的高加索女性患者来我们诊所就诊，要改善双侧不对称的颏部凹陷。患者否认此区域以前有治疗病史。

用0.8mL CaHA混合0.2mL不加肾上腺素的利多卡因进行注射。2个0.2mL混合剂分别注射于深层骨膜上，口角降肌的前面（标记为X），剩下的0.6mL进行扇形注射，平均分配并注射至皮下（标记为O）。

图5.3A为治疗前的照片，图5.3B为治疗后2周的照片。颏部的不对称及软组织下垂情况得到恢复。手术效果良好。

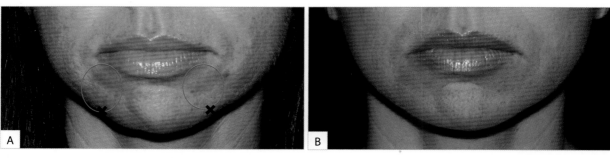

图5.3　不对称的颏部凹陷。（A）术前；（B）治疗后2周

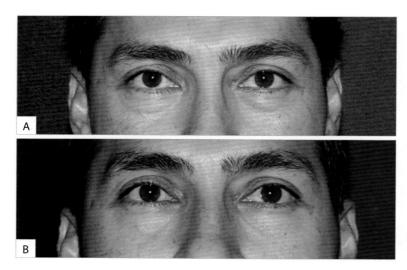

图5.4　眶下凹陷。（A）术前；
（B）治疗后2周

■ 案例二：眶下凹陷

　　44岁西班牙男性患者来我们诊所就诊，要求改善眶下凹陷。患者陈述该区域既往未经治疗。应用1mL瑞蓝联合0.2mL不加肾上腺素的利多卡因进行填充治疗。注射0.2mL至每一侧颧皮下中间脂肪垫，应用扇形注射技术。总共0.3mL以点状注射的方式沿着眶缘进行注射，每点0.05mL，以恢复中间及外侧眼轮匝肌脂肪垫的容量。小心注射，填充剂不能重叠，治疗应小心谨慎。

　　图5.4A为治疗前的照片，图5.4B为治疗后2周的照片。眶下凹陷改善自然。治疗过程顺利。

■ 案例三：丰唇

　　24岁高加索女性患者，就诊于我们诊所拟行丰唇治疗，既往未行此类手术。

　　用0.8mL乔雅登联合0.2mL不加肾上腺素的利多卡因进行注射治疗。其中0.05mL注射在每一侧人中的小柱皮下，以线性注射方式注射。总共0.55mL注射至下唇，0.35mL注射至上唇。以唇红部开始进行线状注射，每条注射线注射0.05~0.1mL，额外的0.05mL注射在肌肉内，通过点状注射来增加唇部的自然轮廓（图5.5B，红唇椭圆形区域）。

　　图5.5A为手术前照片，图5.5B为手术后2周的照片，通过人中注射少量的透明质酸增加了丘比特弓的形态，同时保留了唇部自然的轮廓。患者治疗过程顺利。

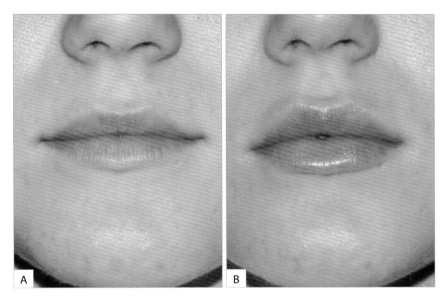

图5.5　丰唇。（A）术前；（B）治疗后2周

■ 案例四：口周垂直皱纹的改善

68岁高加索女性患者到我们诊所就诊，要求改善口周的垂直皱纹。既往曾行剥脱性激光治疗口周区域，现为寻求更明显的改善来诊所就诊。唇部没有注射填充治疗史。

1mL玻尿酸联合0.2mL不加肾上腺素的利多卡因进行注射治疗。0.05mL填充至每一侧人中的小柱上，0.4mL填充至下唇唇红边缘，0.3mL填充在上唇唇红边缘，从唇红边缘开始进行线性注射，每一条线注射0.05~0.1mL。剩余0.4mL用0.2mL生理盐水进一步稀释后，注射至口周皱纹的真皮层内。

图5.6A为治疗前照片，图5.6B为治疗后2周的照片。结果表明口周垂直皱纹改善，没有轮廓畸形，真皮内注射没有出现丁达尔现象。患者治疗过程顺利。

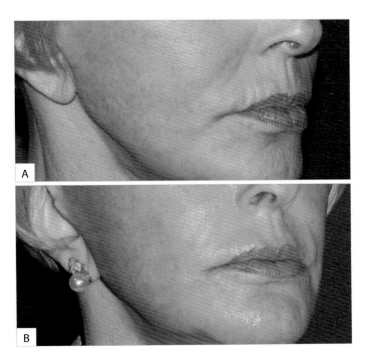

图5.6　口周垂直皱纹的改善。（A）术前；（B）治疗后2周

■ 案例五：眼下凹陷

32岁高加索女性患者因眼下凹陷就诊，该区域没有治疗史。经过检查发现，内外侧颧脂肪垫容量不足，颊部平坦，眶下凹陷明显。用1.5mL混合0.3mL不加肾上腺素的利多卡因进行注射。每侧面颊注射0.9mL，沿着颧骨骨膜注射，应用27G钝针。另外，0.9mL皮下平均分配进行注射，使用27G钝针进行线状注射。

图5.7A为治疗前的照片，图5.7B为治疗后2周的照片，通过一次注射后，眶下凹陷改善明显，患者治疗过程顺利。

■ 案例六：鼻部术后瘢痕

64岁高加索女性患者因鼻部手术瘢痕来诊所就诊，没有软组织填充手术史。通过查体发现，鼻子出现水平方向的瘢痕。

将1mL瑞蓝填充至真皮中层到深层，使用顺行注射的填充方法，结合29G针头进行注射治疗。

图5.8A为治疗前照片，图5.8B为治疗后2周的照片。治疗后改善了鼻部轮廓不自然的外观。患者治疗过程顺利。

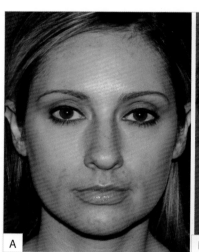
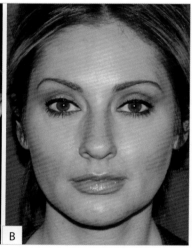

图5.7　眼下凹陷。（A）术前；（B）治疗后2周

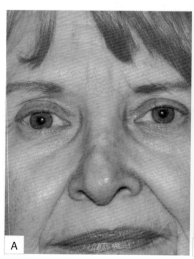
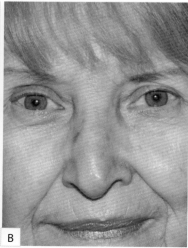

图5.8　手术后鼻部瘢痕。（A）术前；（B）治疗后2周

■ 参考文献

[1] Alsaad S, Fabi SG, Goldman MP. Granulomatous reaction to hyaluronic acid: a case series and review of the literature. Derm Surg 2012; 38:271–276.

[2] Busso M, Voigts R. An investigation of changes in physical properties of injectable calcium hydroxylapatite in a carrier gel when mixed with lidocaine and with lidocaine/epinephrine. Dermatol Surg 2008; 34:S16–S23.

[3] Carruthers A, Carruthers J, Hardas B, et al. A validated grading scale for marionette lines. Dermatol Surg 2008; 34:S167–S172.

[4] Carruthers A, Carruthers J, Monheit GD, Davis PG, Tardie G. Multicenter, randomized, parallel- group study of the safety and effectiveness of onabotulinumtoxinA and hyaluronic acid dermal fillers (24-mg/ml smooth, cohesive gel) alone and in combination for lower facial rejuvenation. Dermatol Surg 2010; 36:2121–2134.

[5] Carruthers J, Carruthers A. Volumizing the glabella and forehead. Dermatol Surg 2010; 36:1905–1909.

[6] Carruthers J, Flynn TC, Geister TL, et al. Validated assessment scales for the mid face. Dermatol Surg 2012; 38:320–332.

[7] Carruthers J, Rzany B, Sattler G, Carruthers A. Anatomic guidelines for augmentation of the cheek and infraorbital hollow. Dermatol Surg 2012;38:1223–1233.

[8] Cohen JL. Understanding, avoiding, and managing dermal filler complications. Dermatol Surg 2008; 34:S92–S99.

[9] Coleman SR, Grover R. The anatomy of the aging face: volume loss and changes in 3-dimensional topography. Aesthet Surg J 2006; 26: S4–S9.

[10] Darling, MD, Peterson JD, Fabi SG, et al. Impending necrosis following injection of hyaluronic acid and calcium hydroxylapatite fillers: report of 2 cases and review of management, including hyperbaric oxygen therapy. Hyperbaric Oxygen Derm Surg 2014; 40:1049–1052.

[11] Day DJ, Littler CM, Swift RW, Gottlieb S. The wrinkle severity rating scale: a validation study. Am J Clin Dermatol 2004; 5:49.

[12] Dayan SH, Arkins JP, Mathison CC. Management of impending necrosis associated with soft tissue filler injections. J Drugs Dermatol 2011; 10:1007–1012.

[13] DeLorenzi C, Weinberg M, Solish N, Swift A. The long-term efficacy and safety of a subcutaneously injected large-particle stabilized hyaluronic acid-based gel of nonanimal origin in esthetic facial contouring. Dermatol Surg 2009; 35:313–321.

[14] England LJ, Tan MH, Shumaker PR, et al. Effects of monopolar radiofrequency treatment over soft-tissue fillers in an animal model. Lasers Surg Med 2005; 37:356–365.

[15] Fagien S. Variable reconstitution of injectable hyaluronic acid with local anesthetic for expanded applications in facial aesthetic enhancement. Dermatol Surg 2010; 36:815–821.

[16] Fisher GJ, Varani J, Voorhees JJ. Looking older: fibroblast collapse and therapeutic implications. Arch Dermatol 2008; 144:666–672.

[17] Friedman PM, Mafong EA, Kauvar AN, Geronemus R. Safety data of injectable nonanimal stabilized hyaluronic acid gel for soft tissue augmentation. Dermatol Surg 2002; 28:491–494.

[18] Gassner HG, Rafii A, Young A, et al. Surgical anatomy of the face: implications for modern face-lift techniques. Arch Facial Plast Surg 2008; 10:9–19.

[19] Glogau RG. Aesthetic and anatomic analysis of the aging skin. SeminCutan Med Surg 1996; 15:134–138.

[20] Goldman MP. Superficial nodularity of hydroxylapatite filler to fill the infraorbital hollow. Dermatol Surg 2010; 36:822–824.

[21] Goldman MP, Alster TS, Weiss R. A randomized trial to determine the influence of laser therapy, monopolar radiofrequency treatment, and intense pulsed light therapy administered immediately after hyaluronic acid gel implantation. Dermatol Surg 2007; 33:535–542.

[22] Gosain AK, Klein MH, Sudhakar PV, Prost RW. A volumetric analysis of soft-tissue changes in the aging midface using high-resolution MRI: implications for facial rejuvenation. Plast Reconstr Surg 2005; 115:1143–1152.

[23] Hussain SH, Limthongkul B, Humphreys TR. The biomechanical properties of the skin. Dermatol Surg 2013; 39:193–203.

[24] Lambros V. Models of facial aging and implications for treatment. Clin Plast Surg 2008; 35:319–327.

[25] Lemperle G, Holmes RE, Cohen SR, Lemperle SM. A classification of facial wrinkles. Plast Reconstr Surg 2001; 108:1735.

[26] Lorenc ZP, Bank D, Kane M, Lin X, Smith S. Validation of a four-point photographic scale for the assessment of midface volume loss and/or contour deficiency. Plast Reconstr Surg 2012; 130:1330–1336.

[27] Marmur E, Green L, Busso M. Controlled, randomized study of pain levels in subjects treated with calcium hydroxylapatite premixed with lidocaine for correction of nasolabial folds. Dermatol Surg 2010; 36:309–315.

[28] Marmur ES, Phelps R, Goldberg D. Clinical, histologic and electron microscopic findings after injection of a calcium hydroxylapatite filler. J Cosmet Laser Ther 2004; 6:223–226.

[29] Matarasso SL, Herwick R. Hypersensitivity reaction to nonanimal stabilized hyaluronic acid. J Am Acad Dermatol 2006; 55:128–131.

[30] Monheit GD, Rohrich RJ. The nature of long-term fillers and the risk of complications. Dermatol Surg 2009; 35: 1598–1604.

[31] Narins RS, Coleman W III, Donofrio L, et al. Nonanimal sourced hyaluronic acid-based dermal filler using a cohesive polydensified matrix technology is superior to bovine collagen in the correction of moderate to severe nasolabial folds: results from a 6-month, randomized, blinded, controlled, multicenter study. Dermatol Surg 2010; 36:S730–S740.

[32] Nestor MS, Ablon GR, Stillman MA. The use of a contact cooling device to reduce pain and ecchymosis associated with dermal filler injections. J Clin Aesthet Dermatol 2010; 3:29–34.

[33] Nijhawan N, Marriott C, Harvey JT. Lymphatic drainage patterns of the human eyelid: assessed by lymphoscintigraphy. Ophthal Plast Reconstr Surg 2010; 26:281–285.

[34] O'Reilly P, Malhotra R. Delayed hypersensitivity reaction to Restylane® SubQ. Orbit 2011; 30:54–57.

[35] Pessa JE. An algorithm of facial aging: verification of Lambros's theory by three-dimensional stereolithography, with reference to the pathogenesis of midfacial aging, scleral show, and the lateral suborbital trough deformity. Plast Reconstr Surg 2000; 106:479–488.

[36] Prager W, Steinkraus V. A prospective, rater-blind, randomized comparison of the effectiveness and tolerability of Belotero Basic versus Restylane for correction of nasolabial folds. Eur J Dermatol 2010; 20:748–752.

[37] Quan T, Little E, Quan H, et al. Elevated matrix metalloproteinases and collagen fragmentation in photodamaged human skin: impact of altered extracellular matrix microenvironment on dermal fibroblast function. J Invest Dermatol 2013; 133:1362–1366.

[38] Sclafani AP, Fagien S. Treatment of injectable soft tissue filler complications. Dermatol Surg 2009; 35:1672–1680.

[39] Shoshani D, Markovitz E, Monstrey SJ, Narins DJ. The modified Fitzpatrick Wrinkle Scale: A clinical validated measurement tool for

nasolabial wrinkle severity assessment. Dermatol Surg 2008; 34:S85–S91.

[40] Shumaker PR, England LJ, Dover JS, et al. Effect of monopolar radiofrequency treatment over soft-tissue fillers in an animal model: part 2. Lasers Surg Med 2006; 38:211–217.

[41] Tzikas TL. Evaluation of the Radiance FN soft tissue filler for facial soft tissue augmentation. Arch Facial Plast Surg 2004; 6:234–239.

[42] Vleggaar D, Fitzgerald R. Dermatological implications of skeletal aging: a focus on supraperiosteal volumization for perioral rejuvenation. J Drugs Dermatol 2008; 7:209–220.

第六章　左旋聚乳酸

Melanie D. Palm

■ 简介

可注射型左旋聚乳酸（PLLA；Sculptra Aesthetic，Sculptra；Galderma，Fort Worth，TX）已经被归类为一种填充材料、生物催化剂、生物固化剂。在技术上，PLLA不仅仅是一种填充材料，它还通过促进胶原蛋白新生逐渐恢复面部轮廓饱满度，以达到面部年轻化的效果。和透明质酸产品不同的是，PLLA的作用方式不是即刻和暂时的填充效果。

Sculptra已经在30个国家被批准应用于临床。截至2013年，全球已销售大于100万支PLLA产品，约60%是在美国市场销售的。有4500多个医师参与了PLLA产品的培训。自2009年被美国批准用于化妆品后，在2009年PLLA产品的使用实现了100%增长，之后每年增长率约为20%。

■ PLLA 的医学应用历史
■ PLLA 的一般医学应用

PLLA在医学上的应用有一段非常丰富和多样化的历史。最初，PLLA是在1954年由化学家French首次合成的，但是其在人体中的应用开始于19世纪60年代。自19世纪90年代开始，PLLA被应用于整形外科和颅颌面外科，主要作为软组织锚定物、外科补片、固体植入物和牙周手术的组织再生膜应用。PLLA在药物和疫苗的缓释载体中也发挥作用。

■ PLLA 在皮肤和美容方面的应用

外科医师对于PLLA在皮肤外科中的应用是最熟悉的。可吸收线（包括Vicryl 和Maxon）就是由这种羟基酸聚合物合成的。

1990年，PLLA作为一种填充剂开始用于美容治疗，卢森堡生物技术有限公司生产了New Fill。New Fill作为皱纹的填充剂在欧洲被批准应用，后来广泛应用于HIV患者的脂肪萎缩和化妆品中。2004年，FDA批准将PLLA应用于HIV相关的面部脂肪萎缩的治疗，并且在美国创立了Sculptra这个品牌。之后，便开始在正常人群中应用。

2009年，与Sculptra属同类产品的Sculptra Aesthetic被FDA批准在美容外科中使用。尽管FDA的批准将其限制于矫正皱纹和鼻唇沟凹陷，但Sculptra Aesthetic在面部年轻化和非面部年轻化治疗中均有使用。

■ 操作方式
■ 产品的组成

一盒注射型PLLA含有2支无菌冻干粉，每支冻干粉中含有90mg羧甲基纤维素、127.5mg非制热甘露醇和150mgPLLA。羧甲基纤维素和甘露醇是FDA认可的可安全用于医疗的成分。羧甲基纤维素有时也称为羧甲醚纤维素，是一种悬浮剂，它结合水分，作为一种乳化剂促进再水化。羧甲基纤维素在其他医疗产品和食品中作为一种稳定剂和增稠剂使用，包括滴眼液、水状胶质敷料和冰淇淋。甘露醇是一种己糖醇，作为冷冻保护剂保护PLLA在冻干过程不受破坏。

PLLA是通过玉米中的葡萄糖发酵而成的一种α-羟基酸，具有生物相容性、可降解、无毒性、非致敏的特性。合成的产物是透明的，由40~63μm不规则的微颗粒组成。微粒容量的不均一性减缓了其降解过程，微粒的大小足够逃避体内巨噬细胞的吞噬，且不会渗透到毛细血管膜内。PLLA的半衰期是31天，完全吸收需要80周。

■ 组织学研究

注射PLLA后建议进行组织病理学检查。PLLA的降解会产生可再生和可预测的组织反应，类似于一种可控的轻微炎症反应，最后形成纤维增生。换句话说，当PLLA在组织内降解时，它会刺激轻度异物反应，导致一种新的Ⅰ型胶原纤维包裹降解产物（图6.1）。

Gogolewski等学者进行了PLLA组织学研究。在研究中，研究者将PLLA微粒注射入老鼠体内后进行组织反应的观察。在注射后1个月，血管化的包囊包裹PLLA微粒，并且淋巴细胞、巨噬细胞、肥大细胞、纤维母细胞等侵入组织。3个月后，包膜的厚度逐渐减小，胶原蛋白分泌增加。6个月时，多羟基酸降解，新胶原蛋白形成增加。周围组织无坏死、炎症及脓肿形成。

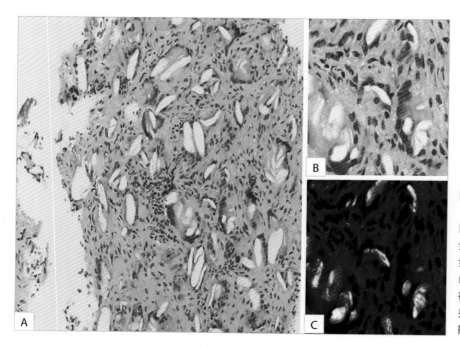

图6.1 PLLA的组织学检查。（A）HE染色（×10倍）注射PLLA的皮肤清晰可见被结缔组织包裹空泡状的PLLA，含单核细胞、淋巴细胞、多核巨细胞的轻度慢性炎症反应；（B）显微镜下（×40倍）可见PLLA注射后的轻度异物反应；（C）PLLA微粒呈光折射现象

近年来，PLLA注射入人体组织的研究也证实了Gogolewski教授的动物实验结果。PLLA注射后的12个月，采取了14个患者的活组织检查。和老鼠的实验结果类似，显示 I 型胶原蛋白的增加具有统计学意义，并且没有明显的炎症反应。

■ PLLA 作用机制的建立

尽管Sculptra准确的作用机制尚未清楚，但越来越多的组织学结果表明PLLA潜在的炎症反应引起真皮纤维组织的增生。真皮新生的胶原蛋白使皮肤容量缺失得到补充。因此，不应将Sculptra视为皱纹的矫正剂，而应该作为通用的容量填充剂，可以填充至许多组织平面，包括骨、肌肉、真皮软组织等。

随着时间的延长，PLLA微粒会代谢成CO_2和水。聚合物分解成乳酸单体和丙酮酸酯。这个降解过程的中间产物可以转换为葡萄糖或者乳酸，可能会经历水解作用变成CO_2和水。最终的副产物主要通过肺呼吸排出体外，有一部分是通过尿液和排泄物排出体外。

临床实验充当了组织学研究的补充，提出了PLLA的作用机制。研究者在对注射PLLA后的HIV患者进行的长期随访过程中发现，他们中面部的真皮厚度增加了4~7mm。真皮厚度的增加可部分解释为何注射PLLA后皮肤质地可得到改善（图6.2）。

Sculptra的作用机制是独特的并且使其具有明显的优势。一些患者担心在他们脸上注射的PLLA是一种异物材料。但这种填充剂会被单纯地降解为CO_2和水，新生胶原蛋白发挥的填充作用是非常吸引人的。

■ 适应证 / 患者的选择
■ FDA 批准的适应证及适应证范围之外的应用

PLLA 适应证

在美国，注射型PLLA有两种FDA批准的适应证（表6.1）。Sculptra是FDA批准的可用于治疗HIV相关的面部脂肪萎缩症的药物；而Sculptra Aesthetic被批准可应用于正常人的美容治疗，包括皱纹和面部轮廓凹陷的矫正（如鼻唇沟凹陷）。两种Sculptra产品在组成成分上是一致的，不同之处仅在于包装和FDA批准的适应证。

PLLA 适应证范围之外的应用

人们对Sculptra Aesthetic的胶原蛋白形成效应已经做了很多研究。它的适应证之外的应用部位包括颞部、胸部、颈部、手部和瘢痕部位。

由于衰老和紫外线照射导致的胸部垂直皱纹，通过Sculptra治疗后有了明显的改善。具体的方法如下：在胸部的V形区域注射3瓶高浓度（15~16mL/瓶）PLLA（每次1支，一共3次），将PLLA均匀注射于皮下组织中。

一些研究推荐将PLLA用于治疗医源性瘢痕。Sculptra治疗痤疮和接种疫苗后产生的瘢痕、皮肤切

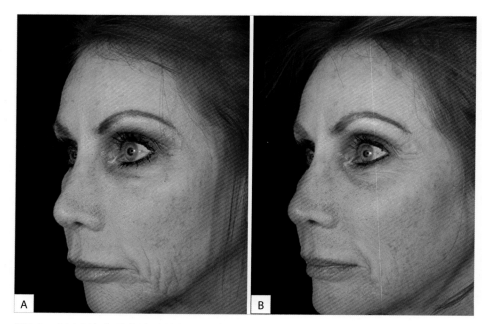

图6.2 PLLA治疗后皮肤质地得到改善。（A）53岁女性，皮肤类型 I 型，中度光老化，表现为眶外侧区和下颌的皱纹加重；（B）注射3支PLLA后6个月整体得到改善（每次1支，共3次治疗），下颌皱纹改善明显，眶外侧区皱纹改善幅度最大（照片引自Palm and Chayavichitsilp，2012）

表6.1 PLLA的使用范围

PLLA 经 FDA 批准的适应证： HIV 患者的面部脂肪萎缩（Sculptra） 鼻唇沟凹陷和其他面部皱纹 (Sculptra Aesthetic)
适应证外的应用范围： 胸部的垂直皱纹 手背软组织萎缩 痤疮瘢痕 水痘遗留瘢痕 乳房重建术后的软组织缺损 皮肤手术后的软组织缺损 面部局部的脂肪萎缩 颈部年轻化治疗

除后产生的凹陷、乳房重建术后的软组织缺损等都是非常有用的。研究者用PLLA已成功治疗了1例面部局部脂肪萎缩的病例。

尽管PLLA在治疗手背软组织萎缩方面有显著的效果，但手背区域治疗后容易有丘疹形成。手部肌肉和肌腱的运动会导致PLLA微粒聚集，从而使PLLA在组织内分布不均匀。由此，许多有经验的注射医师不推荐在手部进行PLLA的注射治疗。

■ 临床咨询与评估

治疗前进行详细和适当的患者咨询是注射PLLA获得成功的关键，也会使患者对治疗效果的期望变得合理。进行美容咨询时要花时间向患者解释面部老化过程、骨性结构的重构、软组织不平整。Sculptra治疗要求能达到逐渐和持续的年轻化效果，并且是一个非手术操作过程。

对患者来说，让他理解Sculptra不仅是一个皱纹的填充剂，而且对矫正整体容量缺失也是很重要的药物。美容咨询包括设置合理的期望值、评估患者的依从性、讨论替代治疗方案、强调需要补充治疗的可能。

Sculptra治疗后的效果需要数个月才能观察到，因此它需要一段时间才能让患者满意。一些患者如果要求即刻有明显的效果，那就不推荐他用Sculptra来治疗。同样，患者有身体畸形恐惧症和过高期望时也不推荐使用Sculptra。Sculptra的理想患者是那些追求自然的而不是夸大的效果的人。

医师需要与患者讨论Sculptra的治疗理念。"数年规则"对于解释要达到有意义的矫正效果需要用多少支Sculptra是非常有帮助的。通常，可以根据患者的年龄估算需要使用多少支Sculptra。例如，62岁患者将会需要共6支Sculptra进行多个疗程的治疗。对于经验较少的注射医师，通常会犯的错误是治疗不足，而"数年规则"有助于明确治疗需求。

在咨询和治疗过程中拍照是必须和有意义的。让患者提供他们年轻时候的照片可以让他们更容易理解面部老化和Sculptra治疗后的容量饱满程度。对治疗前和连续几次治疗后进行拍照可以更好地说明整个治疗过程的变化。

■ 预处理注意事项
■ 相关解剖

应用Sculptra进行面部容量恢复可以模拟骨性和软组织结构，改善整体皮肤。因此，在注射前应对这3个组织层次进行评估。面部软组织的不饱满是面部老化可预见的变化，而不是重力所致的改变或者组织下垂。

随着年龄的增长，颅颌面的支持系统经历了明显变化。Lambros和后来的解剖研究证实中面部的骨骼系统相对于颅底会发生顺时针旋转。老年人的眶骨和鼻孔随着时间的推移会变大，上颌骨向后下方退化，下颌骨变短，其角度变得更圆钝。老化的面部骨性结构改变使得脂肪、肌肉和皮肤重新定位，使年轻时的心形脸变成梨形脸。

年轻时的面部皮肤是光滑的，在面部单位中间没有明显的分界。根据Rohrich和Pessa等学者的研究显示，软组织包膜将脂肪间隔开，随着时间的推移，每个脂肪小块将发生独特的变化。如何正确辨别哪块脂肪在发生萎缩或者移位对于恢复面部年轻化是非常关键的。

熟悉面部解剖不仅对于Sculptra的治疗效果很重要，对于注射安全性也非常重要。注射时需要当心口轮匝肌和眼轮匝肌这些表情肌的过度运动。将PLLA注射到这些肌肉内时可能会导致微粒的聚集和丘疹的形成。

熟悉面部的血管解剖对于Sculptra的治疗也很重要。需要注意颞部动脉和内眦动脉，注射时回抽可以避免将PLLA注射到血管内。

■ 既往史

需要从患者那获得一份完整的用药史和过敏史，有血管迷走神经发作史倾向的患者尤其需要注意。与患者病史相关的禁忌证将在下一章节讨论。

需要列出患者既往的注射史和手术史。除皱术后的患者耳前萎缩的软组织可以进行Sculptra注射。也需要注明面部植入物。

为了减少术后出血，需要患者提供既往是否服用抗凝药以及补品等信息。在注射前7~10天需要停用非甾体类抗炎药、阿司匹林和其他抗血小板药物。中药和保健品包括鱼肝油、维生素E（包含在复合维生素里）、亚麻籽、大蒜、银杏、人参等会增加出血风险，而患者常会忽略这些。

■ 禁忌证

根据药物说明书所示，Sculptra的绝对禁忌证包括增生性瘢痕、瘢痕疙瘩和对Sculptra成分过敏。既往有结缔组织病或者活动性炎性疾病是相对禁忌证。处于高凝状态或有永久性的填充物置入也可以排除在外。

Sculptra也会导致一部分患者治疗无效，因为Sculptra依赖自身成纤维细胞的功能。如果个体的机能处于分解代谢状态或者细胞功能差，Sculptra的治疗效果也可能会不尽如人意。运动过度并且BMI指数较低的人有时对药物的反应差，可能需要注射大剂量药物或者需要多次治疗以维持较好的填充效果。同样，对于吸烟者，由于烟草会刺激胶原酶的产生，注射效果也会较差。这两类患者应给予相应的劝告。

细胞功能处于较差状态的患者对PLLA的反应会降低。这些人的治疗常需要较多药物。近期进行化疗的患者可能并不是Sculptra治疗的合适人选。进行慢性免疫抑制治疗的患者例如服用强的松也可能会导致不满意的治疗效果。

对于近期或者即将接受治疗的患者也需要进行筛选。总的来说，为避免发生肉芽肿反应，注射PLLA后的患者在4~6个月内需要避免进行牙齿或口腔颌面手术。近期服用药物或者保健品者需要注意抗凝药的使用。

■ 技术
■ 药物的储存和准备

储存和溶解

Sculptra和Sculptra Aesthetic的包装中含有2支36.7mgPLLA，室温储存，有效期可达2年。根据说明书所示，药品的溶解需要5mL无菌水。早期用于HIV脂肪萎缩患者的Sculptra是3~5mL无菌水溶解。然而，实际上，目前大多数注射医师会将PLLA冻干粉用5~10mL无菌水来溶解。溶解后的PLLA在室温无菌环境下储存的有效期可长达3周。一些医师更喜欢将溶解后的药物冷冻，在注射前再解冻。

推荐使用18G针头将无菌水注射到PLLA瓶中来溶解药物。将瓶子的金属盖揭开后，用酒精棉签擦拭橡胶塞外面。由于瓶子是真空密封，可以吸取一些空气注射到瓶子中以防注射针从橡胶塞中拔出后出现喷雾的情况。通常，一些医师建议在PLLA溶解过程中尽量减少将PLLA粉末溅到瓶子边缘，最大限度使PLLA颗粒完全水化。

文献对PLLA溶解的时间没有明确的说明。药品说明书建议PLLA重新水化的时间是2h。然而，已报道的PLLA溶解时间从过夜到1个月不等。大多数医师允许在注射前1~7天内溶解。

■ 药物注射

准备

如果药品溶解后已经被冷冻了，应该将Sculptra溶液置于冰箱中。在注射前1~2h从冰箱里拿出来置于室温环境中。一些医师会将从冰箱里拿出来的药品放在白大衣口袋里用体温使液体快速解冻。

注射前在Sculptra溶液瓶子里混入1~2mL局麻药可缓解患者注射时的疼痛。最常用的局麻药是1%利多卡因加或不加1：100 000肾上腺素，不过更加推荐使用2%利多卡因。添加利多卡因后每瓶药物的容量可在8~10mL。玻璃瓶的最大容积是10mL。在非面部区域如颈肩部注射药物时还可以继续稀释，用注射器抽出10mL Sculptra溶液加入额外的无菌水或生理盐水中。

慢慢地，有经验的医师就能根据Sculptra溶液的不透明或半透明形态粗略地估计被稀释的容量。稀释到7~8mL的溶液呈乳白色半透明的，而用于胸部注射的15~16mL的稀释溶液看起来就像水一样。Sculptra稀释倍数的多样性使得有经验的医师可以决定PLLA药物的使用部位。

Sculptra药物和泼尼松溶液类似，溶液里的物质会很快析出并沉淀到瓶底。可以认为这类药物是一种混悬液而不是溶液。因此，在注射前有必要摇晃瓶子使液体混匀，保证PLLA微粒被抽出时在液体里分布均匀。虽然用手摇晃瓶子也可以使液体混匀，但也可以使用振荡器来混匀液体。摇晃装Sculptra药物的瓶子需要适当的技术，但通常来说，只要空气不会进入注射器就不会造成阻塞。

从瓶子中抽取液体时，先用起盖器去除橡皮塞上的盖子。去除盖子后，用1mL或3mL的注射器及18G的针头抽取均匀的液体，不应将泡沫抽取到注射器里。

麻醉

在注射Sculptra时可使用各种方法使患者舒适。应用适当的技术和麻醉方法，患者的痛感会与注射肉毒毒素类似。

在以下两个组织平面注射童颜针时患者会感到疼痛：① 当针头刺激真皮的感觉神经时；② 当针头到达骨膜时。许多医师使用表面麻醉来缓解针刺时的不适（图6.3）。另外，也可使用1%利多卡因+1：100 000肾上腺素进行局麻。

局部神经阻滞是另一种疼痛管理的方法，一些医师选择将麻醉药品加入到Sculptra药瓶里。Sculptra液体里混入麻醉药也可提供良好的麻醉效果。因此，3个月内重复在注射过的区域进行注射时疼痛感通常会减轻。

最后一点，患者的焦虑程度决定了他们的舒适度。在注射过程中多和患者交谈或提供减压球或振动仪器，告诉患者下一步的操作会使患者更加安心。

■ 注射前标记和准备

注射前的标记对于鉴别面部解剖层次和突出骨性和软组织的容量缺失是很重要的。这一步对于初学者尤其重要。支持患者自带术前照片，方便医师评估容量缺失的范围和缺失的程度。术前年轻

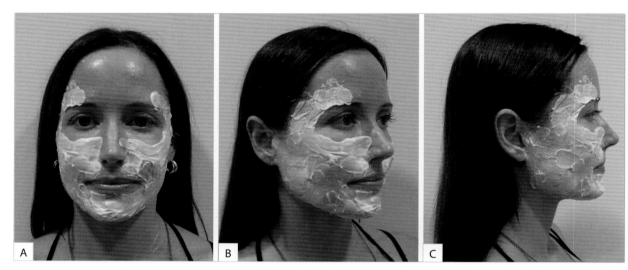

图6.3　局麻药的使用。局麻药使用示范：面部绝大部分，除了上眼睑、前额，都覆盖着局麻药。局麻药在面部侧面涂抹至耳屏，下方至下颌骨和下巴（图片引自Palm和Chayavichitsilp，2012）

时期的照片可以作为真实的面部年轻化治疗后的参考。PLLA治疗的目标是经药物治疗后的区域呈平滑的外观。

　　标记治疗区域可以用铅笔，我们不推荐使用永久性的标记笔来进行术前标记，因为一旦不小心针刺到标记处，可能会造成外伤性文身。在标记前，去除局麻药并进行皮肤清洗。可以用湿巾去除表面麻醉膏，但要注意避免表面麻醉膏接触患者眼睛。

　　在标记前需要对整个面部进行分析评估。需要注意面部的不对称对面部饱满造成的影响。医师也可以借鉴面部三庭五眼原则。颞部，尤其是男性，注射时需要考虑颞部到发际线内的过渡。骨性容量缺失需要进行骨膜上注射，而软组织缺失和脂肪的移位需要进行Sculptra的皮下注射。标记时检查面部的正面观和侧面观也是很重要的。侧面和下颌骨的容量缺失在下1/3面部显得很突出。

　　注射前进行面部皮肤的消毒。这个过程中，面部的标记很可能会被清除掉。因为Sculptra是非永久性的填充材料，所以每个环节都需要进行严格无菌操作来避免感染。皮肤用蘸有清洗液的无菌纱布清洗，许多药物都可以提供有效的皮肤清洁作用，笔者个人喜欢用洗必泰（4%葡萄糖氯己定皮肤消毒液，Molnlycke Health Care Inc., Norcross, GA），再用酒精纱布消毒。需特别留心不要将洗必泰弄入患者的眼睛和耳朵（表6.2）。

■ 注射技术

注射前的注意事项

　　Sculptra在众多可注射型材料中是独一无二的，它的生物相容性是新型注射材料中最好的。不像其他凝胶类的、胶原类的、含钙成分的填充剂，Sculptra含极低的G prime。它就像水一样非常容易注射。由于Sculptra的生物相容性、新颖的操作方式、容量恢复的通用性，因此它的应用有一套学习流程，需要医师很好地掌握面部解剖和Sculptra治疗的意义。

表6.2　PLLA注射所需药品

麻醉：	表面麻醉膏 或者神经阻断药（1% 利多卡因 +1∶100 000 肾上腺素和碳酸氢钠缓冲液） 或者注射点局部麻醉（1% 利多卡因 +1∶100 000 肾上腺素）
注射标记：	白色眼线笔
无菌操作准备：	用清洁巾去除局麻药膏 洗必泰纱布 异丙醇棉片
注射过程：	1mL 或者 3mL Luer-Lok 接口的注射器 25G（5/8 英寸、1 英寸，或者 1½ 英寸）或者 26G 针头 10cm×10cm 棉片 医用无菌手套
按摩：	丝塔芙或者温和的洗面奶

　　患者处于医师对面的站立位，评估重力对面部容量缺失的影响。根据医师的喜好可以选择1mL或者3mL注射器。初次注射Sculptra的医师可以选择1mL注射器，可以很好地掌握注射速度，积累经验后再慢慢使用3mL注射器。注射药物时，通常采用较粗的针头（25G或26G针头）。骨膜上注射通常采用短针头（5/8英寸或1英寸），而较长的针头（1½英寸）采用放射状注射技术可以减少皮下注射时的注射针眼。

　　尽管会将Sculptra小心存放，但在药物注射时如果有过多的犹豫或停顿就会出现药物堵塞针头的现象。另外，如果注射时间太长，PLLA还会滞留在注射器的溶液中。为解决这个问题，需要一个助手在需要用药时才从瓶子里抽取药物。如果在注射前已经将药物抽取到一支注射器中，就需要助手在充满药物的注射器中再吸进点儿空气。当医师进行注射时，助手可将注射器拿在手里来回摇晃，从而用空气使Sculptra在注射器里保持流动，维持药物分布均匀的状态。

各解剖部位的注射
上面部

　　一个合理的注射Sculptra的方法是先从颞部和眉弓开始，慢慢过渡到下面部（图6.4）。采用从头向下顺序治疗，治疗后的上面部下垂结构得以提升，也显示了下面部哪些部位需要进行容量填充。

　　颞部的注射通常在骨膜上进行，医师应先触诊颞动脉，注射点须位于太阳穴的中央。患者准备好后，当听到突然的爆裂声，就是针头穿过3层结缔组织到达了颞骨的位置。当颞部被填充起来后须告知患者颞部会有肿胀不适感。注射针头垂直扎入皮肤，当到达骨膜上时，将针头退一点儿确保针头没有刺破血管后，就可以开始注射了。正常情况下，在骨膜上平面注射时，整个颞窝的填充效果是逐渐呈现的。注射要缓慢进行。注射针头可以回旋拧下来，抽取药物后再次用同一个针头进行颞部注射，也可以通过多个针眼完成颞部骨膜上注射。颞部可以延伸到发际线，许多患者经过一次或多次的发际线内注射得到明显的改善。

　　在颞部进行容量填充后，一部分Sculptra可以注射在额外侧的帽状腱膜下层次。进针点选择在眉尾。用一手捏起眉部的皮肤，以使针头可顺利进入血管较少的帽状腱膜下层次。小剂量，0.2~0.5mL

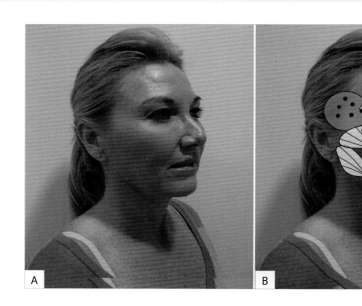

图6.4　PLLA注射图。（A）一位46岁女性患者，注射4支PLLA药物治疗后。（B）PLLA治疗的代表性注射点位。绿色椭圆区域代表整个颞窝区的注射，红色圆点代表颞区、颧部、梨形孔、前下颌沟处进行骨膜上注射。红点的面颊区代表小的积存注射法，层次为深层脂肪垫。蓝色圆点白色扇形区域代表应用线性放射技术的皮下层次注射（图片引自Palm和Chayavichitsilp，2012）

可注射在眉部，沿着外侧眶缘注射可以减少上眼睑/眉部的凹陷。由于额部和眉间有强大的额肌和丰富的血管结构，因此不建议在此部位进行注射。

中面部

中面部的注射需要等到上面部的容量恢复后再进行。像颞部，骨膜上注射可以沿着骨性结构进行，例如颧弓和上颌骨。中面部需要结合放射状或者交叉技术在皮下进行注射治疗。以面颊的中间点为注射点可以到达面颊的中央和外侧，还可以到达苹果肌的位置。侧面部的注射，例如耳前的注射就需要各自选择注射点。在进行放射状注射时需要避免在进针点的位置反复注射。

在进行中面部外侧注射时需要一直在皮下浅表层进行注射。更深层次的注射可能会侵犯耳前咬肌筋膜，导致腮腺损伤或形成腮腺囊肿。

在正确的组织层次进行Sculptra注射是非常重要的，尤其在眼轮匝肌和口轮匝肌周围。尽管一些非常有经验的注射医师会使用Sculptra矫正泪道畸形、睑颊沟凹陷，但是这些区域更容易出现丘疹样外观。在眶周进行注射时，注射层次应位于眼轮匝肌下，并且在退出针头时避免PLLA药物渗入肌肉里。医师的另一只手要时刻保护患者的眼球，在眶缘应用小剂量PLLA药物来矫正容量的不足。

下面部

下1/3面部的容量恢复包括梨状孔/尖牙窝、鼻唇沟、颏部、木偶纹、下颌骨区域。梨状孔注射时应在骨膜上进行，这样可以对抗年龄增长导致的鼻尖下降。同样，沿着下颌缘在骨膜上层次注射可以矫正下颌沟，这样使年龄增长导致的下颌缘轮廓不流畅得到改善。

随着年龄的增长，颊脂垫会下移，通过触诊即可得知。在这个部位可进行Sculptra皮下层次的填充。随着年龄的增长，下颌骨的侧面轮廓会因骨性结构的吸收而导致下颌骨角度更钝。通过向后拉耳垂观察这部位的容量缺失情况。在这个区域进行容量填充是在皮下层次进行注射的。通常，下颌缘和耳前的容量缺失是连续的，因为在耳前区域可看到增多的皱纹。

一旦下颌缘轮廓形态得以改善，鼻唇沟和木偶纹、下颌区域的问题也需要解决。使用长针头进行小剂量Sculptra的鼻唇沟皮下注射。在两侧颏部下缘进针，可进行下唇和木偶纹的注射。进行下唇提升时，针头在皮下层，呈放射状注射。应注意在口角部位避免药物沉积。在对许多面部表情肌进行注射时，PLLA微粒的沉积容易导致丘疹高发。有轻度下颌后缩的患者，通过2个注射点进行Sculptra注射可改善颏部的外形。

面部需要避免注射的部位

在肌肉过度运动或者皮肤较薄部位注射Sculptra容易导致各种并发症，因此需要避免在这些区域进行注射。这些区域包括嘴唇、眼周、额部、眉间及鼻部。

注射指导补充说明

通常我们建议只在患者一侧面部进行注射聚左旋乳酸，以形成左右对比突出注射效果（Butterwick）。每次注射聚左旋乳酸的目标是适量注射，而经验不丰富的医生往往会欠矫或过度矫正（BeerRendon2006）。需要注意的是，每次注射都不要超过2支药品（Lam）。作者本人在第一次注射中不会超过2支，在后面几次的注射周期中会逐渐减少剂量，以获得最佳的患者满意度。

■ 术后注意事项
■ 术后护理

Sculptra治疗后的暂时性填充效果在术后2~7天随着水溶性载体溶液的吸收会减弱。术后按摩对于Sculptra治疗后药物的均匀分布是很重要的，可以减少丘疹和结节样突起的发生率，并能刺激早期阶段新胶原蛋白的形成。术后按摩可以持续2~5min（图6.5）。在按摩过程中，可以让患者知道在家也可以经常进行术区的按摩。

表6.3　PLLA的注射技巧

避免	确保
要即刻治疗或者有不合理预期的患者	＞24h 药物重构的时间
近期有口腔治疗史的患者	PLLA 的大容量配制（8~10mL/瓶）
注射器内含有空气	注射前标记
皮肤比较薄的患者	皮肤的无菌准备
PLLA 浅表注射	合适深度的注射（皮下或者骨膜上）
表情肌注射，如口周、耳周、眼周肌肉	注射前的回抽操作
眉间、前额、鼻部、唇部注射	PLLA 的完全矫正
PLLA 矫正不足或过度矫正	术后按摩
治疗间隔较短（＜6周）	5/5/5 原则
	治疗、等待、评估的案例

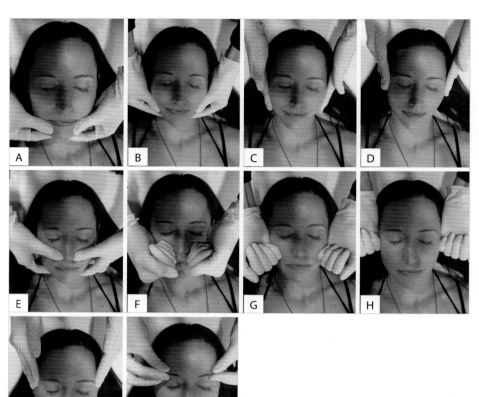

图6.5 按摩技术
治疗后即刻的按摩步骤。
（A~D）沿着下颌骨、耳
前按摩；（E）尖牙窝处
循环按摩；（F~H）面颊
区按摩；（I）颞窝按摩；
（J）眉弓区的帽状腱膜
下按摩（图片引自Palm和
Chayavichitsilp，2012）

　　没有人研究过Sculptra治疗后术区的按摩最佳持续时间，数天到数周都有建议。5/5/5原则可以让患者很容易记住：治疗后，每天按摩5次，每次5min，持续5天。

■ 并发症

常见并发症

　　和其他注射物类似，Sculptra治疗后可能会导致暂时性的疼痛、红肿、水肿、瘀青、出血。所有这些并发症都是轻微的，术后6天左右会变轻。治疗后24~48h内患者会有轻微的不适感。当吃东西或说话时，尤其颞部、耳周和下颌区域的不适感会更加明显。但不需要进行治疗，可适当口服对乙酰氨基酚或冰敷来减轻不适感。

　　发热、皮下硬结、注射部位感染的发生率小于5%。如果熟悉解剖标志，注射时减小注射压力和进行针头回抽等操作，那么血管栓塞的发生率是极少见的。有文献报道了1例将PLLA注射到血管内造成严重视力丧失的案例。

PLLA 相关并发症

　　掌握正确的注射技术，PLLA具有很高的安全性。患者对Sculptra中任一种药品成分过敏都是有可能的，但也不需要进行术前的皮肤测试。

最常见的PLLA相关副反应是使用Sculptra后出现丘疹或结节形成。结节被定义为直径≥5mm的丘疹，既非感染也不是肉芽肿性（图6.6）。大多数的丘疹是不明显的，随着时间的延长，结节会被吸收（表6.4）。

4项早期的重要研究显示，HIV脂肪萎缩应用PLLA治疗矫正的结果显示Sculptra的效果持续时间不仅很长，而且也指明了相关并发症的发生与技术相关及与PLLA的多次使用相关。早期的研究包括VEGA、Chelsea和Westminster、Blue Pacific、Apex，注射间隔短，皮下真皮层注射，使用小剂量3~5mL无菌水溶解。这种方法导致结节的发生率为6%~52%，几乎所有的丘疹都不明显，且最终会消退。事实上，值得注意的是在早期的研究中，药物重组和注射技术所导致的丘疹形成率小于50%。

应用合理的技术和溶解方法，大多数PLLA相关的并发症是可以避免的。根据5年300个病例的研究显示，现在的PLLA注射技术所导致的丘疹形成率<1%。大部分的丘疹形成主要是由注射技术的失误所致。这些失误包括不正确的药物重组、不正确的注射技术或者注射层次的错误、小面积注射时药物浓度不合理。这些错误的操作可能导致在注射后的几个月内形成丘疹。

图6.6 可见的Sculptra治疗后出现的丘疹。41岁女性，面诊。由另一位医师进行PLLA颞部的治疗3个月后，出现明显的丘疹。丘疹的形成部位大概位于皮肤浅表层，而不是在PLLA注射的骨膜层

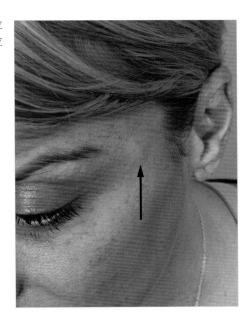

表6.4 PLLA丘疹、结节、肉芽肿的区别

	大体特征	组织学	治疗
丘疹、结节	非炎症反应，不可见但是明显可触及，由PLLA注射至不合理的层次导致	PLLA产物的聚集，如非晶体的偏振的微粒，极轻微的炎症反应，大量巨细胞浸润	积极观察 等待自体吸收（推荐） 机械破坏 病灶内注射无菌水或生理盐水
肉芽肿	炎症反应，红斑至紫色结节极少见，属于延迟过敏反应	炎症细胞弥漫性浸润小部分的PLLA产物，大量巨细胞浸润	积极观察（许多可自体吸收） 病灶内注射5氟尿嘧啶 病灶内注射激素 口服药物：皮质类固醇多西环素 局部用药：咪喹莫特 IPL或者强脉冲光 手术切除

避免PLLA治疗后发生丘疹的关键是全方位地改善方法和技术。高倍数稀释使疏水性的PLLA微粒变成亲水性。注射层次应在皮下深层或骨膜上。PLLA在皮肤上或在真皮层可能会导致丘疹的形成。良好的注射技术也应该避免在面部表情肌的PLLA注射时药物浓度过高，例如眼轮匝肌或口轮匝肌注射时。由于眼周和口周的皮肤较薄，肌肉运动较多，因此结节形成的概率就较高。

形成的大多数丘疹可被触及，但不可见，对患者并不会造成困扰。积极地观察至自发吸收是较好的做法。如果丘疹出现了症状或者可被看见，可寻求其他方法解决。处理显见丘疹的有效办法是机械分离PLLA高度聚集的区域。可使用25G或26G针头搔刮组织并用生理盐水冲洗。也可以尝试注射稀释的泼尼松。然而，激素类药物可能不会渗透到丘疹中，但影响周围的组织可导致暂时性的、环状线圈样的皮肤萎缩状态。

肉芽肿的形成很少见，根据欧洲的2131个病例的观察性研究发现其发生率为0.1%。任何填充剂都可引起肉芽肿。这是一种迟发型过敏反应，需要通过皮肤活体组织检查来确认。肉芽肿在临床上表现为在注射PLLA的区域出现红色或紫红色炎症样的丘疹外观，并且能持续数月至数年。组织学上，肉芽肿表现为一种活跃的细胞反应和异物肉芽肿反应。出现这种情况，口服激素类药物或每天服用100mg多西环素非常有效。同时局部应用咪喹莫特或者皮损内注射激素和氟尿嘧啶，每周1次，持续2个月也是有效的。很少通过手术的方式切除肉芽肿，但如果是边界清楚的病损则可选择手术切除。IPL和强脉冲光治疗可能会较少与肉芽肿相关的红斑。

■ 术后随访

Sculptra治疗后早期的明显效果出现在术后2个月，在一系列治疗后需要经过4~6个月才能出现最终效果。个性化的治疗间隔是4~6周。在Sculptra最后一次治疗前休息几个月是比较谨慎的做法。患者在最后一次治疗后的3~6个月还需要重新评估治疗效果，然后进行一年一次的随访。

Sculptra是获得FDA批准的，最终的治疗效果可维持25个月。长期的随访研究显示2~3年时效果依然持续。为了保持容量恢复的效果进行维持治疗是必须的，从而可以掩盖随着年龄的增长而出现的软组织和骨性结构的流失。那么，进行维持治疗时就不需要全疗程注射了。在后续的治疗过程中，注射时由于前次的PLLA注射所导致的纤维化反应会使注射过程产生阻力感。

■ 患者的满意度

HIV阳性患者和健康人的满意度为满意到非常满意。在一项重要的鼻唇沟区域注射PLLA的临床试验中，与人胶原蛋白相比，FDA批准的Sculptra Aesthetic具有更高的整体评分和患者满意度评分，许多研究证明超过90%的患者经过PLLA的治疗是满意的，并且患者本身的满意度高于医师评估的有效性。

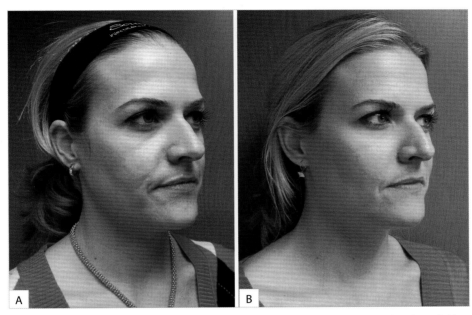

图6.7　面部容量缺失后的早期特征和脂肪垫之间有明显的界限。（A）33岁女性治疗前；（B）2次PLLA治疗后4个月，每次1支（图片引自Palm and Chayavichitsilp，2012）

■ 典型病例

■ 病例1

　　33岁女性，既往无疾病史。她来门诊咨询要进行面部年轻化治疗。经过常规检查，患者有良好的皮肤弹性，颅面的支持结构中，在颞部和中面部包括面颊及耳周区域有轻微的软组织容量缺失。鼻唇沟、犬齿窝、木偶纹处都需要进行治疗。患者接受了2支Sculptra的治疗，每2个周期使用1支药物。治疗后，脂肪隔之间的差异不再明显，光照后面颊处线条连续。鼻唇沟和犬齿窝也有明显的改善，鼻唇沟和口角之间的连接处变得柔和了许多（图6.7）。

■ 病例2

　　73岁女性，除皱术后。这位患者有中度的光老化现象，皮肤弹性较差，除皱术后遗留了一些横向的褶皱，中等程度的面部容量缺失主要表现在中面部。最后一次治疗间隔1年，随访照片显示在面颊处和鼻唇沟的容量缺失有明显改善，面颊侧面的横向褶皱也得到了改善。红唇颜色的增加也提示了唇部较之前饱满，下颌处的下颌沟也柔和了许多（图6.8）。

■ 病例3

　　62岁女性，既往有唇部鳞状细胞癌手术切除史和放疗病史。这位患者希望进行面部容量恢复，尤其是眼周区域的年轻化。经过检查发生，患者颞部中度凹陷，下面部有鼻唇沟和下颌沟，上唇延长。骨性容量缺失主要表现在下1/3面部区域。患者接受了一共6支Sculptra的治疗，4个治疗周期。最后一次治疗后的7个月照片显示中面部苹果肌饱满，鼻唇沟凹陷较轻。通过唇部注射，上唇部长度缩短，皱纹变浅了，面颊部和眼周皮肤的弹性也得到改善，下颌骨及下颌处的软组织支持结构重新出现了（图6.9）。

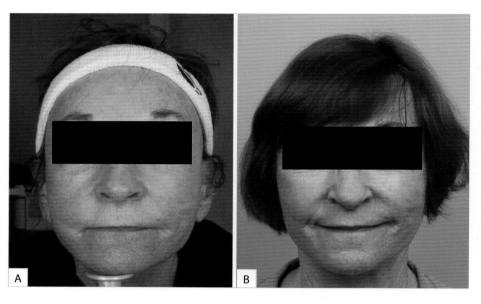

图6.8　73岁女性，除皱术后的状态。（A）术前；（B）6支PLLA共4次治疗后的年轻化改变（2，2，1，1）

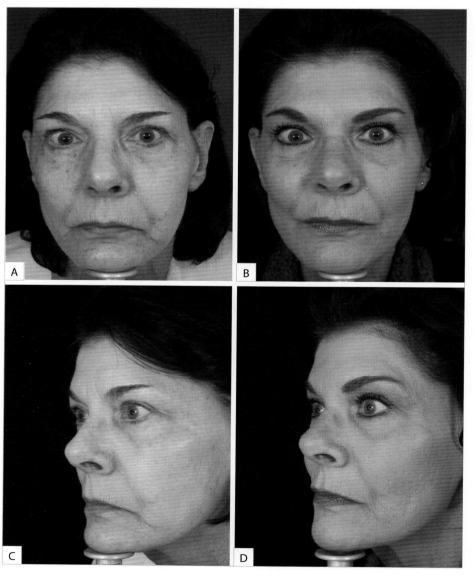

图6.9　62岁女性，既往存在明显的软组织萎缩、骨性吸收和下颌轮廓的放射状皱纹。（A、B）治疗前；（C、D）6支PLLA共4次治疗后的外观（2，2，1，1），改善最明显的是下1/3面部区域

■ 病例 4

60岁女性，既往无手术用药史，呈中度的软组织和骨性组织的容量缺失，患者希望进行面部年轻化治疗。经过检查发现，患者上面部有轻度的颞部凹陷，中面部有中度的下眼睑外翻、泪道暴露，面颊部脂肪平坦，下1/3面部存在中度鼻唇沟和下颌沟凹陷，有明显的下颌骨退化表现。患者接受了6支Sculptra的治疗，4个治疗周期，颞部凹陷和中面部、鼻唇沟及下面部凹陷都得到了极大改善（图6.10）。

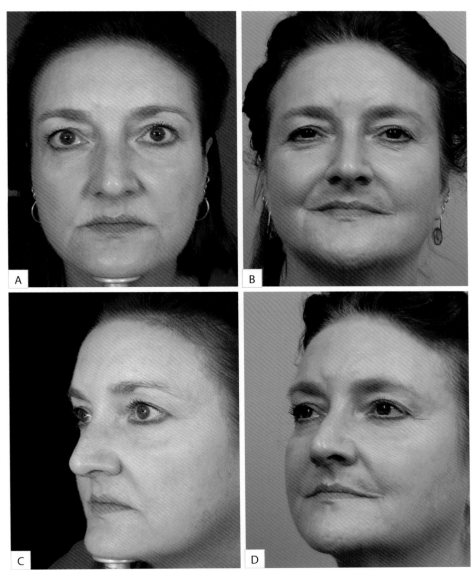

图6.10 （A、B）60岁女性，中度软组织和骨性缺失；（C、D）6支PLLA治疗（2,2,1,1）7个月后，下眶缘的软组织缺损明显改善，面部年轻化改善位于中下面部

■ 参考文献

[1] Apikian M, Roberts S, Goodman GJ. Adverse reactions to polylactic acid injections in the periorbital area. J Cosmet Dermatol 2007;6:95–101.

[2] Bartus C, Hanke CW, Daro-Kaftan E. A decade of experience with injectable poly-l-lactic acid: a focus on safety. Dermatol Surg 2013;39:698–705.

[3]　Bauer U, Graivier MH. Optimizing injectable poly-l-lactic acid administration for soft tissue augmentation: the rationale for three treatment sessions. Can J Plast Surg 2011;19:e22–e27.

[4]　Beer KR. A single-center, open-label study on the use of injectable poly-l-lactic acid for the treatment of moderate to severe scarring from acne or varicella. Dermatol Surg 2007;33:S159–S167.

[5]　Beer KR, Rendon MI. Use of Sculptra in esthetic rejuvenation. Semin Cutan Med Surg 2006;25:127–131.

[6]　Beljaards RC, de Roos KP, Bruins FG. NewFill for skin augmentation: a new filler or failure? Dermatol Surg 2005;31:772–776.

[7]　Bentkover SH. The biology of facial fillers. Facial Plast Surg 2009; 25:73–85.

[8]　Bolton J, Fabi S, Peterson JD, Goldman MP. Poly-l-lactic acid for chest rejuvenation: a retrospective study of 28 cases using a 5-point chest wrinkle scale. Cosmet Dermatol 2011;24:278–284.

[9]　Brown SA, Rohrich RJ, Baumann L, et al. Subject global evaluation and subject satisfaction using injectable poly-l-lactic acid versus human collagen for the correction of nasolabial fold wrinkles. Plast Reconstr Surg 2011; 127:1684–1692.

[10]　Burgess CM. Poly-l-lactic acid for correction of localized facial lipoatrophy in an otherwise healthy woman. Dermatol Surg 2009; 35:881–884.

[11]　Burgess CM, Quiroga RM. Assessment of the safety and efficacy of poly-l-lactic acid for the treatment of HIV-associated facial lipoatrophy. J Am Acad Dermatol 2005; 52:233–239.

[12]　Butterwick K. Understanding injectable poly-l-lactic acid. Cosmet Dermatol 2007; 20:388–392.

[13]　Butterwick K, Lowe Nicholas J. Injectable poly-l-lactic acid for cosmetic enhancement: learning from the European experience. J Am Acad Dermatol 2009; 61:281–293.

[14]　Day D. Counseling patients on facial volume replacement and adherence with posttreatment instructions. Patient Prefer Adherence 2010; 4:273–281.

[15]　Dayan SH, Antonucci CM, Stephany M. Painful red, hot bumps after injectable poly-l-lactic acid treatment: a case report. Cosmet Dermatol 2008; 21:388–390.

[16]　Donofrio L, Weinkle S. The third dimension in facial rejuvenation: a review. J Cosmet Dermatol 2006; 5:277–283.

[17]　Engelhard P, Humble G, Mest D. Safety of Sculptra: a review of clinical trial data. J Cosmet Laser Ther 2005; 7:201–205.

[18]　Engelhard P, Knies M. Safety and efficacy of New-Fill (polylactic acid) in the treatment of HIV-associated lipoatrophy of the face (HALF). In: XIV International AIDS Conference 2002. Monduzzi Editore: Barcelona, Spain; July 7–12, 2002.

[19]　Ezzat WH, Keller GS. The use of poly-l-lactic acid filler in facial aesthetics. Facial Plast Surg 2011; 27:503–509.

[20]　Fitzgerald R, Vleggaar D. Using poly-l-lactic acid (PLLA) to mimic volume in multiple tissue layers. J Drugs Dermatol 2009; 8:S5–S14.

[21]　Fitzgerald R, Vleggaar D. Facial volume restoration of the aging face with poly-l-lactic acid. Dermatol Ther 2011; 24:2–27.

[22]　Gogolewski S, Jovanovic M, Perren SM, et al. Tissue response and in vivo degradation of selected polyhydroxyacids: polylactides (PLA), poly(3-hydroxybutyrate) (PHB), and poly (3-hydroxybutyrate-co-3-hydroxyvalerate) (PHB/VA). J Biomed Mater Res 1993; 27:1135–1148.

[23]　Goldberg D, Guana A, Volk A, Daro-Kaftan E. Single-arm study for the characterization of human tissue response to injectable poly-l-lactic acid. Dermatol Surg 2013; 39:915–922.

[24]　Hamilton TK, Dhar AD, Duong NT. A study comparing the efficacy of injectable poly-l-lactic acid reconstituted 24 hours to injection versus 3 weeks prior to injection. Abstract presented at: American Society of Dermatologic Surgery-American Collage of Mohs Micrographic Surgery and Cutaneous Oncology Combined Annual Meeting; October 2005.

[25]　Humble G, Mest D. Soft tissue augmentation using Sculptra. Facial Plast Surg 2004; 20:157–163.

[26]　Jones DH, Vleggaar D. Technique for injecting poly-l-lactic acid. J Drugs Dermatol 2007; 6:S13–S17.

[27]　Keni SP, Sidle DM. Sculptra (injectable poly-l-lactic acid). Facial Plast Surg Clin N Am 2007; 15:91–97.

[28]　Lacombe V. Sculptra: a stimulatory filler. Facial Plast Surg 2009; 25:95–99.

[29]　Lam SM, Azizzadeh B, Graivier M. Injectable poly-l-lactic acid (Sculptra): technical considerations in soft tissue contouring. Plast Reconstr Surg 2006; 118:55S–63S.

[30]　Leonard AL, Hanke CW. Surgical pearl: the use of a laboratory vortex for poly-l-lactic acid injection. J Am Acad Dermatol 2006; 55:511–512.

[31]　Lowe NJ. Optimizing poly-l-lactic acid use. J Cosmet Laser Ther 2008:10:43–46.

[32]　Mest DR, Humble G. Safety and efficacy of poly-l-lactic acid injections in persons with HIV-associated lipoatrophy: the US experience. Dermatol Surg 2006; 32:1336–1345.

[33]　Mest DR, Humble GM. Retreatment with injectable poly-l-lactic acid for HIV-associated facial lipoatrophy: 24-month extension of the Blue Pacific study. Dermatol Surg 2009; 35:350–359.

[34]　Monheit GD, Rohrich RJ. The nature of long-term fillers and the risk of complications. Dermatol Surg 2009; 35:1598–1604.

[35]　Moyle GJ, Lysakova L, Brown S, et al. A randomized open-label study of immediate versus delayed polylactic acid injections for the cosmetic management of facial lipoatrophy in persons with HIV infection. HIV Med 2004; 5:82–87.

[36]　Narins RS. Minimizing adverse events associated with poly-l-lactic acid injection. Dermatol Surg 2008; 34:S100–S104.

[37]　Nichols BJ, Carpenter J, Hribar KP, et al. Acute parotitis after injection of poly-l-lactic acid for malar augmentation: a case report and review of relevant anatomy. Dermatol Surg 2011; 37:381–386.

[38]　Palm MD, Chayavichitsilp P. The 'skinny' on Sculptra: a practical primer to volumization with poly-l-lactic acid. J Drugs Dermatol 2012; 11:1046–1052.

[39]　Palm MD, Goldman MP. Patient satisfaction and duration of effect with PLLA: a review of the literature. J Drugs Dermatol 2009; 8:S15–S20.

[40]　Palm MD, Woodhall KE, Butterwick KJ, Goldman MP. Cosmetic use of poly-l-lactic acid: a retrospective study of 130 patients. Dermatol Surg 2010; 36:161–170.

[41]　Perry CM. Poly-l-lactic acid. Am J Clin Dermatol 2004; 5:361–366.

[42]　Pessa JE, Lambros V. An algorithm of facial aging: verification of Lambros's theory by three-dimensional stereolithography, with reference to the pathogenesis of midfacial aging, scleral show, and the lateral suborbital trough deformity. Plast Reconstr Surg 2000; 106:479–490.

[43] Peterson JD, Goldman MP. Rejuvenation of the aging chest: a review of our experience. Dermatol Surg 2011; 37:555–571.

[44] Ralston JP, Blume JE, Zeitouni NC. Treatment of postoperative soft tissue loss with injectable poly-l-lactic acid. J Drugs Dermatol 2006; 10:1000–1001.

[45] Radaelli A. Cosmetic use of polylactic acid for hand rejuvenation: report on 27 patients. J Cosmet Dermatol 2006; 5:233–238.

[46] Redaelli A, Forte R. Cosmetic use of polylactic acid: report of 568 patients. J Cosmet Dermatol 2009; 8:239–248.

[47] Reszko AE, Sadick NS, Magro CM, Farber J. Late-onset subcutaneous nodules after poly-l-lactic acid injection. Dermatol Surg 2009; 35:380–384.

[48] Roberts SAI, Arthurs BP. Severe visual loss and orbital infarction following periorbital aesthetic poly-l-lactic acid (PLLA) injection. Opthal Plast Reconstr Surg 2012; 28:e68–e70.

[49] Rohrich RJ, Pessa JE. The fat compartments of the face: anatomy and clinical implications for cosmetic surgery. Plast Reconstr Surg 2007; 119:2219–2227.

[50] Rotunda AM, Narins RS. Poly-l-lactic acid: a new dimension in soft tissue augmentation. Dermatol Ther 2006; 19:151–158.

[51] Sadick NS, Palmisano L. Case study involving use of injectable poly-l-lactic acid (PLLA) for acne scars. J Dermatolog Treat 2009; 20:1–6.

[52] Salles AG, Lotierzo PH, Gimenez, et al. Evaluation of the poly-l-lactic acid implant for treatment of the nasolabilal fold: 3-year follow-up evaluation. Aesth Plast Surg 2008; 32:753–756.

[53] Schierle DF, Casas LA. Nonsurgical rejuvenation of the aging face with injectable poly-l-lactic acid for restoration of soft tissue volume. Aesth Surg J 2011; 31:95–109.

[54] Schulman MR, Lipper J, Skolnik RA. Correction of chest wall deformity after implant-based breast reconstruction using poly-l-lactic acid (Sculptra). Breast J 2008; 14:92–96.

[55] Shaw RB, Katzel EB, Koltz PF, et al. Aging of the mandible and its aesthetic implications. Plast Reconstr Surg 2010; 125:332–342.

[56] Shaw RB, Kahn DM. Aging of the midface bony elements: a three-dimensional computed tomographic study. Plast Reconstr Surg 2007; 119:675–681.

[57] Sherman RN. Sculptra: the new three-dimensional filler. Clin Plast Surg 2006; 33:539–550.

[58] Sherman RN. Global volumetric assessment and three-dimensional enhancement of the face with injectable poly-l-lactic acid. J Clin Aesthet Dermatol 2010; 3:27–33.

[59] Stewart DB, Morganroth GS, Mooney MA, et al. Management of visible granulomas following periorbital injection of poly-l-lactic acid. Opthalm Plast Reconstr Surg 2007; 23:298–301.

[60] Valantin MA, Aubron-Olivier C, Ghosn J, et al. Polylactic acid implants (New-Fill) to correct facial lipoatrophy in HIV-infected patients: results of the open-label study VEGA. AIDS 2003; 17:2471–2477.

[61] Vleggaar D. Facial volumetric correction with injectable poly-l-lactic acid. Dermatol Surg 2005; 31:1511–1518.

[62] Vleggaar D. Injection techniques for poly-l-lactic acid. Cosmet Dermatol 2006a; 19:31–33.

[63] Vleggaar D. Soft-tissue augmentation and the role of poly-l-lactic acid. Plast Reconstr Surg 2006b; 118:46S–54S.

[64] Vleggaar D, Bauer U. Facial enhancement and the European experience with Sculptra (poly-l-lactic acid). J Drugs Dermatol 2004; 3:542–547.

[65] Woerle B, Hanke CW, Sattler G. Poly-l-lactic acid: a temporary filler for soft tissue augmentation. J Drugs Dermatol 2004; 3:385–389.

[66] Wolfram D, Taznkov A, Piza-Katzer H. Surgery for foreign body reactions due to injectable fillers. Dermatol 2006; 213:300–304.

第七章　上睑成形术

Amir M. Karam

■ 适应证 / 患者选择

　　上睑的老化主要包括软组织过度堆积和容量缺失。年轻化手术的目的在于恢复个体化的年轻外观，而不是去更改它；因此，成功的上睑部位年轻化不仅要求医师对衰老过程有充分的认知，而且需要了解患者年轻时的容貌。上睑的年轻化手术已不再是大刀阔斧地去除多余皮肤、肌肉和脂肪，那样的操作方法可能会导致上睑复合体凹陷，更显骨性外观。目前的做法主要是针对多余的上睑皮肤进行保守切除和整形治疗，同时要增加眉外侧和眉下区域的组织容量。

　　有些病例需要通过提眉术来治疗眉外侧区的帽状隆起，这种帽状隆起是由颞眉部软组织复合体的下垂引起的。提眉术旨在通过去除明显多余的皮肤来恢复软组织年轻化，从而获得一个更年轻、更健康的上睑形态。本章，我们将探讨眶周的老化过程，以及如何利用上睑成形术来恢复该部位的结构年轻化。

■ 眶周老化

　　年轻人上睑周围的皮肤几乎没有太多冗余。由于眶骨的表面覆盖有平滑的皮下脂肪层和肌肉层，使得眶上缘到眉下缘之间的区域呈现出柔和的轮廓。眉外侧区应该也没有隆起的表现。重睑线清晰可见，其宽度与下方的睑板一致，而睑板的宽度因人而异，并没有统一的评估标准。随着年龄的增长，上睑皮肤逐渐松弛下垂，多余的皮肤遮盖了重睑线，使原有的重睑看起来变窄了（图7.1）。眉下方的容量缺失使眶上缘更显骨性。在某些情况下，内侧脂肪垫可能轻度脱垂。这通常是由于局部容量缺失而暴露出来的。

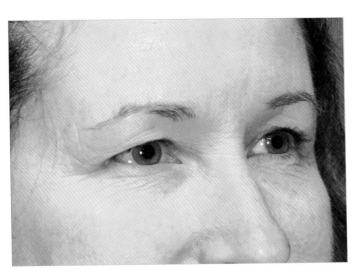

图7.1　上睑皮肤松垂的表现

■ 患者选择

理想的患者为多余的上睑皮肤已经影响到外观的任何年龄段的患者。上睑呈"疲乏"状态，松垂的皮肤甚至会影响到侧方的视野。20~40岁的家族性眼睑皮肤松弛症的年轻患者，通常都可以通过上睑成形术来获得改善，而40岁以上的典型"面部老化"患者，则需要通过切除手术才能纠正。

■ 术前注意事项
■ 手术解剖

肌肉组织

眼轮匝肌位于菲薄的上睑皮肤下。眼轮匝肌是一块扁平的椭圆形肌肉，环睑裂覆盖于眼眶上，上至眉毛和颞部，下至上颊部。在上睑处，眼轮匝肌分为眶部和睑部，睑部又包括眶隔前部和睑板前部。眼轮匝肌是主司上睑和下睑运动的括约肌。睑部眼轮匝肌属非随意肌，调节闭眼或反射性眨眼，而眶部眼轮匝肌属随意肌。

眶隔

眶隔位于睑部眼轮匝肌的正下方，与眶骨膜和颅骨膜相连，延伸至眼睑。眶隔又细分为上半部分和下半部分。上半部分眶隔位于睑板上，将肌肉和眶隔内的脂肪分开。下半部分眶隔与睑板的前部融合。融合的上睑提肌腱膜的位置因种族而异。亚洲人的上睑提肌腱膜在距睑缘约3mm处开始融合，而高加索人的融合位置在距睑缘 8~10mm处，因此高加索人的上睑褶皱位置较高。

眶隔脂肪

眶隔下的眶隔脂肪又分为两个独立的部分——中央脂肪团和内侧脂肪团。尽管少见，但内侧脂肪垫有轻度脱垂的倾向。眶隔脂肪之所以被认为是一个非动态结构，是因为它的容量与个人体质无关，且无再生能力。

术前评估

针对患者的分析包括了解患者的愿望和预期，以及导致问题的病因，制订最佳的个体化治疗方案。对术前解剖特征的评估包括以下几个方面的检查：

（1）皮肤松垂。

（2）眶隔脂肪假性疝出。

（3）眶上缘和眉部的容量状态。

（4）眉间纹和鱼尾纹。

治疗方案应包括对上述所有解剖问题的评估，以尽量减少任何潜在的术后并发症。确定患者是否有干眼症、高血压、吸烟史、视力问题、眼部疾病（如青光眼）、出血障碍，以及最近是否使用过非甾体类消炎药、阿司匹林或其他抗凝药物。

眼部评估

检查眼睑的对称性（注意睑裂的高度和宽度），上睑缘相对于角膜上缘的位置，是否存在上睑下垂、眼睑闭合不全。基本的眼部评估应记录视力病史、眼球运动、视野缺损、眼睑闭合不全。如果有可能出现干眼症，则必须采用保守的手术方法，术后要使用润滑滴眼液和软膏。必要时，患者应接受Schirmer试验（测定泪液的基础分泌）和检测泪膜破裂时间来评估角膜前泪膜的稳定性。

■ 手术方式

目前，在切除多余的眼睑皮肤时更为保守，同时大部分病例都会保留眼轮匝肌和眶隔脂肪。手术可在局部麻醉和镇静（口服或静脉）状态下有效进行。

■ 手术要点

患者取直立坐位，目视前方，做眯眼和闭眼动作。这可以帮助医师明确和标记上睑褶皱线，该线即为皮肤切口下缘。顺皮纹切开有助于隐藏瘢痕。下切缘可略延伸，甚至超过外眦，具体取决于帽状隆起的隆起程度（图7.2A）。切口应沿鱼尾纹方向走行，并与眉外侧以一定角度向外上方延伸（图7.2B）。然后嘱患者闭上双眼。为确保能够切除轻度隆起的帽状隆起，需要延长切口。延伸至眶外缘的中重度帽状隆起则需要进行提眉手术（详见第九章）。过度切除帽状隆起只会适得其反，将眉尾拉低。用无齿镊夹住并标记多余的皮肤，注意不要让患者眯眼，以防术后眼睑闭合不全。

用1%利多卡因、1∶100 000肾上腺素和1∶10稀释后的10%碳酸氢钠配成麻药，用30G针头（1.0~1.5mL）进行皮下注射，避免注入肌肉内。待血管收缩10min后，用15号刀片沿切口的轮廓切开，切至肌肉层，游离并去除多余的皮肤（图7.3）。用双极电凝止血。

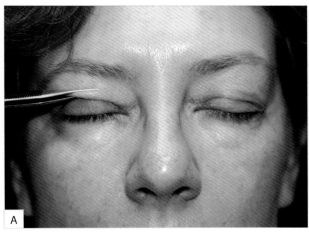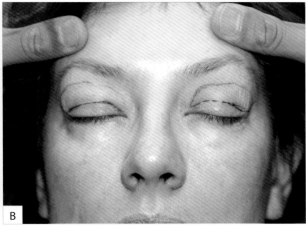

图7.2　手术标记步骤。（A）沿上睑褶皱顺鱼尾纹方向平行略向上延伸。在患者闭眼时，标记多余的皮肤。（B）照片所示为计划切除的范围和形状

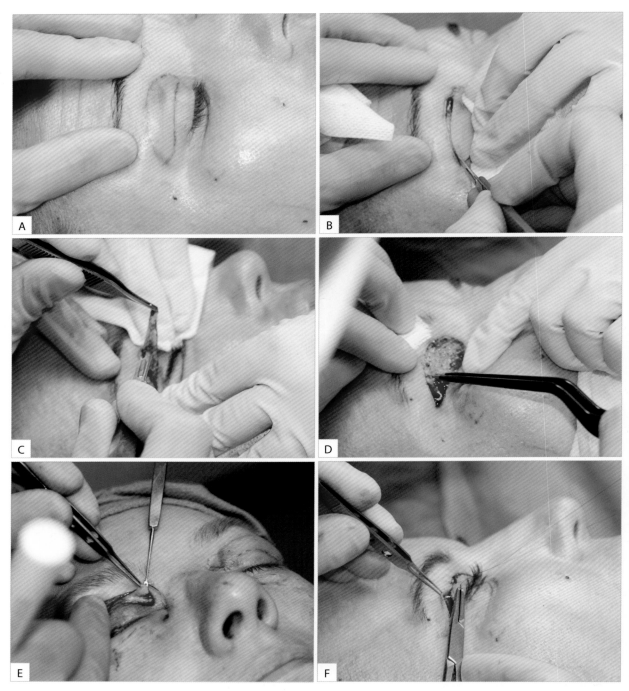

图7.3 术中照片所示为眶隔脂肪假性疝出的患者行内侧脂肪垫切除术。内侧脂肪垫颜色浅，通过眶隔切口疝出。用细齿止血钳夹住疝出脂肪垫的底部，电凝和切除脂肪

如有内侧脂肪垫脱垂，用细的双爪皮肤拉钩拉开切口内侧的皮肤，用剪刀剪开眼轮匝肌，进入眶隔。颜色较浅的内侧脂肪垫会通过眶隔切口疝出。用细齿止血钳夹住疝出脂肪垫的底部，切除脂肪前，用双极电凝凝固止血钳上方的脂肪（避免术后凹陷）。用6-0聚丙烯缝线连续细致缝合切口。良好的对合和有效的减张，能够很好地减少瘢痕的产生。最后用生理盐水冲洗两侧术区。

■ 补充治疗

眶周容积恢复

眶周容积恢复的几种方法详见第四章。笔者倾向于在上睑手术前实施脂肪移植，因为眉部和眉下脂肪垫的增加对上睑区域的容积恢复有增强作用。另外，使用透明质酸也是一种选择。

外侧眉提升

眉尾下垂可导致上睑外侧臃肿和隆起，看似与上睑皮肤松垂有关，但情况并非总是如此。过度切除眉尾处皮肤会导致眉毛被拉低，问题可能仍旧存在。为了避免发生这种情况，可在颞部发际线处放1根手指，使眉尾上扬。通常情况下，帽状隆起的改善可作为同时进行提眉术的指征（详见第九章）。

■ 术后注意事项
■ 术后护理

患者术后即保持头部抬高45°。术后48h内，在患者清醒状态下冷敷双眼，20min更换一次。术后1周避免进行体力活动。术后48h内认真冷敷和头部抬高可减轻肿胀。术后5~7天在切口处使用抗菌软膏。患者手术后2天可淋浴，5~7天拆线。术后1周、1个月、3个月、6个月和1年时复诊，以确保愈合良好。

■ 并发症

并发症常由过多切除皮肤或脂肪、未彻底止血或术前评估不足而引起。由于对伤口修复反应的个体差异所致的并发症较为少见，这种并发症与手术操作无关。已明确并需要控制的主要风险因素有：

血肿

通过术前改善凝血功能和维持正常血压，以及术中的精细操作和彻底止血，可以最大限度地减少皮下出血。术后应保持患者头部抬高、冷敷双眼、制动，并给予适当镇痛。

浅表的小血肿比较常见，多为自限性。如血肿进展慢或无变化，应保守地使用类固醇注射治疗。对于中重度血肿，经过7~10天液化后用粗针抽吸或11号刀片切开清除。正在扩张或表现为球后扩张的大血肿（如视力下降、眼球突出、眼痛、眼肌麻痹和进行性球结膜水肿等）应立即请眼科医师会诊。

失明

失明，罕见却是眼睑整形术最严重的并发症，多出现在术后24h内，与切取眶隔脂肪和球后血肿进展有关（内侧脂肪垫处最常见）。虽已有多种方法可处理由眼压升高引起的视力损害问题（如重新打开切口，外眦切开，应用类固醇、利尿剂和前房穿刺），但最有效的治疗方法是立即进行眼眶减压，通常要切开眶内侧壁和眶底。眼科会诊是明智之举。

溢泪

如在术前已排除了干眼症，医源性溢泪则是由切除过多皮肤和肌肉引起的眼睑闭合不全或垂直方向的退缩造成的。仅切除皮肤可显著降低这一风险。

缝合相关并发症

粟丘疹或表皮样囊肿是切口处常见的病变，其原因是上皮碎片遗留于皮下或阻塞腺导管。囊肿常与简单或连续的表皮缝合有关。皮下紧密缝合可降低其发生率。如囊肿进展，用11号刀片或脱毛针打开囊肿并清除囊液。

视力损害

纱布、海绵、棉球、器械与角膜表面的意外摩擦，缝合不当或眼睑闭合不全、睑外翻引起的角膜干燥，或术前已有干眼症等，这些因素均可能导致角膜擦伤或溃疡。疼痛、眼睛刺激和视力模糊等症状均提示存在角膜损伤，应由眼科医师通过角膜荧光染色和裂隙灯检查加以确诊。睁眼和闭眼时有异物感（例如"沙粒摩擦感"）即可提示发生了角膜擦伤。治疗机械性损伤通常使用抗生素滴眼液润湿双眼后闭眼，直到上皮化完成，一般要24~48h。治疗干眼症应加用眼用润滑剂，如Lacri-Lube。

■ 病例展示
■ 例1：上睑成形术（女）

由年龄原因所致的上睑皮肤松弛而接受治疗的女性患者。图7.4A是患者接受上睑成形术前照片。图7.4B是患者术后照片。患者同时进行了下睑整形术和眶周脂肪移植。

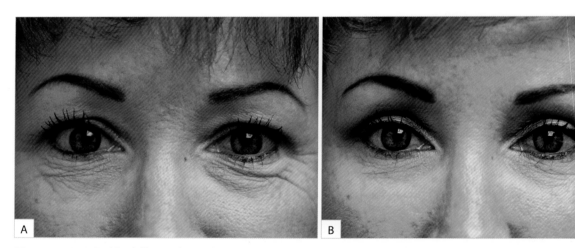

图7.4　因上睑皮肤松弛接受治疗的女性患者。（A）照片显示了患者上睑成形术前；（B）患者术后

■ 例2：上睑成形术（男）

为治疗上睑皮肤松弛而接受上睑成形术的男性患者。图7.5A是患者术前照片，图7.5B是患者术后照片。

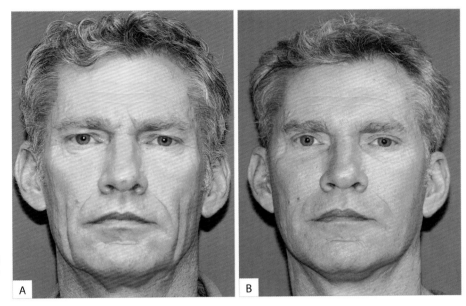

图7.5 接受上睑成形术的男性患者。（A）照片显示了患者术前；（B）患者术后

■ 参考文献

[1] Adams BJ, Feurstein SS. Complications of blepharoplasty. Ear Nose Throat J 1986; 65:6–18.

[2] Aguilar GL, Nelson C. Eyelid and anterior orbital anatomy. In: Hornblass A (ed.), Oculoplastic, Orbital and Reconstructive Surgery, Vol. 1. Baltimore, MD: Williams & Wilkins, 1988.

[3] Castanares S. Complications in blepharoplasty. Clin Plast Surg 1978; 5:139–165.

[4] Holt JE, Holt GR. Blepharoplasty. Indications and preoperative assessment. Arch Otolaryngol 1985; 111:394–397.

[5] Jelks GW, McCord CD, Jr. Dry eye syndrome and other tear film abnormalities. Clin Plast Surg. 1981; 8:803–810.

[6] Jones LT. New concepts of orbital anatomy. In: Tessier P, Callahan A, Mustardé JC, et al. (eds), Symposium on Plastic Surgery in the Orbital Region. St. Louis: CV Mosby, 1976.

[7] McKinney P, Zukowski ML. The value of tear film breakup and Schirmer's tests in preoperative blepharoplasty evaluation. Plast Reconstr Surg 1989; 84:572–576; discussion 577.

[8] Rees TD, Jelks GW. Blepharoplasty and the dry eye syndrome: guidelines for surgery? Plast Reconstr Surg 1981; 68:249–252.

[9] Volpe CR, Ramirez OM. The beautiful eye. Facial Plast Surg Clin North Am 2005; 13:493–504.

[10] Zide BM. Anatomy of the eyelids. Clin Plast Surg 1981; 8:623–634.

第八章 下睑整形术

Amir M. Karam

患者选择

下睑区域的衰老是由多种原因导致的，包括皮肤的松弛和容量的缺失。下睑整形术以去除下眼睑多余软组织为主要手术方式，因需要平衡下眼睑美学效果与可能出现的功能性并发症，所以人们认为下睑整形术是极富挑战的手术方式。

传统的下睑整形术一般是去除多余的皮肤和肌肉，常常导致眼睛看上去显得空洞与疲惫。现代下睑整形术追求整体还原，平衡去除软组织和重塑缺失容量之间的关系，恢复年轻的眼周状态。在本章中，笔者将评估眼周老化的过程，并探讨如何施行下睑整形术以恢复年轻的眼周结构。

下睑区域的老化

容量缺失

短浅的唇颊沟是年轻下眼睑形态的标志。在年轻人中，下睑是平滑、柔和地过渡到面颊（图8.1）。随着年龄的增长，下睑和面颊部结合处的容量缺失要快于眶缘及上中面部的容量缺失，且随着颊脂垫的下移，眼轮匝肌的松弛，唇颊沟开始延长加深，下眶缘的骨性轮廓也开始变得明显。造成了双凸样貌的畸形（图8.2）。眶周脂肪形成了最上方的突起，向下延续为骨性下睑缘，苹果肌形成了第二道突起。这种形态的出现标志着下睑和中面部的老化。泪沟和鼻颧沟的出现代表了下睑及

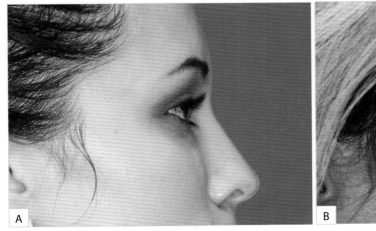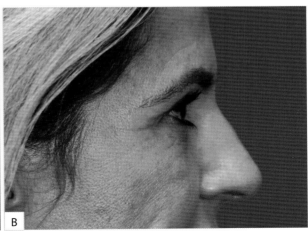

图8.1 下睑—面颊联合区的对比照片。此区域是下睑年轻化的主要特征，也是下睑年轻化的首要目标。（A）年轻个体下睑照片。可以看到年轻面容下睑与面颊区域很窄，并只有一个曲线的顺滑突出弧度。（B）年老个体下睑照片。照片展示下睑面颊区域延长，并出现不规则的过渡

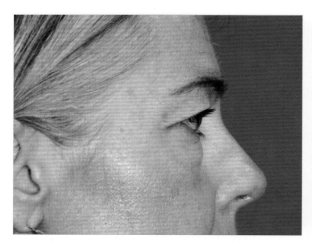

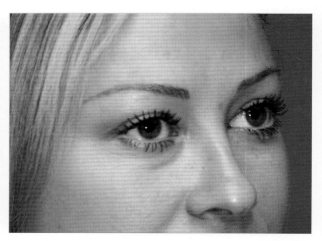

图8.2　双凸面形态畸形。眼周脂肪随着衰老日益突起，脂肪下面出现由于眼眶骨边缘导致的凹陷。第二道突起是由面颊组织堆积形成的

图8.3　泪沟畸形。泪沟畸形往往在30岁以后逐渐被注意到，由于皮肤和软组织的缺失，在下眼眶区域呈现从内眦到面颊联合区的一种沮丧面容

上颊部的下移。眼周这些畸形的出现是由于组织的萎缩，而出现疲惫的衰老外貌（图8.3）。脂肪的缺失会加重下睑这些畸形的表现，因此恢复下睑组织的容量是重塑形态的重要因素。

软组织多余成分

　　形成下睑老化的两个解剖因素是下睑皮肤松弛和脂肪假疝的形成。大多数40多岁的男性或女性都开始出现下睑皮肤松弛。眼轮匝肌的延长和下垂导致了下睑皮肤的松弛。这可以通过抓取下睑皮肤及向上牵引提升来发现。在评估下睑脂肪疝出程度时，将下睑皮肤向外向上提升是个必要的检查。如果脂肪疝的顶点在角膜的前方，最好去除这部分的脂肪。去除下睑过多的真性脂肪，不会造成空洞、疲惫的术后外观（图8.4）。在这些病例中，容量缺失常常伴随着眶缘的变化，而使得下睑呈"袋状"的外观，因此治疗需要进行容量填充和眶缘以及上颊部的手术（图8.5）。

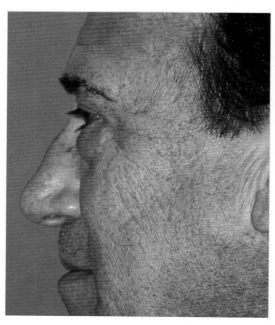

图8.4　下睑脂肪过多的鉴定标准。当从侧面观察病人，如果下睑脂肪突起高点超过角膜，即可认定为下睑脂肪过多，并有下睑手术指征

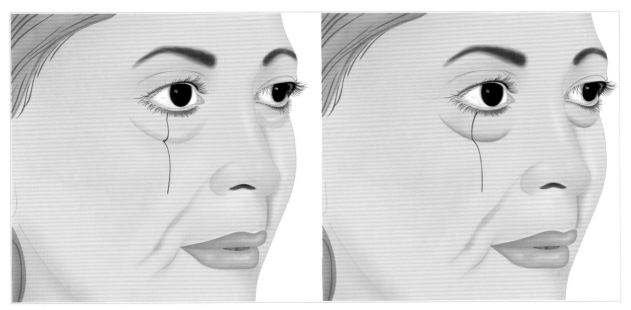

图8.5　眼部容积缺失和脂肪突出的假两性畸形。示意图展示经过下睑脂肪切除术后的骨架化明显和中空感，并注意到下睑面颊区域的延长

手术方式

目前有很多种下睑整形的手术方式，如经结膜入路、皮肤提紧、睫毛下皮肤—肌肉去除、眶脂重置。每位医师都有自己喜好的手术方式；笔者认为经下睑结膜入路的提紧和下睑皮肤提紧是两种最有效的手术方式。在笔者的观点中，这些方法可以在不过分改变下睑自然形态的情况下有效地去除软组织的多余成分。

皮肤提紧

在大多数病例中，造成下睑"袋状"外观的主要原因不是眶脂的假性疝出，而是下眶缘和上颊部区域容量缺失以及外层组织的松弛（包括皮肤和肌肉）。皮肤提紧手术旨在切除多余的皮肤（并不去除肌肉）。因为眼轮匝肌附着于皮肤上，一旦下睑皮肤在闭眼时上提，眼轮匝肌也随之缩短和重叠以形成紧密平滑的下睑形态。在笔者的体会中，在重建下睑形态及缩短泪沟时应将皮肤提紧与容量填充相结合。

经结膜入路的下睑皮肤提紧

经结膜入路的下睑整形术最早在1924年由Bourquet提出，它保持了眼轮匝肌的完整性和下睑动态支持结构。最大的优势在于避免了下睑外翻。理想的患者应该是下睑假性脂肪疝出而皮肤不太松弛患者，或具有家族遗传性的下睑假性脂肪疝出而皮肤并不松弛的年轻患者，和所有的下睑整形术修复患者。存在下睑皮肤松弛并不一定不适合经结膜入路下睑整形术。在一些病例中，经结膜入路也可以完成皮肤提紧手术，提紧后，经皮肤切口切除下睑多余的皮肤。

■ 术前准备

■ 解剖准备

由于眼睑结构复杂，并具有保护视觉系统的作用，因此对术式的选择应非常仔细谨慎。

下睑褶皱

泪沟（下睑褶皱）通常由睫状缘延伸至内侧睑板，长3~7mm。移行范围可在睑板前，眶隔前到眼轮匝肌。

表层

下睑表层由两部分组成：外层，有皮肤和眼轮匝肌；内层，包括睑板和结膜。下睑的皮肤菲薄，当延伸至眼球下方时逐渐增厚。皮肤下方不存在皮下组织，紧贴皮肤的是眼轮匝肌，并通过精细的韧带附着于睑板前及眶隔组织上。

肌肉

眼轮匝肌可分为较厚的球部（自主活动）和较薄的睑部（自主活动及非自主活动）。睑部又分为睑板前部分和眶隔前部分。睑板前眼轮匝肌与内外眦韧带紧密相连。

眶隔存在于睑板前筋膜的下方，它起源于眶缘的弓状间隙，然后在低于睑板边缘5mm处，向后与睑板筋膜相连接，在睑板基底形成了一个独特的层次。眶隔形成了眼睑表层（外层）和眼球内容物的天然间隔。

眶脂

在眶隔和眼球的后方均存在眶脂。眶脂被分为几个独立或有交通的室（内、中、外）。外侧眶脂比较小，定位较浅，下斜肌把较大的脂肪团分为较大的中间团和内侧团。在手术中，应注意保护下斜肌。中间团的特征不同于其他两团，它色泽一般更亮，纤维更多，更多分叶，常常与较粗的血管毗邻。眶脂是动态的结构，因为它的容量与整体体脂状态并不相关，并且一旦去除后，不太可能重生。

下睑及中面部解剖

下睑区域包括皮肤、皮下脂肪、眶缘脂肪及颧骨区域。有两处脂肪垫值得注意：颧脂肪垫和匝肌下脂肪垫（SOOF）。SOOF是指围绕下睑缘的眼轮匝肌下脂肪垫。颊脂垫在眼轮匝肌的下方。这些组织决定了下睑的年轻状态。下睑容量缺失，颧脂肪垫和SOOF的下垂导致了下眶缘及该区域的衰老外观。这些结构的下垂加上脂肪的假性疝出导致了泪沟或者鼻唇沟畸形的出现。

■ 术前评估

术前评估的项目包括：

（1）眶脂的假性疝出。

（2）下眶缘及上颊部的容量情况。

（3）皮肤松弛情况。

（4）细小皱纹。

系统、彻底的术前评估是减少术后并发症的有效方法。应重视存在有以下情况的患者：干眼综合征、高血压、吸烟、视力问题、眼部疾病（如青光眼）、凝血障碍。近期使用过非甾体类抗炎药、阿司匹林，及其他抗凝药物。

眼部评估

包括评估眼皮的对称性（注意眼裂的宽度和高度），下睑缘的位置，对光反射试验，是否存在睑外翻/睑内翻或者眼球突出/凹陷。也应该记录既往的视力问题。如果怀疑患者有中—重度干眼综合征，应加做Schirmer试验（评估泪液溢出）及检测泪膜维持时间（评估泪膜的稳定性）。这些病例的皮肤去除应相对保守。需做眼科检查以免手术造成更严重的干眼综合征或带来新的视觉损害。

评估下睑支持结构

下睑支持结构通过Snap试验和下睑回缩试验进行评估。

Snap试验

由拇指和食指捏起下睑皮肤的中间部分，向外牵拉使下睑离开眼球。如果牵拉的活动度＞10mm，说明下睑支持结构存在异常，并建议患者行缩短下睑长度的手术。

下睑回缩试验

下睑回缩试验用来评估下睑及内外眦的稳定性。用食指将下睑及内外眦向下置于眶缘上，若下置距离距眼角＞3mm，提示内外眦韧带异常，建议行内外眦韧带缩短术。释放下睑，评估下睑形态的恢复程度和速度。恢复较慢提示下睑支持较弱。在这些病例中，皮肤去除及下睑缩短应相对保守。

■ 手术方法

■ 经结膜入路的下睑整形术

手术可在局麻、吸入镇静、静脉麻醉或全麻下进行。当患者取坐位时，嘱患者向上凝视，标记最突出的脂肪垫。然后让患者平躺，在结膜下穹隆处滴2滴盐酸丁卡因滴眼液。将1%利多卡因加1：100000肾上腺素加入到1：10稀释的10%碳酸氢钠溶液中作为局麻药，用30G注射针头注射至下睑结膜。针头向前穿过睑结膜直至骨性眶缘。每次注射前都应回抽。分别向中间、内侧、外侧注射。注射完10min待血管开始收缩后，由助手用双齿拉钩轻轻牵拉下睑。放置护目片保护眼球。在下睑板的下缘2mm处，用针状电刀或15号刀片经结膜切开。睑板结膜面外观为灰色。切口线平行于下泪点，向外眦延伸4~5mm。切开结膜后，用5-0尼龙线缝在近下穹隆处，用血管钳夹住缝线向上固定于患者的消毒铺巾上，以使缝线维持适当的张力，这样结膜可起到保护角膜的作用，上方的牵引可方便后续的分离操作。这时撤去拉钩，改用皮钩牵拉下睑游离缘。

经过5-0缝线以及牵引器的牵引，棉签的钝性分离与电刀的锐性分离相结合分离出眶隔前间隙。

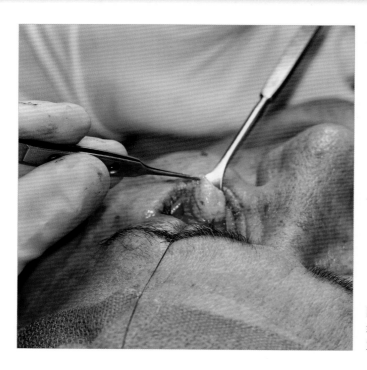

图8.6 经结膜入路眼袋去除术即刻。5-0尼龙线缝合下睑结膜牵拉至角膜区域。打开下睑眶隔暴露出脂肪

可使用双极或单极电凝止血，以获得干燥清晰的手术视野。

眶隔前平面是介于眼轮匝肌与眶隔之间的血管网平面。此时因还未进入眶隔层面，脂肪不会疝出。眶隔被打开后，下面的脂肪组织会出现在视野。

轻轻挤压眼球，可见内侧、中央、外侧的脂肪团。使用镊子和圆头手术器械，将脂肪团从眶隔中轻轻分离出来（图8.6）。谨慎去除多余脂肪以免造成空洞的眼部外观，目标是在下睑和颊部之间，获得平滑、自然的形态。

用30G的针头向预切除的脂肪中注射少量局麻药，用血管钳夹住脂肪团基底，用双极电凝烧灼脂肪团（图8.7A）。当脂肪团被电凝烧灼后，可使用剪刀剪除（图8.7B）。当切除内侧、中央、外侧三团脂肪后，应检查术区创面有无出血。

最后，移除拉钩和牵引线，轻轻向上及向外提拉下睑，将结膜面的切口对合良好。无须缝合，也有部分医师用6-0快吸收线行结膜下缝合。用生理盐水冲洗双眼。

■ 下睑皮肤提紧术

对于皮肤松弛的患者，下睑皮肤需要提紧。使用固定钳或Brown-Adson钳，提起冗余的皮肤，用剪刀剪除多余的皮肤，注意保护睫毛（图8.8A、B）。皮肤边缘用6-0 Prolene缝线缝合（图8.8C）。当脂肪并不多时，这一过程可以单独进行。手术风险在于因去除了过多的皮肤而导致下睑外翻和巩膜暴露过多。

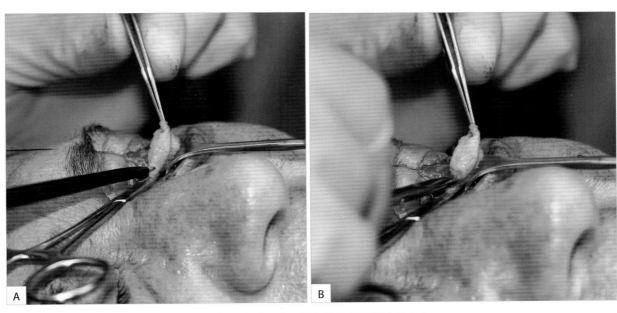

图8.7　过多下睑脂肪去除。剪刀去掉过多脂肪后，用双极电凝烧灼残端进行止血

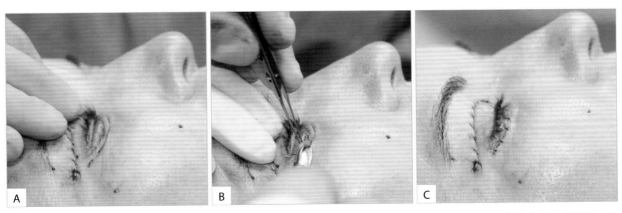

图8.8　下睑皮肤提紧。图A展示了患者要去除的被夹捏起的皮肤。图B展示了通过剪刀剪掉的多余皮肤。图C展示了用6-0 Prolene缝线缝合切口

■ 额外处理

眶周容量重塑

本书的脂肪移植章节（第四至六章）介绍了很多种方法。笔者喜欢的方法是在眼睑手术前先行脂肪移植。透明质酸填充也是重塑容量的不错方式。

■ 术后注意事项

■ 术后护理

术后，患者避免用力的动作，45°以上斜坐位休息。术后24~72h内施以冰敷，每次20min。术后1~2周内，每3h滴一次润眼液，睡前涂眼药膏。术后2周内，严格限制患者剧烈运动。在术后48h内，

冰敷时间多的患者肿胀不明显。术后5~7天内，在切口处涂抹抗生素眼膏。2天后，患者可淋浴，5~7天拆线。嘱患者术后1周、1个月、3个月、6个月、12个月复诊。

■ 并发症

并发症主要发生于去除皮肤或脂肪过多、未严格止血或者术前未进行详细评估的患者。较少发生的是由于个体对切口愈合发生的生理反应而导致的后遗症。需要重视和处理的危险因素包括：

睑外翻

睑外翻是下睑整形术中最常见的术后并发症，从轻度的睑球分离、下泪点分离到下睑严重的退缩外翻。术前错误地判断了下睑松弛度是造成这一并发症的主要原因。其他原因还包括去除了过多的皮肤和肌肉、术后下睑及眶隔的挛缩（在皮瓣法中更容易发生）、脂肪团感染和较少发生的下睑提升后的不稳定性（结膜入路手术时会发生）。暂时性的外翻常常伴随着术后水肿、血肿一同发生。保守性的处理方式包括：

- 围术期应用激素。
- 结合冷敷与热敷，促进水肿吸收，增加血液循环。
- 反复做斜视动作，增加肌肉张力。
- 温和地按摩。
- 下睑向上、向外侧固定，以保护角膜，收集泪液。

如果保守的处理方法不能解决外翻的问题，缩短睑缘长度加上植皮手术就是必须要进行的了。

血肿

术后有发生血肿的风险，可通过优化电凝参数和术前控制血、术中仔细止血、限制剧烈运动来避免，必要时应用止痛疗法来而减低这一风险。血肿出现的时间和范围决定了其处理方式。

小范围、浅的血肿较常见，而且常是自限性的。如果组织较坚硬，处理上可以不太激进。保守地注射类固醇激素可以加速切口的愈合。中—重度血肿在观察几天后，如果血凝块液化（7~10天），则开一个小口或不开口，通过一根粗针管抽出血肿。较大的血肿和早期血肿，或者血肿的范围逐渐增大，或出现球后压力增大的迹象（眼球活动度下降，眼球突出、疼痛，眼肌麻痹，逐渐加重的球结膜水肿），需要立刻切开切口，释放血肿。在最后这种情况下，应立即前往眼科急诊就诊及接受眼眶减压治疗。

失明

虽然失明的发生率较低，但失明是下睑整形术最严重的并发症。它常出现于术后24h之内，常随着眼眶脂肪的去除，发生球后血肿（最常发生于中央脂肪团）。导致球后血肿的常见原因有：① 过度牵拉眼眶脂肪，导致眼球后的小动脉或小静脉损伤；② 在脂肪释放后，眶隔下开放静脉的回缩；③ 因为血管痉挛或肾上腺素的作用，术后小血管重新开放；④ 因眶隔下盲视注射而造成的直接血管创伤；⑤ 术后由于各种原因造成的缝合后又出血，或者眼部动静脉压力增高。虽然有很多方法可以处理由于眼内血管压力增高而导致的视力受损问题（开放切口、外眦开大、应用激素、应用利尿剂、前房穿刺），但是最有效的方法是立即进行眼眶减压，切除眼下壁及内侧壁。要立即前往眼科急诊就诊。

溢泪

术前评估有干眼症的患者，术中处理得当（保守切除），术后溢泪的原因一般是由于泪液收集系统功能障碍而不是泪腺高分泌状态。虽然由于共存的兔眼或下睑的垂直收缩导致的反射性分泌亢进是术后溢泪的部分原因，但溢泪现象是术后早期常见的反应，而且常常是自限性的。原因包括：

- 由于切口收缩和水肿造成的暂时性的眼睑外翻和泪小管扭曲。
- 由于水肿、血肿，或者眼轮匝肌部分切除后导致的泪腺损伤。
- 眼睑重置后造成的暂时性外翻。

泪点旁下睑切口可避免发生术后泪液出口堵塞、泪小点撕裂等问题。一旦发生了泪小点撕裂，应立即行硅胶管（Crawford管）修复。

缝线并发症

沿切口缝线发生的粟粒肿或囊肿通常是由缝合切口时将表皮埋植于皮下或堵塞了皮下腺体导管所致，尤其是间断缝合或连续缝合的患者。皮下缝合可减少这种情况的发生。粟粒肿或囊肿一旦形成，确切的治疗方法是将囊肿开窗（用11号刀片或针头），挤出囊液。拆线过晚，表皮沿着缝线隧道爬行生长，会形成缝线窦道。粟粒肿或囊肿预防方法是早期拆线（3~5天），确切的治疗方法是切除窦道顶端。缝线痕迹是由缝线留置时间过长造成的，建议使用快吸收线（或中慢吸收线），或者早期拆线，或应用皮下缝合技术来避免这类问题的发生。

皮肤色素异常

由于皮下出血，下睑皮肤早期恢复过程中会有不同程度的色素沉着。这个现象通常是自限性的，持续的时间因人而异。

视觉损伤

术中无意中使用纱布或棉签刮擦到角膜表面，或者由于兔眼、眼睑外翻、干眼症等疾病易导致角膜磨损或溃疡。角膜损伤的征象包括：疼痛、眼睛刺激症状、视物模糊，需要由眼科医师通过荧光染色和裂隙灯检查确认。治疗方法是应用抗生素滴眼液加眼睑缝合，直至上皮生长完成（通常24~48h）。干眼症患者应额外使用眼球润滑剂。在水肿消退的过程中，可发生眼外肌失衡，表现为复视。然而，永久性肌肉损伤多是由术中盲夹操作、分离脂肪团时过度牵拉、电凝后的热损伤或者误缝所致。术后未完全恢复眼外肌功能的患者应咨询眼科医师以获得确切的治疗。

轮廓欠佳

轮廓欠佳通常是由于技术问题。脂肪过度切除，尤其是下眶缘突出的患者，会导致下睑部凹陷而呈现下睑凹陷的外观。脂肪去除不足（尤其是外侧脂肪团）导致了下睑鼓包外观。切口线下方的嵴通常是由下睑皮肤重置之前眼轮匝肌分离范围不足导致的。处理方式依形成原因的不同而不同。鼓包的脂肪需要再次切除，而下睑凹陷需进行脂肪填充或真皮填充。未吸收的血肿及炎症反应区域可通过注射类固醇激素来解决。

■ 典型病例

■ 病例 1

一位女性患者要求改善其松垂的下睑形态而来就诊。由于其只存在下睑皮肤松弛而不伴有脂肪疝出，因此医师建议行下睑皮肤提紧术。图8.9A为下睑皮肤提紧术及上睑成形术的术前照片；图8.9B为术后照片。注意，该患者下睑提紧后下睑外观顺滑，并未改变下睑的自然轮廓。

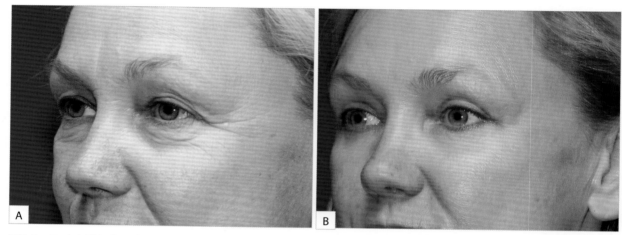

图8.9　下睑皮肤提紧。案例图片图A展示患者接受上睑成形术及下睑皮肤提紧术的术前照片，图B为术后外观

■ 病例 2

一位男性患者要求改善其"袋状"下睑外观而来就诊。由于其同时存在下睑皮肤松弛和脂肪疝出，推荐行经结膜入路的下睑整形术。图8.10A、B为患者在经结膜入路下睑整形术及皮肤提紧术术前照片，图8.10C、D为患者术后照片。

■ 病例 3

一位女性患者要求改善其疲倦的外观而来就诊。其采用了下睑脂肪填充加皮肤提紧术来改善其容量缺失和去除松弛的皮肤。图8.11A为患者术前照片，图8.11B为患者术后1.5年照片。

■ 病例 4

图8.12A展示了患者术前的情况、图8.12B为患者经结膜入路下睑整形术后的治疗效果。

图**8.10**　下睑经结膜入路眼袋整形术。图A、图B展示患者下睑整形术前，图C、图D展示接受经结膜入路下睑整形术后效果

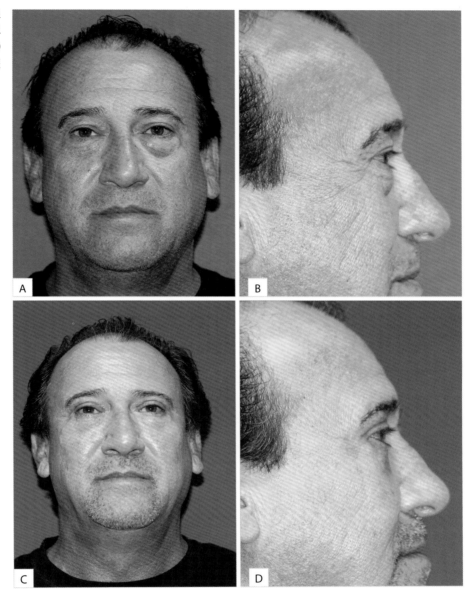

图**8.11**　下睑脂肪填充加皮肤提紧术。图A为患者术后照片，图B为术后1.5年照片

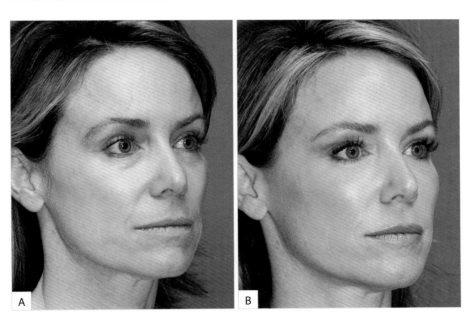

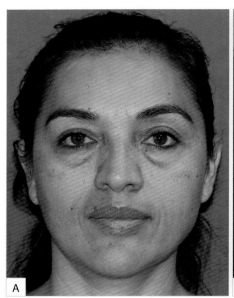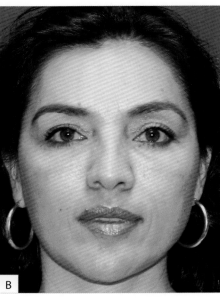

图8.12 经结膜入路下睑整形术。案例图片展示患者术前（A）和术后（B）的治疗效果

■ 参考文献

[1] Adams BJ, Feurstein SS. Complications of blepharoplasty. Ear Nose Throat J 1986; 65:6–18.

[2] Castanares S. Complications in blepharoplasty. Clin Plast Surg 1978; 5:139–165.

[3] Freeman MS. Transconjunctival sub-orbicularis oculi fat (SOOF) pad lift blepharoplasty: a new technique for the effacement of nasojugal deformity. Arch Facial Plast Surg 2000; 2:16–21.

[4] Holt JE, Holt GR. Blepharoplasty. Indications and preoperative assessment. Arch Otolaryngol 1985; 111:394–397.

[5] Jelks GW, McCord CD, Jr. Dry eye syndrome and other tear film abnormalities. Clin Plast Surg 1981; 8:803–810.

[6] Jones LT. New concepts of orbital anatomy. In: Tessier P, Callahan A, Mustardé JC, et al. (eds), Symposium on Plastic Surgery in the Orbital Region. St. Louis: CV Mosby, 1976.

[7] Mahe E. Lower lid blepharoplasty – the transconjunctival approach: extended indications. Aesthetic Plast Surg 1998; 22:1–8.

[8] McKinney P, Zukowski ML. The value of tear film breakup and Schirmer's tests in preoperative blepharoplasty evaluation. Plast Reconstr Surg 1989; 84:572–576; discussion 577.

[9] Moser MH, DiPirro E, McCoy FJ. Sudden blindness following blepharoplasty. Report of seven cases. Plast Reconstr Surg 1973; 51:364–370.

[10] Nesi F, Lisman R, Levine M. Smith's Ophthalmic Plastic and Reconstructive Surgery, 2nd edn. St. Louis: CV Mosby, 1998.

[11] Netscher DT, Patrinely JR, Peltier M, et al. Transconjunctival versus transcutaneous lower eyelid blepharoplasty: a prospective study. Plast Reconstr Surg 1995; 96:1053–1060.

[12] Perkins SW, Dyer WK, 2nd, Simo F. Transconjunctival approach to lower eyelid blepharoplasty. Experience, indications, and technique in 300 patients. Arch Otolaryngol Head Neck Surg 1994; 120:172–177.

[13] Rees TD, Jelks GW. Blepharoplasty and the dry eye syndrome: guidelines for surgery? Plast Reconstr Surg 1981; 68:249–252.

[14] Volpe CR, Ramirez OM. The beautiful eye. Facial Plast Surg Clin North Am 2005; 13:493–504.

■ 建议阅读

[1] Baylis HI, Long JA, Groth MJ. Transconjunctival lower eyelid blepharoplasty. Technique and complications. Ophthalmology 1989; 96:1027–1032.

[2] Cook TA, Derebery J, Harrah ER. Reconsideration of fat pad management in lower lid blepharoplasty surgery. Arch Otolaryngol 1984; 110:521–524.

[3] Goldberg RA, Fiaschetti D. Filling the periorbital hollows with hyaluronic acid gel: initial experience with 244 injections. Ophthal Plast Reconstr Surg 2006; 22:335–341; discussion 341–343.

[4] Goldberg RA. Transconjunctival orbital fat repositioning: transposition of orbital fat pedicles into a subperiosteal pocket. Plast Reconstr Surg 2000; 105:743–8; discussion 749–751.

[5] Klatsky SA, Manson PN. Separate skin and muscle flaps in lower-lid blepharoplasty. Plast Reconstr Surg 1981; 67:151–156.

[6] McKinney P, Zukowski ML, Mossie R. The fourth option: a novel approach to lower-lid blepharoplasty. Aesthetic Plast Surg 1991; 15:293–296.

[7] Trepsat F. Periorbital rejuvenation combining fat grafting and blepharoplasties. Aesthetic Plast Surg 2003; 27:243–253.

[8] Wolfey DE. Blepharoplasty: the ophthalmologist's view. Otolaryngol Clin North Am 1980; 13:237.

[9] Zarem HA, Resnick JI. Minimizing deformity in lower blepharoplasty: the transconjunctival approach. Clin Plast Surg. 1993; 20:317–321.

第九章　颞浅筋膜折叠眉尾提升术

Amir M. Karam

■ 适应证 / 患者选择
■ 眉毛衰老

　　在过去的20年里，提眉术出现了许多变化，大部分方法都是提升整个眉毛（内侧、中央和外侧）。眉部提升术主要是眉的冠状位提升。尽管眉部提升术已经开展了几十年，但该手术的创伤性以及与感觉异常、前额长度的变化和瘢痕相关的并发症，导致了内镜下眉部提升术的发展。这种术式因为创伤性较低而很快得到普及，但是在过去的10年里，人们对这种术式的热情一直在降低，主要与提升整个眉毛（内侧和外侧）的价值和实际效果以及效果的持久性相关。此外，在某些病例中，眉毛被提升得过高，而矫正此类畸形是非常困难的。

　　我们认识到在衰老的过程中影响眉毛形态的具体变化是制定恢复计划的第一步。在本章中，主要讨论眉毛的衰老变化和颞浅筋膜折叠眉尾提升术。这是一种新的、相对未充分普及的修复方法，也是笔者的首选技术，因为它解决了随着年龄增长而发生的变化，而不改变个人的容貌和特征（这是患者在考虑修复时主要担忧的问题）。

　　第一步是评估患者年轻时的照片，了解眉毛是如何衰老的。眉毛会随着年龄的增长而下降，但不是整个眉毛都下降。大多数人的眉尾在四五十岁时开始下降，而眉内侧在本质上是保持不变的。认识到这一点有助于指导外科医师将眉毛的位置恢复到原来的位置，避免因眉毛内侧和中央区域的不自然提升而产生"新面貌"或"惊讶面貌"。眉毛是一种皮肤结构。在年轻人中，眉毛的内侧部分位置在眶缘内侧（图9.1），通常低于眉尾。皱眉肌位于眉间水平位置附着于骨面上，浅层附着于

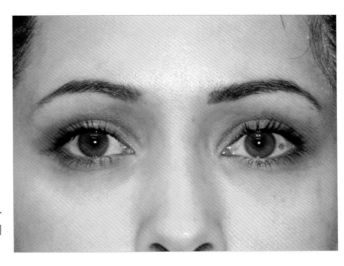

图9.1　年轻人的眼睛和眉毛。注意眉毛的内侧部分位置在眶缘内侧。眉毛的外侧部分位于上眶缘外侧的上方

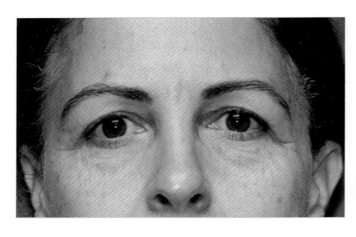

图9.2　老年人的眼睛和眉毛。注意，眉毛内侧部分在眶缘水平依然存在；然而，眉尾低于眶缘，缩短了眉毛和外眦之间的距离

眉间覆盖的皮肤上，可以在皮下移动。这种关系有助于将眉毛内侧固定在一个稳定的位置。这也许可以解释为什么随着年龄的增长，眉毛内侧的位置几乎没有变化。

　　眉尾是不同的。在年轻时，眉尾略高于上眶缘水平。眉尾在矢状位上更水平。眉尾部分没有直接的肌肉附着在骨头上来支撑它的位置。相反，眉尾位于眼轮匝肌外侧和颞浅筋膜上。值得注意的是，颞浅筋膜与下方的浅表肌肉筋膜系统（SMAS）是相连的。随着SMAS向内侧下降，它同时牵拉眉尾下降。此外，眉尾位于颞脂肪垫和眉脂肪垫之上，随着这些结构的萎缩，眉尾就会随着往下移动。综合这些变化（眉尾下降，内侧眉固定），形成C形眉，符合老年人外观。这些变化的最终结果是，眼睑外侧区域的遮挡加重，眉尾和外眦之间的距离缩短（图9.2）。在体格检查过程中，将手指沿着太阳穴向上推来判断皮肤松弛的程度，并在这个水平重现垂直向上和直接向上推的效果。通过这种手法，经常会发现有如此多的松弛和向下移位的组织。松弛和臃肿使眼睛看起来显得疲惫，不那么清新。让患者看着镜子，由检查者上推提升这个区域，就能看到改善后的效果。相反，当上推眉毛内侧时，外观就不好看了。观察20多岁和30多岁女人的脸，可以帮助医师确认哪一部分的眉毛值得提升（低眉是最具吸引力的治疗对象）。一些已发表的以年轻人群为研究对象的研究证实了这一点，并确认最令人愉悦的外观是眉毛内侧较低，而瞳孔中部正上方的眉毛略微提升。Troilius等注意到，外科医师制造了太多不自然的高眉。而且，大多数的提眉术往往会使眉毛的位置比年轻时高很多，这让患者看起来显得更老，而不是显得年轻和有活力。

　　虽然有人介绍过皮下提眉术，但这项技术并没有得到广泛应用。考虑到眉毛皮下结构的特点，很容易得出结论：提升伴有上睑下垂的眉毛的最直接的方法就是皮肤的提升与其下筋膜的固定。从外科角度讲，这和除皱术的原理是一样的。这是笔者提眉术的主要方法，在本章中，我们集中讨论这种方法。

■ 术前注意事项（解剖、病史、禁忌证）
■ 眉尾的解剖学

　　眉尾是一种皮肤结构，延伸到眼眶外侧缘。眉毛下面是一层皮下脂肪。眉尾的肌肉与眼轮匝肌的外侧段及下降段相连。颞浅筋膜包裹肌肉并向外侧延伸，在颞浅筋膜下面是颞深筋膜，这是一个致密固定的纤维层，其下面是随着年龄增长减少容量的颞脂肪垫。眉毛的正下方是Roof脂肪垫，它也会随着年龄的增长而减少体验。

■ 面神经颞支（CNV Ⅱ）

面神经颞支（CNV Ⅱ）离开腮腺后在SMAS下方走行。SMAS与颞浅筋膜相连。在颧骨上向上延伸，在颞部于颞浅筋膜内延伸并支配上面部的肌肉。在眶外侧缘的水平处，神经位于筋膜内，在眶外侧缘上方约2cm处，神经有多个分支向内侧延伸支配眼轮匝肌、额肌和皱眉肌。耳前肌由面神经的颞部支配。

■ 咨询

关于提眉术的讨论可能很敏感，但是比较年轻时的照片和最近的照片可以帮助患者认识到他们想要得到的改变。展示其他案例治疗后的结果也有助于缓解焦虑。提眉术没有改变患者的面部特征或眼睛形态，其改变是微妙的。通常，将建议提眉术作为整体面部年轻化治疗策略的一部分，如同时行拉皮术或眼睑成形术。

接下来是详细地询问病史和重点进行体格检查。与其他皮肤手术一样，要特别注意增加围术期并发症发生风险的医学和社会问题。高血压史和吸烟史可能是术前需要阐明的两个重要的问题。其他可能影响切口愈合的因素，如并发糖尿病、使用皮质类固醇或免疫抑制剂等都应进行评估。不加控制的高血压可导致术后血肿和术中出血的风险增加，以及延长水肿和瘀斑恢复期。

其他重要因素与使用影响凝血途径和增加出血风险的中草药有关。应该给患者一份可能干扰凝血的药物和中草药保健品的清单。患者应该在术前7~10天或2周内停止服用所有已知会增加出血风险的中草药保健品和药物。

■ 手术技术

■ 标记

用外科标记笔标记切口线（图9.3）。患者取坐位，仔细评估眉尾提升的幅度。通常，切口从太阳穴的发际线开始向下延伸至耳上方。一般情况下，切口的长度取决于皮肤的松弛程度。手术切口长4~6cm，松弛度越大，切口越长。这条线位于颞部发际线后3mm处，以便切口线处有足够的毛囊，术后毛发生长可进一步掩盖瘢痕。3~4个月后，毛发开始生长。

■ 手术技术

此手术采用口服或静脉镇静药物辅助下的局部浸润麻醉，患者均能很好地耐受。患者进入手术室后，用聚乙烯吡咯酮碘溶液或其他手术前准备的溶液对面部进行消毒处理，用25G脊髓针将0.25%盐酸利多卡因和1∶400 000肾上腺素混合液浸润手术区域，小心谨慎地将麻醉液注射到皮下。

留有足够的时间让血管收缩。患者取仰卧位，切口从颞部发际线处开始，用15号Bard-Parker刀

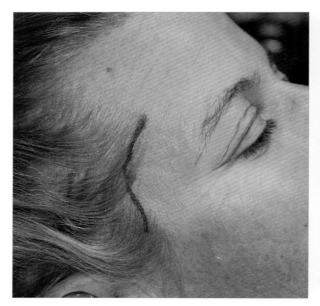

图9.3　切口设计

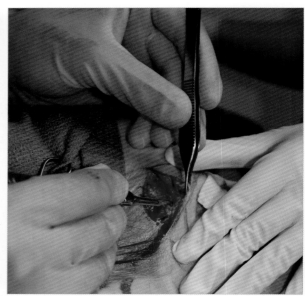

图9.4　在颞浅筋膜上分离皮瓣

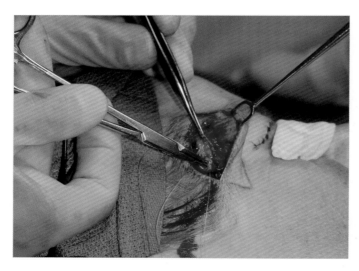

图9.5　将松弛的颞浅筋膜折叠，使用4-0 PDS缝线采用水平褥式缝合方法将其固定于切口线水平下的颞深筋膜层上

片，保持反向斜45°角切开皮肤，以保护切口处的毛囊，用镊子捏住切开的皮瓣，将其从颞额区向外科医师的方向牵拉（图9.4）。助手用手指绷紧患者眼眶外侧缘的皮肤，用拇指将眉向下牵拉。在这种皮肤张力下可顺利进行精确的操作。当这个矢向张力产生后，即可在颞浅筋膜上用整形剪刀进行操作。这时要非常小心，因为面神经在其下方。分离皮瓣至眶缘上方约1cm处，注意保持在眼轮匝肌表面操作，在完成所有操作时，要彻底止血。

　　然后，用棕色的Adson钳钳夹松弛的颞浅筋膜，向切口线方向牵拉。用4-0 PDS缝线（Ethicon，USA）将可移动的颞浅筋膜水平褥式缝合固定于切口线水平下的颞深筋膜层上（图9.5）。这是面神经最容易发生损伤的部位。熟悉面神经解剖和走行是减少面神经损伤的必要条件。从切口的下侧面开始，向内侧折叠缝合2~3针。这将使皮瓣上移，导致切口线上的皮肤重叠1~1.5cm（图9.6）。

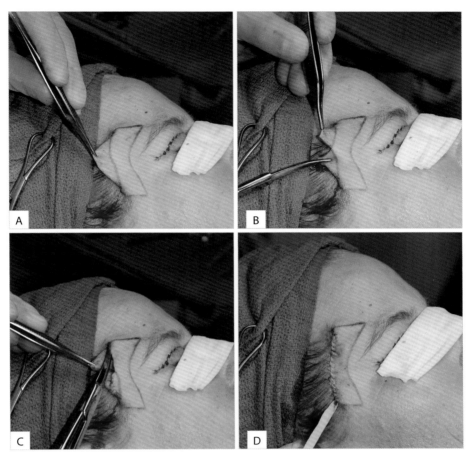

图9.6 此案例图片说明了颞浅筋膜推进后皮肤重叠的程度。注意切口外有1~1.5cm的皮肤重叠

　　彻底止血，切除多余的皮肤。在切除的过程中做一个向内倾斜的切口。然后，皮肤深层用4-0 PDS缝线和5-0 PDS缝线分层连续缝合。深层缝合好后，皮肤用6-0的普理灵线连续缝合。术后放置一个烟卷式引流条。

■ 术后注意事项

■ 术后护理

　　切口外敷抗生素软膏，再用敷料稍微加压包扎，在术后2天观察患者。术后第1天拆掉医用敷料，检查皮瓣是否缺血和是否存在血肿。之后，除了涂抹药膏外，就不需要再包扎了。术后第2天患者就可以洗澡。

　　切口上涂抹抗生素软膏或凡士林4~5天。遵医嘱服用抗生素。前2~3天冷敷。1周后，患者可以在切口部位使用化妆品。患者在术后第6天或第7天拆线。复诊时间分别为术后1个月、3个月、6个月和12个月。复诊对于随访治疗和提供任何需要的帮助都很重要。

■ 并发症

血肿

　　最常见的并发症是血肿。发生率为1%~2%。大多数血肿（95%）是自限性的，如果没有形成血凝块，可以在术后第1天进行针刺引流。如果已经形成血凝块，而且血肿很小，可以在术后第7天血凝块液化后将其排出体外。由于损伤相对较小，需要完全打开切口的情况并不常见。然而，最重要的考虑因素是血肿是否对覆盖的皮肤造成压力和导致局部缺血。如果是这样，必须立即进行切开引流。处理血肿的关键是充分引流，以避免愈合时间延长和血凝块纤维化后引起潜在的轮廓不规则等并发症。只要处理得当，这些并发症就不容易产生长期后果。

皮瓣坏死

由于皮瓣长度较短，不容易发生皮肤坏死。然而，薄皮瓣的分离危及真皮下血管网，缝合时皮肤张力过大，以及未诊断的血肿都是增加皮瓣局部缺血的潜在因素。吸烟和未控制的糖尿病是血管功能不全的其他重要因素，需要在术前进行干预治疗。在大多数情况下，保守的切口护理和一定的恢复时间是必需的，因为大多数皮瓣坏死是浅表的，而不是皮肤全层均坏死。在全层的情况下，二期愈合后的瘢痕可能需要进行进一步瘢痕修复。

皮肤的麻醉

在皮瓣分离过程中切断皮肤的感觉神经会导致支配区域暂时麻木。大约3个月的时间就会恢复正常。由于缺乏感觉反射，鼓励男性使用电动剃须刀以避免割伤自己的皮肤。

面神经损伤

面神经颞支损伤是颞浅筋膜折叠眉尾提升术最严重的并发症，会出现眉毛的异常活动和前额纹理的丧失。最常见的导致神经损伤的操作是在神经走行上的电灼伤，无意中在颞浅筋膜内分离，以及在筋膜折叠线上缝合神经。如果发生神经横断或缝合线卡压神经，可能会导致永久性损伤。在未发生神经横断损伤的情况下，大多数病例可在3周至3个月恢复。

到目前为止，在笔者的实践中，术后结果是非常好的，患者的满意度非常高。这种手术可以单独进行，也可以与其他面部年轻化手术联合进行（见第十四章）。根据笔者的经验，结果是自然的、精细的、可靠的。

■ 典型病例
■ 病例 1

眉尾下垂的女性，导致眉—眦距离缩短，并使外侧眶区臃肿。图9.7A为患者颞浅筋膜折叠眉尾提升术术前照片，图9.7B为患者治疗后照片。注意眉毛的整体形状和矢状位的改善。

■ 病例 2

眉尾下垂的女性。图9.8A为患者颞浅筋膜折叠眉尾提升术术前照片，图9.8B为患者治疗后照片。注意眉尾的自然形态。

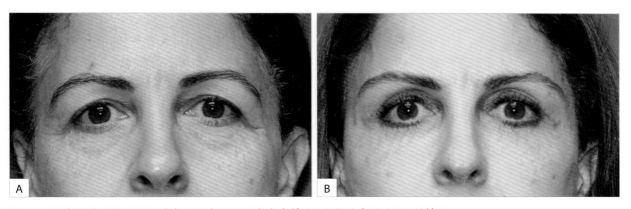

图9.7　颞浅筋膜折叠眉尾提升术。图中显示了患者术前（A）和治疗后（B）的情况

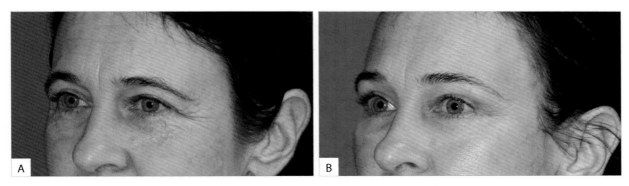

图9.8　颞浅筋膜折叠眉尾提升术。图中显示了患者术前（A）和治疗后（B）的情况

■ 参考文献

[1]　Guyuron B. Endoscope forehead rejuvenation: limitations, flaws, and rewards. Plast Reconstr Surg 2006; 117:1121–1131.

[2]　Ridgeway JM, Larabee WF. Anatomy for blepharoplasty and brow-lift. Facial Plast Surg 2010; 26:177–185.

[3]　Troilius C. Subperiosteal browlifts without fixation. Plast Reconstr Surg 2004; 114:1595–1603.

[4]　Yaremchuk MJ, O'sullivan N, Benslimane F. Reversing brow lifts. Aesthet Surg J 2007; 27:367–375.

第十章　垂直小切口面颈部提升术

Amir M. Karam

■ 适应证 / 患者选择

由于双下颌、颈部松弛、颈阔肌韧带松弛和颈部脂肪的增加，造成原来光滑而结实的下颌外形消失，许多患者会寻求美容外科医师帮助，使其恢复颈部的年轻化外观（图10.1）。

尽管先进的无创面部修复治疗的可用性有所提高，但下面部和颈部手术仍然是最受欢迎的治疗选择。矫正衰老的下颌和颈部的"金标准"程序是除皱（面部提升）和颈部提升。

对于许多患者来说，"面部提升"这个词让人联想到拉扯和"鱼嘴"样的脸，有人担心术后恢复期较长。近年来，临床不断开展的面部整形技术已经改变了消费者的观点，患者对风险更低的微创手术和恢复期短的方法越来越感兴趣。

此外，患者要求在局部麻醉下进行手术，尽可能降低全身麻醉相关的潜在风险。患者期望在行除皱术后，下颌和颈部都有明显的改善，外科医师在每个患者手术前必须告知其除皱术的局限性。任何面部提升术的目标都应该是将下面部和颈部的软组织恢复到年轻的形态。

■ 面部提升术的历史

仅仅进行面部皮肤提升

第一个矫正双下颌的手术是短切口（SI）皮肤除皱术。这个手术游离出一个短的皮瓣，没有进行皮下筋膜或颈阔肌的手术。这项技术于20世纪初发表于美国和欧洲的期刊中。手术操作简单，风

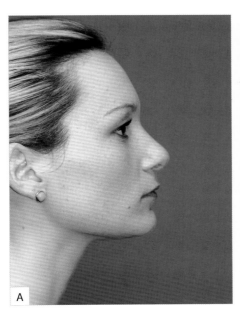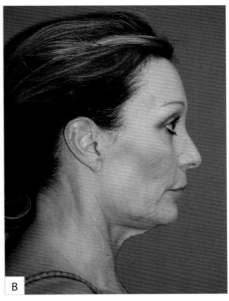

图10.1 面颈部老化的影响。两张照片分别为女儿和母亲。（A）20多岁的女儿；（B）50多岁的母亲。注意她们下颌和颈部的下垂组织

险低；但是，它的效果也相对较小且维持时间短。

浅表肌肉筋膜系统（SMAS）面部提升术

随着技术的发展，切口的操作平面和皮肤的破坏程度增加，但是，基本操作没有改变，直到1976年，Mitz和Peyronie发表了他们对浅表肌肉筋膜系统的描述。这是面部提升术技术转变的开始。一旦确定这一重要的解剖层，就可以在此平面进行手术。外科医师开始通过SMAS平面的操作来改变下面部和颈部的轮廓。早期SMAS除皱术涉及SMAS的切口、分离和重新定位组织（覆瓦状），或将SMAS折叠并缝合固定。切口位于颞部、耳前、耳后，然后进入发际线区域（图10.2），这些切口被称为"全长面部提升切口"。在上述操作中，SMAS的扩展方向大部分是水平的，但是水平向量没有有效地定位颈部组织。因此，可联合进行中线颈阔肌成形术来改善颏颈角。尽管SMAS治疗的维持时间越长，美学效果越好，但是面神经损伤、组织坏死、血肿和术后并发症的发生率也有所增加。

深层面提升

到20世纪90年代中期，外科医师们正在寻找一种手术方法——不仅能够提升下面部和颈部，还能提升中面部的面部年轻化方法。深层面提升是医师们最早尝试的并能达到上述效果的技术，而且这是一个更先进的技术。深层面技术是先切开一个完整的皮肤切口，然后游离出一个短的皮瓣，之后进行SMAS平面的游离，游离下面部和上颊部的咬肌筋膜以及颧大肌、颧小肌。其优点是有一个强壮的复合皮瓣，可减少皮瓣缺血和坏死。面部矢量提升是超横向侧的，对软组织的重新定位更加有利。培训和积累经验对于有效执行该操作至关重要，因为面部神经损伤的风险很高，特别是在口腔区域。尽管大多数神经损伤都是暂时性的，但并发症可能持续数月，这对患者和外科医师来说都是困扰。此外，深层面的游离可导致术后肿胀相对明显。需要较长的恢复期。然而，对于经验丰富的外科医师来说，这个手术有很好的美容效果。

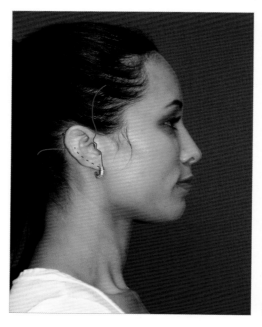

图10.2　传统全长面部提升切口

复合面部提升

Hamra介绍了另一种先进技术——复合除皱术。复合除皱术可能是迄今为止最复杂的面部提升术。此除皱术的目的是提供一个全面部的年轻化效果，包括下面部、中面部、前额和下眼睑区域（通过重新定位脂肪垫和眼轮匝肌来实现）。在很多方面，伴随着人们对完美面部提升术的持续追求，此手术方式创新和复杂性达到顶峰。与任何复杂的手术相同，该手术方式的学习曲线陡峭，并发症的发生率高。这个技术遵循学习的规律，加上相对较高的并发症发病率，意味着很少有外科医师有足够的信心采用这些技术。

线折叠术

Zia Saylan于1999年发表了他的研究报告。这个S-Lift SMAS折叠技术是一种微创面部提升术，是此类手术中第一个用于临床的技术。此操作可在局部麻醉下进行，所以它吸引了许多患者。尽管这项技术比以前的手术技术相对保守，但对40~60岁的人都产生了有效的效果。这项手术最大的缺点是不能显著改善颏颈角和整体颈部松弛情况。

短瘢痕侧向 SMAS 除皱术

到20世纪90年代中后期，许多人质疑更复杂、更具侵入性的面部年轻化方法的有效性。1997年，Daniel Baker介绍了侧向SMAS除皱术，后来演变为短瘢痕侧向SMAS除皱术。Baker的短瘢痕侧向SMAS除皱术与颈阔肌切除术都采用耳垂基底前切口，并沿着颞部发际线延伸，在某些情况下直接进入颞部发际线。通过该切口，从颧骨区域沿着下颌角的弧度切除宽度可变的SMAS（1~3cm），不需要进行深层游离（sub-SMAS）。将SMAS的切缘缝合在一起，从而产生提升力。垂直向的提升主要是超外侧的。这种垂直向的矢量可使下颌线、颈部和颧骨区域恢复年轻时的自然轮廓。Baker侧向SMAS除皱术的结果是可靠而有效的，能够恢复自然的年轻外观。通过SMAS上层面的提升，这个操作也被证明面神经损伤的风险小，患者需要更少的停工时间来恢复。该手术在功效和风险率之间取得了平衡，并且适用于所有年龄和颈部类型的患者。这项技术的优势在于相对简单、安全、可重复性高和恢复快。这项技术挑战了传统的观点和方法，许多外科医师质疑在没有SMAS破坏的情况下是否有可能取得令人满意和持久的结果。在本章中，我们将重点介绍我们的首选方法，即SI垂直面部提升术和颈部提升术。

短切口垂直向面颈部提升术

该手术与短瘢痕侧向SMAS除皱术相似，它进行了一些修改，但主要原理是相同的。通过移除颏下脂肪垫，然后垂直向重新固定颈阔肌与SMAS，使下颌线和颈部恢复年轻化外观。与其他超SMAS面部提升术非常相似，这种方法的优点是安全性高、手术操作方便、可保持软组织容积和持久的效果。

由于没有破坏SMAS层，横断面神经的可能性显著降低。使用折叠技术，仍然有可能无意中夹到面神经。然而，这些损伤通常是暂时性的，并且涉及范围很可能很小。此外，重要血管结构仍保留在SMAS下方，因此术后血肿的形成风险较小。

　　无须提升SMAS瓣，所需的手术时间远远少于传统的叠加技术。手术时间的缩短意味着这些手术可以在局部麻醉下进行。在衰老的面部进行年轻化治疗时，垂直方向重新固定SMAS，在重要的区域（例如，侧面颊区和外侧颧骨区域）增大并恢复软组织容量。随着软组织向上中部和上部提升，年轻（心形）的面部外观就得以恢复。

　　最后，SMAS层折叠后（收紧SMAS），在折叠的嵴间形成纤维化，有助于维持长期的矫正效果。最后，垂直方向的皮肤切除进一步增加了对深层组织重新定位的支持。SI垂直面部提升术和颈部提升术可在1~2h进行，可进行局部麻醉，同时在颈部、下颌、中面部和眶周区域产生显著的长期改善效果，并且并发症的发生率最小。至今，在笔者的实践中，过去8年的手术案例（每年约200例行面部提升术的患者）都取得了极大的成功。

　　SI垂直面部提升术与颈部提升术的优点如下：

- 恢复自然的外观。
- 一致性和可靠性。
- 并发症的发生率低。
- 可进行垂直方向的提升。
- 能够解决中面部和颧脂肪垫下垂问题。
- 切口长度最小（相对于"全长面部提升切口"）。
- 没有进行SMAS下分离。
- Supra-SMAS治疗支持面颈部浅表肌肉筋膜系统。
- 可去除颏下脂肪垫。
- 降低并发症的发病率和减少停工时间。
- 手术操作便利。
- 能够使用局部麻醉。
- 停工时间约2周。
- 效果维持时间长（5~10年）。

　　虽然可以通过其他方法取得优异效果，但是SI垂直面部提升术和颈部提升术的卓越效果在并发症的低风险和较少的恢复时间之间达到了平衡。

■ 术前管理合作
■ 咨询

　　和其他整形手术一样，术前咨询的第一步是建立良好的理解患者的期望。患者寻求面部年轻化治疗的最常见原因是他们想要比他们看起来更年轻。他们期待有好的结果，但他们担心手术会导致面部有"拉扯或过于紧张感"。他们强调不希望看起来和术前有什么不同但却能神清气爽。

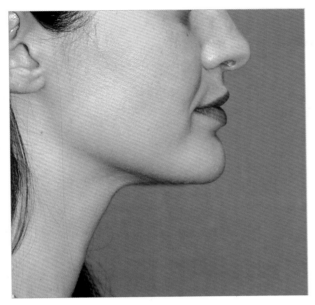 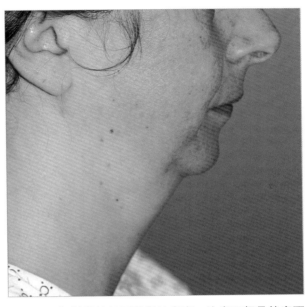

图10.3　有理想面颈部特征的患者。注意有强壮、鲜明的下颌骨，下颌位置良好，舌骨位置高和颈面组织较薄

图10.4　解剖学特征不理想的患者。注意下颌骨轮廓不清晰，舌骨位置低，颏小和重型颈部组织臃肿

在初步咨询后，医师将进行全面的病史咨询和体格检查，并特别关注可能增加围手术期和术后风险的任何医学和社会问题。具体而言，过度紧张和吸烟史是手术前要阐明的两个最重要的问题。不受控制的高血压可导致术后血肿和术中出血的风险增加，以及水肿和瘀斑长期存在。吸烟会对皮肤的血液循环产生负面影响，并可能导致部分皮瓣坏死。可能影响切口愈合的其他因素包括患有糖尿病、慢性皮质类固醇或免疫抑制剂。需要考虑的其他问题与使用中草药可能会影响凝血途径和增加出血风险有关。应向患者提供可能干扰凝血的药物和中草药保健品清单。应该要求患者停用所有已知的中草药保健品和药物，这些药物在手术前7~10天之间以及之后的2周内会增加出血风险。如果能够在局部麻醉下进行手术，许多不能进行全身麻醉的患者就可以安全地进行治疗了。

■ 从患者解剖学角度考虑

从患者解剖学角度考虑，SI垂直面部提升术与颈部提升术是多功能的，可以纠正下面部和颈部的所有与年龄相关的变化。虽然这种方法可以提供给任何年龄或颈部类型的患者，但是某些解剖学特征被认为更适合进行面颈部提升术。理想的面颈部特征是（图10.3）：有强壮、鲜明的下颌骨，下颌位置良好，舌骨位置较高，颈面组织较薄。以下特征被认为是不太理想的（图10.4）：不太明显的下颌结构，舌骨位置低，颈部组织臃肿。尽管具有这些特征的患者通常无法获得面颈部提升的完整美学效果，但与术前状态相比，可获得显著的改善效果。

■ 患者评估

患者是否应单独进行面部提升术或面颈部组合提升取决于颏下组织松弛度和肥胖的程度。在一些存在轻微的颏颈部年龄变化的病例中，可以施行没有颈部提升术的SI垂直面部提升术。SI垂直面部提升术的理想适应证如下：

- 轻度面颊部松弛。
- 轻度颈部松弛。
- 轻微的颈部皮肤过剩。
- 伴有轻度颏下脂肪。
- 皮肤弹性良好。

能够从SI垂直面部提升术和面颈部提升术中获益的患者包括：

- 中度到重度的下颌组织臃肿。
- 中度到重度的皮肤松弛。
- 存在中度至重度颏下脂肪。

虽然侧面眉毛提升将在第十五章中进行详细讨论，并且它与整体面部年轻化结合的手术在第九章中也讨论过，但重要的是，在垂直显著提升后，侧眉的提升将变得尤为重要，可确保上颧部的平滑塑形和矫正浅筋膜的松弛，这通常伴随下内侧SMAS和颈阔肌移位。如果不进行眉毛提升，会导致眼角位置有条索感。

■ 解剖学特征

面神经的走行以及SMAS和颈阔肌的关系是关键的解剖学特征。面神经的主要分支离开乳突骨1~1.5cm走行在耳屏深面。走行在腮腺筋膜内，在离开颈颅孔后，它分为5个主要分支并穿过腮腺筋膜向浅面上行（图10.5）。当它穿出腮腺后，在进入目标肌肉前走行在SMAS和颈阔肌深面，一旦它穿出腮腺筋膜，神经是浅表的，非常接近SMAS的后方。在SMAS手术操作期间，需要特别小心以避免对面神经分支造成损伤。即使在SMAS没有被损伤的情况下，面神经也可能会因为折叠缝线而被包裹在其中。面神经颊支易在上内侧部分SMAS除皱术时受损。

SMAS／颈阔肌

下面部松弛的主要解剖结构是SMAS的垂直向伸长和冗余。SMAS是包裹颈部——面部肌肉组织的筋膜层，位于皮下脂肪组织的下方。同样重要的是，要注意颈阔肌与SMAS在下颌骨水平之上相互交叉，再向上，颞浅筋膜与SMAS是连续的。SMAS可分为固定部分和移动部分（图10.6），固定部分覆盖在腮腺上，该部分移动性很小。SMAS位于腮腺边缘的内侧部分，不再牢固地附着在任何固定的软组织结构上，因此可以移动以便将软组织提升并恢复到其年轻时的位置。移动SMAS层是非常有意义的，并且该部分的操纵对于面部整形是必不可少的。

■ 术前方案

所有患者手术前进行全血细胞计数［凝血酶原时间/部分凝血激活时间（PT／PTT）］检查。手术前1天开始口服蒙大拿山金车，并在术后继续口服1周。笔者建议在手术前2周和手术后2周服用维生素和氨基酸的复合物，以帮助切口愈合。要求患者停止服用任何增加出血风险的药物。手术前1周

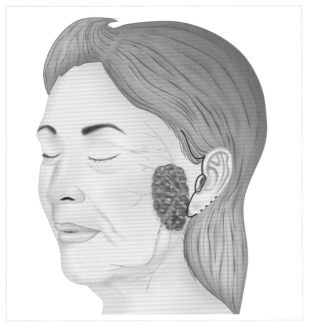

图10.5　面神经的走行。在离开乳突骨时，神经分为几个分支由面神经分支支配面部肌肉组织

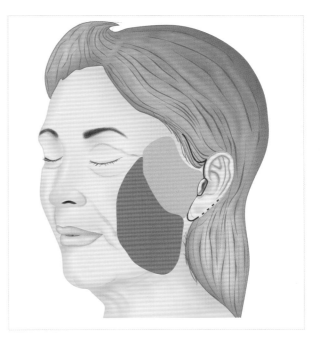

图10.6　面部SMAS的固定部分（较浅的阴影）和移动部分（较暗的阴影）。SMAS的固定部分直接覆盖并黏附于腮腺上

鼓励患者吃富含维生素K的食物以促进血液凝固，并开具口服抗生素药物。在手术前一晚，患者应该用抗菌溶液（例如聚维酮碘）洗脸和清洁头皮。早上，进入手术室前患者再次用抗菌溶液清洗头皮和面部。（图10.8）。

■ 操作技术

■ 手术标记

术前用记号笔画出切口线（图10.7）。切口线从颞部发际线的顶部开始向下延伸到耳前区域（耳朵的上部附着处）。该线设计在颞部发际前缘后3mm处，这是因为这个区域通常会有足够的毛囊，45°斜切口可有效地掩盖手术瘢痕，缝合后切口边缘的毛发将在术后3个月开始再生。

接下来，沿着耳前区域切开皮肤。沿着耳朵的解剖结构切开，这样使耳前区域的切口不是直线，确保了术后瘢痕的可见度很低。这条切口线位于耳屏前或后取决于耳屏的解剖特点和外科医师的偏好。在耳后区域，标记在耳垂折痕后2mm处，耳后长度为2~4cm。

剥离范围为眉毛下1cm处的毛迹线缘处，耳屏前6cm处，下颌角耳垂前6cm处，耳垂下方6cm。然后将耳垂下方6cm处的点连接到耳后区域的末端（图10.8）。

■ 麻醉

麻醉的选择取决于外科医师和患者的选择。由于担心全身麻醉并发症和术后恢复，许多患者喜欢采用局部麻醉、口服或静脉镇静。如果选择局部麻醉，外科医师必须感到舒适，他们的技术足

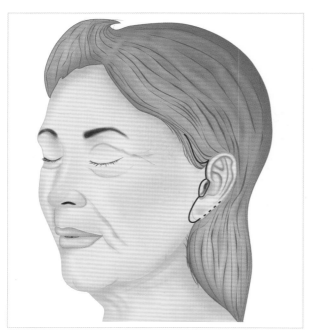

图10.7 标记从耳屏开始，沿耳朵前方延伸，在颞部发际线后3mm处。注意线条沿着耳朵的解剖结构蜿蜒。这可使可视瘢痕更少。该线在耳垂折痕后2mm，长度为4cm

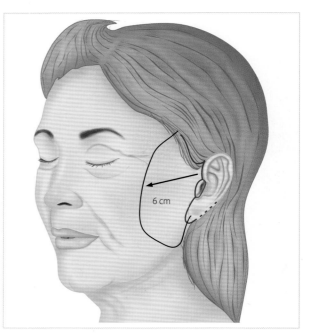

图10.8 剥离范围应在眉毛下1cm处的发际线缘，耳屏前6cm处，下颌角耳垂前6cm处，以及耳垂下方6cm处

够熟练，以使有意识的患者获得良好的手术体验。这样其他面部和颈部提升术均可在局部麻醉下进行。在笔者的实践中，所有手术都是使用局部麻醉，口服或静脉镇静进行的。

　　在将患者带入手术室后，用聚维酮碘溶液或其他手术制备溶液进行面部消毒。使用21号针头注射含1：200 000肾上腺素的0.2%利多卡因进行局部麻醉，将麻醉液注射在皮下层。

■ 颏下颈部提升

　　在颏下需要修饰的患者中，除了进行面部提升术之外还需进行颈部提升术。手术的目的是矫正颈阔肌下脂肪垫、颈部皮下肥厚和颈阔肌松弛。首先，使用3mm吸脂针进行颏下抽脂，吸脂术是从双侧和颏下区域进行的。然后在颏下褶皱处做4~5cm的切口，并且在舌骨水平的正下方进行皮下分离。接下来处理颈阔肌下脂肪，将其向前复位或用面部提升剪刀精准切除颈阔肌下脂肪垫（图10.9）。注意不要过度切除这个脂肪垫，这会导致颏下轮廓不规则。在颈阔肌的脱垂＞2cm病例中，使用4-0 PDS缝线将颈阔肌内侧折叠缝合至颏颈角。手术要彻底止血。对垂直向皮肤过多的患者，缝合切口前在前—后方向上切除宽0.5~1.0cm的椭圆形皮肤。现有患者中85%~90%需进行颏下修饰，以改善颏下区域的轮廓和颏颈角度。

■ SI 垂直面部提升

　　切口在颞部发际线处开始，手术刀向面颊的下方45° 角倾斜，从而保留切口前方的毛囊。继续切到耳郭附着处上方。然后，其余部分切口方向相反，以在闭合时产生最大外翻。使用Bard-Parker

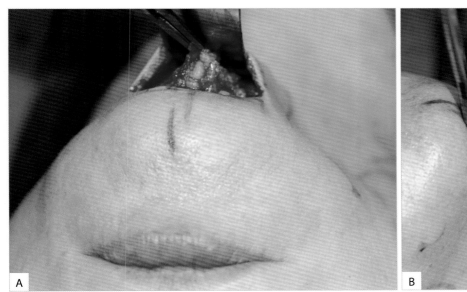
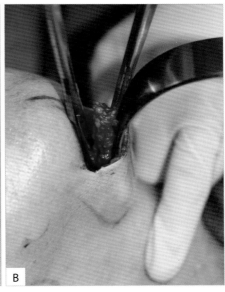

图10.9 颏下颈部提升术。（A）在颏下褶皱处做4~5cm的切口，然后剥离至颏颈角处。此时可见动脉间和脂肪间的脂肪垫。（B）切除脂肪垫

15号刀片将皮肤分离2~3cm。然后用Alics钳夹住皮瓣，助手牵拉住皮瓣，与术者产生对抗张力，然后用面部提升剪刀进行分离。助手用手均匀舒展牵拉住皮肤，将下部皮肤拉离术者。这有助于保持皮肤的张力，从而可以对SMAS平面浅层进行精确的分离。在耳前部分和太阳穴顶部的皮瓣要有一定的厚度，各隧道相距1cm，然后将1cm的间隔用组织剪剪断。该区域最容易坏死，应尽可能厚。在完成所有分离之后，彻底止血。

手术过程中，在颧骨与下颌角下方作连接线。根据SMAS的松弛程度和厚度，沿着该线切除1~3cm的SMAS（图10.10）。切除基本在线的内侧进行，以确保切除SMAS的移动部分。必须注意不要切得太深，因为这会侵犯腮腺筋膜并暴露腮腺的上叶。SMAS切除术是在腮腺的内侧操作，面神经穿出腮腺后支配面部肌肉。这是面神经最容易发生损伤的地方。熟悉面神经的解剖和走行对于减少面神经损伤至关重要。

接下来，使用2-0 Mersilene缝线动态地调动颈阔肌的外侧上方并将其缝合到耳前SMAS上。接下来，使用2-0 Mersilene 缝线，在垂直方向深度间断缝合2~3针将SMAS固定在上方。这使得SMAS /颈阔肌重新塑形并提升到更年轻时的位置（图10.11）。在大多数情况下，3-0 平滑PDS缝线用于折叠SMAS边缘使其保持水平。完成SMAS / 颈阔肌提升和固定后，彻底止血并切除多余的皮肤（图10.12）。去除皮肤的步骤是用Adson镊子插入耳朵切口，抓住部分皮肤，将其轻轻地向上拉。将皮瓣在耳轮上方剪开并使用3-0 PDS缝线缝合并固定。接下来，提升皮瓣并标记皮肤以显示切除线。用向内倾斜的切口切除多余皮肤，并且用4-0 PDS缝线依次缝合颞部皮肤边缘，耳前切口用5-0 Monocryl缝线依次缝合。

其余的皮瓣插入是通过在皮瓣下面切除多余皮肤来完成的。在耳垂后面的区域，保守地切除

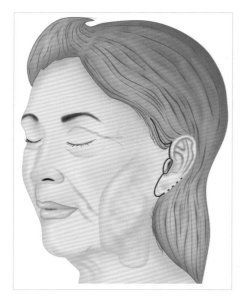

图10.10　皮瓣分离

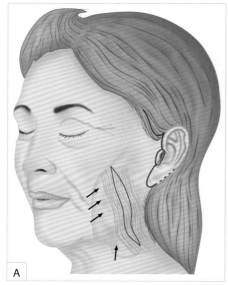

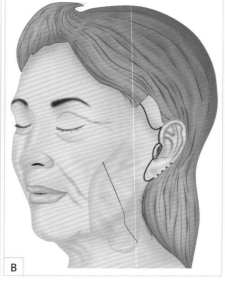

图10.11　SMAS切除术和缝线固定。（A）横向SMAS切除的角度。（B）将SMAS／颈阔肌缝合固定在耳前筋膜上

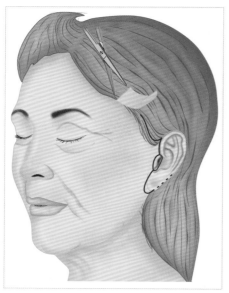

图10.12　SMAS／颈阔肌提升并固定后切除皮肤

皮肤以避免术后内侧 / 下位移和形成"猫耳"。将4-0 PDS缝线置于耳后切口中以在愈合期间支撑耳垂。

　　根据需要去除皮肤，可以改变耳后切口的长度，有时与枕骨发际线切口相连。这通常是不需要的，因为在给定垂直矢量提升力的情况下，大部分颈部—面部过多的皮肤都是沿着颞部和耳前区域切除的。在将所有区域缝合到适当位置后，从颞部发际线到耳前区深面用5-0 Monocryl缝线缝合。当所有区域深层缝合完毕后，耳前和颞部切口皮肤用6-0 Prolene缝线缝合，耳后区域用5-0快速吸收线缝合皮肤。放置引流管以利于术后引流渗出液。通常将引流管置于切口的上方。

■ 术后

■ 注意事项

　　抗生素软膏适用于所有切口。患者出院时头部包裹压力敷料。在术后第1天，观察患者并打开敷料检查皮瓣是否缺血和是否存在血肿，并换上带有颏部强力绷带的轻质敷料。术后第2天允许患者洗澡。所有切口应用抗生素软膏4~5天。按照指示服用抗生素。在术后2~3天，将冷敷冰袋置于下颏下方。术后第6天或7天复诊，拆除缝线。在1周时，患者可以化妆。对于大多数患者，2周时可康复并开始工作或恢复社交生活。愈合持续3~4个月。到目前为止，大多数治疗相关问题已经解决。为帮助患者尽快度过恢复期，在术后随访期间，持续关心是需要的。复诊时间为术后1周、1个月、3个月、6个月和12个月。

■ 并发症

血肿

　　与所有面部提升术一样，最常见的并发症是血肿。发生率为1%~2%。这些并发症中大多数（95%）是自限性的，并且如果没有形成血凝块，可以在术后第1天用针头刺破引流。如果形成了血凝块并且血肿很小，那么当血凝块已经液化时，它可以在第7天后排出。必须要考虑血肿是否会对覆盖的皮肤造成压力和缺血。如果是这样，需要立即拆开缝线进行引流。在非常罕见的情况下，特别是在高血压控制不良的情况下，可能发生大量血肿，需要立即进行探查和止血。在上述任一情况中，要排除出血的可能以避免并发症的发生，延长愈合期，血凝块纤维化后会出现潜在的轮廓不规则。只要管理得当，不会引起长期后果。

皮瓣坏死

　　可能发生耳轮上方皮瓣坏死。皮瓣薄弱、皮下血管丛受损、缝合时皮肤张力过大、未确诊的血肿，以及广泛的颈部分离都是增加皮瓣缺血风险的潜在因素。吸烟和未控制的糖尿病是血管功能不良的其他重要因素，高血压、高血糖均需在术前解决。对于大多数病例，严格的切口护理和护理足够的时间是必需的，因为大多数病例只是表皮层坏死而不是全层坏死。血肿的清除和切口减张是必要的措施，可以提高解决问题的可能性。在全层损伤的病例中，二次闭合后的肥厚性瘢痕可能需要进行二次修复。

肥厚性瘢痕

肥厚性瘢痕最有可能发生在耳后区域。在大多数情况下，可以通过注射类固醇和观察来控制，没有并发症且也不需要进行瘢痕修复。

皮肤麻醉

牵拉皮瓣后皮肤感觉神经的横断导致患者在受破坏区域产生临时麻醉效果。这将在大约3个月内得到解决。鼓励男性患者使用电动剃须刀，以避免因感觉神经受损而割伤皮肤。

面神经损伤

面神经损伤是除皱术后最严重的并发症。如果神经横断，可能导致永久性损伤。因此，了解解剖至关重要。然而，即使在SMAS折叠的情况下，如果神经被缝合线包裹，也可能发生损伤。在没有神经横断的情况下发生损伤的短暂肌力减弱可在3周至3个月内消退。

迄今为止，所有手术结果都是积极的，患者满意度非常高。手术效果维持得也非常好。一些研究者在对比研究中评估了手术效果的持久性。Aston及其同事对有限切口和有限解剖技术（侧向SMAS切除术和标准SMAS）进行了前瞻性比较，他们的结论并没有证明这些技术之间的结果存在统计学差异。并得出：在行面部提升术的患者中，并发症的发病率、手术风险和恢复期的差异与手术方法不存在相关性。Prado等发表了一项分割面研究，比较了侧向SMAS切除与MACS提升（荷包弦面提升），结果显示，随访2年，SMAS切除术与荷包弦面提升侧的结果持久性没有统计学差异。

■ 典型案例

■ 案例 1

一名49岁的女性，下颌线和颈部组织进行性松弛。图10.13A~C为患者在没有行颈部提升的SI垂直面部提升术之前的照片，图10.13D~F为患者手术后2年的照片。注意面部和颈部的稳定性和年轻化外观，而且没有明显的切口瘢痕。

■ ■案例 2

（患者1）存在下颌线和颈部松弛且存在大量颏下脂肪的患者实例。图10.14A~C为患者在同时行带颈部提升术的SI垂直面部提升术之前的照片。图10.14D~F为患者手术后1年的照片。注意下颌线轮廓和颏下角的改善。

■ ■案例 3

（患者2）图10.15A为患者在SI垂直面部提升术并颈部提升术前的照片。切除颏下脂肪并进行颈阔肌成形，并对颈阔肌的垂直向进行重新切除。图10.15B为患者手术后1年的照片。

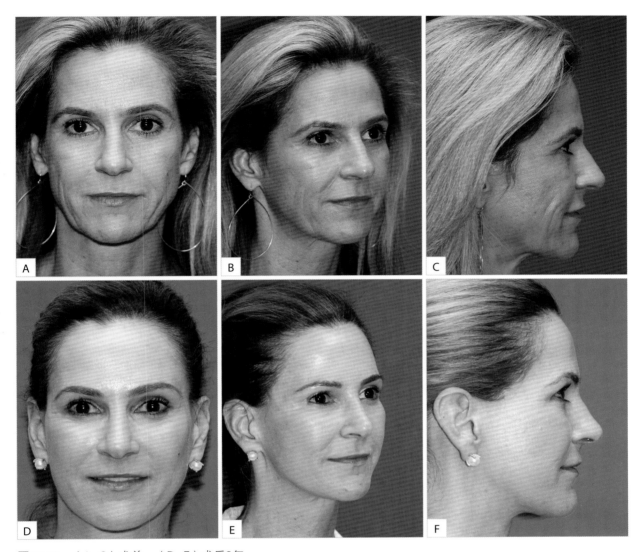

图10.13　（A~C）术前；（D~F）术后2年

■ 参考文献

[1] Baker DC. Lateral SMASectomy. Plast Reconstr Surg 1997; 100:509–513.
[2] Hamra ST. Composite rhytidectomy. Plast Reconstr Surg 1992; 90:1–13.
[3] Ivy EJ, Lorenc ZP, Aston SJ. Is there a difference? A prospective study comparing lateral and standard SMAS face lifts with extended SMAS and composite rhytidectomies. Plast Reconstr Surg 1996; 98:1135–1143.
[4] Joseph J. Plastic operation on the protruding cheek. Dtch Med Wochenschr 1921; 47:287.
[5] Lexer E. Zur Gesichtplastik. Arch Klin Chir 1910; 92:749.
[6] Mitz V, Peyronie M. The superficial musculo-aponeurotic system (SMAS) in the parotid and cheek area. Plast Reconstr Surg 1976; 58:80–88.
[7] Prado A, Andrades P, Danilla S, et al. A clinical retrospective study comparing two short-scar face lifts: minimal access cranial suspension versus lateral SMASectomy. Plast Reconstr Surg 2006; 117:1413–1425; discussion 1417–1426.
[8] Saylan Z. The S-lift for facial rejuvenation. Int J Cosm Surg 1999; 7:18–23.

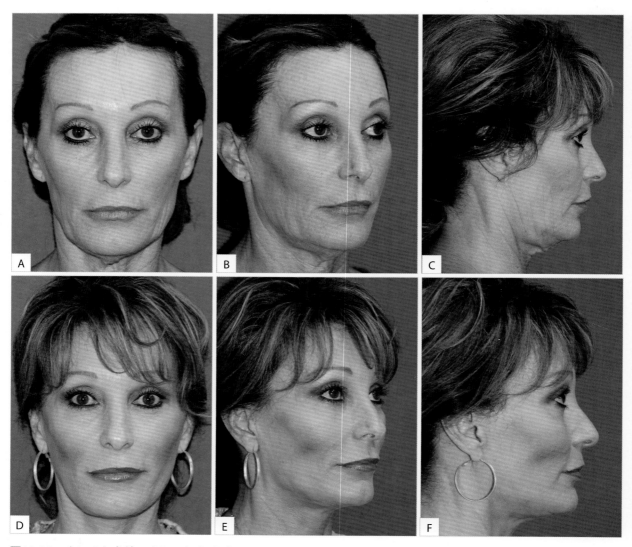

图10.14 （A~C）术前；（D~F）术后1年

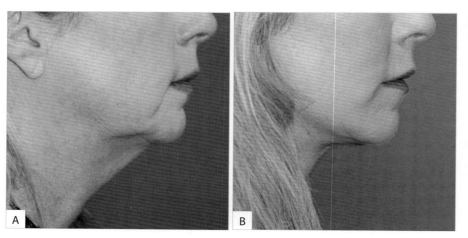

图10.15 （A）术前；（B）术后1年

第十一章 肉毒毒素（神经调节剂）

Derek H. Jones

■ 肉毒毒素的鉴别及作用机制

肉毒毒素在1985年被首次命名。最早用于眼部痉挛性疾病（斜视、眼睑痉挛）的临床研究。Carruthers夫妇在1992年首次报道了关于肉毒毒素在眉间纹治疗中的美容应用。Onabotulinum toxin、Abobotulinum toxin及Incobotulinum toxin分别于2002年、2009年及2011年被FDA正式批准用于眉间纹的治疗。2013年，保妥适又被FDA批准用于鱼尾纹的治疗。

厌氧型革兰阴性梭状芽孢杆菌可产生强效的神经调节作用，梭状芽孢杆菌肉毒毒素包括7种血清型（A~G），每种血清型在分子水平上的作用略有不同。它们均能阻止乙酰胆碱从突触前末梢的释放，从而造成特定肌肉纤维的局部和阵发性麻痹。这7种梭状芽孢杆菌的血清型均为双链结构（一条重链及一条轻链），但是它们的抗原性、结合位点、酶促反应及药理作用略有不同。

Onabotulinum toxin及Abobotulinum toxin均含有神经毒素络合蛋白，包裹着150kDa重链和轻链核心。Incobotulinum toxin没有辅助蛋白，仅由重链和轻链组成。用生理盐水稀释粉状或干燥肉毒毒素后，神经毒素络合蛋白则与瓶中150kDa重链和轻链分离。解离具有pH及时间依赖性，多数可在1min内完成。与游离状态相比，络合蛋白似乎对神经毒素的溶解没有影响，也对在复溶和注射后神经毒素的稳定性没有影响。络合蛋白可能对神经毒素的稳定提供进化优势，并在同时摄入腐烂的食物时保护其免受胃酸的侵害。然而，当注射粉剂用生理盐水复溶后，由于150kDa核心分子与络合蛋白分离，络合蛋白似乎对神经毒素的稳定性没有影响。含络合蛋白的注射用神经毒素（Onabotulinum toxin、Abobotulinum toxin）在复溶后须冷冻保存。尽管药品说明书建议产品应在复溶后数小时内注射完，但研究表明，在适当储存和处理的情况下，其效力可维持数天至数周。

FDA批准的不同神经毒素间的单位效价不等，也不可互换。各单位效价是由各制药公司经过特殊的专项检验测定的。FDA批准Onabotulinum toxin、Abobotulinum toxin及Incobotulinum toxin分别以20U、20U、50U治疗眉间纹。尽管各肉毒毒素间缺乏头对头试验、对照试验、盲法试验，但大量临床数据表明，1U Onabotulinum toxin大致相当于1U Abobotulinum toxin及3U Incobotulinum toxin。有人认为，在这种剂量换算下，Abobotulinum toxin产生的效能更强，而Incobotulinum toxin作用时效较短且柔和。然而，在治疗学和美容适应证中进行的大量的头对头试验对此存在争议。

3种肉毒毒素的起效时间平均是3天，最长7天。作用维续时间平均是3~4个月，并呈剂量依赖性，剂量越大，肌肉松弛的时间越长和程度越强，效果越广。

■ 美容适应证及患者选择

FDA批准以上3种肉毒毒素（Onabotulinum toxin、Abobotulinum toxin 及 Incobotulinum toxin）均用于治疗动态性皱纹及皱眉肌、降眉间肌收缩引起的眉间纹。Onabotulinum toxin 近年还被批准用于眼轮匝肌收缩引起的鱼尾纹。其他超适应证应用还包括额纹、鼻纹（Bunny纹）、唇纹、露龈笑、砾石样下颌、咬肌肥大、木偶纹及颈阔肌带的治疗。下颌缘提升（拉皮术）及眼裂开大同样属于超适应证应用。下文将对各适应证进行详细阐述。

■ 治疗前评估因素——解剖学、既往史及禁忌证

3种肉毒毒素均可用于表情纹及静态纹的治疗。禁忌证包括神经肌肉接头病，如肌无力综合征、重症肌无力以及肌萎缩侧索硬化症。对于表情肌强壮的男性患者，较大剂量的治疗效果更佳。为了防止出现瘀青，治疗前7~10天患者需避免使用抗凝药如非甾体抗炎药及鱼油。

全面掌握面部表情肌的解剖结构是进行注射治疗的先决条件。每项适应证都需要精确定位面部表情的靶肌肉（图11.1）。

■ 注射技术
■ 眉间纹（皱眉纹）

上述3种肉毒毒素，保妥适（Botox）、希尔敏（Xeomin）及丽舒妥（Dysport）均被批准用于眉间纹及眉间沟的治疗，治疗剂量分别是20U、20U及50U。经典注射点位见图11.2。笔者常规配比方法为100U保妥适、希尔敏或300U丽舒妥以2.5mL含防腐剂生理盐水稀释。用含防腐剂的稀释液虽然不符合药理规定，但却被证实可以减轻注射后疼痛。笔者推荐使用31号针头进行注射，可以减少药液在针头接口处的残留。

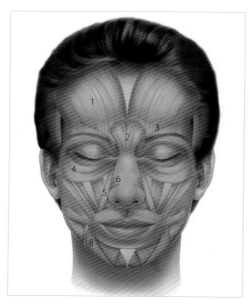

图11.1　面部肌肉解剖。1.额肌（上提眉毛）；2.降眉间肌（降低眉毛）；3.皱眉肌（使眉毛聚拢）；4.眼轮匝肌（收缩眼周皮肤形成鱼尾纹）；5.提上唇鼻翼肌（提升上唇——露龈笑）；6.鼻肌（上提鼻侧壁——Bunny纹）；7.口轮匝肌（噘嘴）；8.降口角肌（降低口角）

图**11.2**　眉间纹的治疗。（A）眉间纹经典5点法注射；（B）治疗前用力皱眉；（C）用20U A型肉毒毒素治疗眉间纹2周后用力皱眉

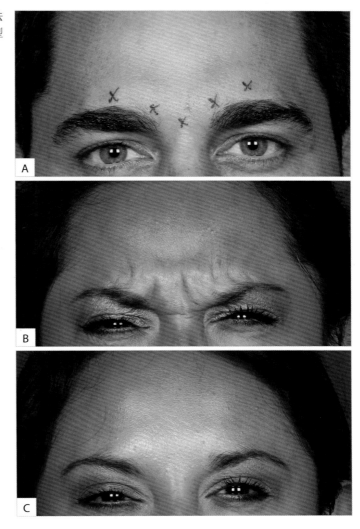

用异丙醇消毒注射部位皮肤，以拇指及食指夹捏判定皱眉肌的范围及收缩强度。图11.2A中5个注射点每点注射4U。中间点选取皱眉肌肌腹隆起最高点，注射层次要深。侧面的横向皱眉肌走行于真皮下，所以侧方注射点要浅表，进针至皮下即可。

> 对于额部皮肤松弛的患者（尤其是年长者），横向皱眉肌的注射剂量要低于4U。肉毒毒素注射要尽量控制在瞳孔中线内侧，以避免药液向额肌扩散而引起内侧眉下垂或眼睑下垂（较少见）。

1周后，理想的注射效果即患者的皱眉肌活动受限（图11.2）。但针对眉间肌群的治疗也会对静态时眉毛高度产生暂时性影响。

■ 额纹

额肌是提升眉毛的唯一一块肌肉，额肌的收缩形成额纹。我们可以将额肌和降眉肌群的关系想象为"拔河"运动，这些降眉肌群包括皱眉肌、降眉间肌及眉尾下方的外侧眼轮匝肌。

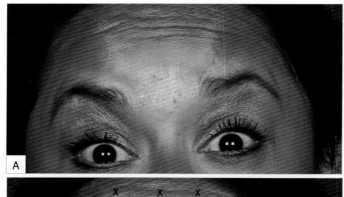

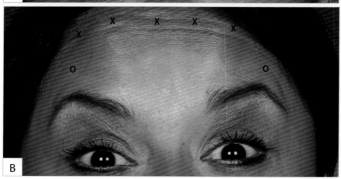

图11.3　额纹的治疗。（A）眉间肌群治疗前额肌用力收缩；（B）应用20U保妥适治疗眉间沟2周后额肌用力收缩。注意保妥适在眉间纹治疗中对额肌中部的影响。联合额肌最上部小剂量注射肉毒毒素可以达到满意效果

　　对于皮肤松弛的年长患者，如果忽视降眉肌群单独对额肌进行治疗，就有可能造成眉毛下垂。这是由肉毒毒素扩散至上睑提肌引起提上睑肌肌肉力量减弱所致，不同于真性眼睑下垂。额肌有上提眉毛及眼睑的作用，所以眉毛下垂是肉毒毒素治疗额纹的常见并发症，有时还会间接引起伪性眼睑下垂。联合降眉肌群的治疗可以避免此并发症的发生（如"眉间纹"章节所述）。眉间纹的治疗引发的连锁反应可减轻额部中间及内侧肌肉的力量（图11.3）。图11.3A展示了眉间肌群治疗前额肌最大收缩状态，图11.3B展示眉间沟注射20U保妥适2周后额肌收缩状态。综上可以看出，保妥适对眉间纹的治疗将会扩散到额中部。因此联合额肌最上部注射肉毒毒素可以达到满意效果，注射点位于发际线下1~2cm额肌隆起最明显处，图11.3B所示"×"点，每点注射1U。此外，一些患者出现的外侧眉（Spock眉）抬高现象可通过在"○"点注射1U保妥适来改善（图11.3B）。笔者推荐应用5mL生理盐水而非2.5mL稀释100U保妥适、希尔敏或300U丽舒妥（加倍稀释），可使治疗效果更加柔和。治疗剂量通常为保妥适5~10U。

　　额肌的过度治疗会使患者的满意度及舒适感下降。最佳的治疗原则是在眉间肌群注射肉毒毒素1~2周后进行评估，并定制额纹的治疗方案。

■ 鱼尾纹

　　2013年，FDA正式批准将鱼尾纹的治疗纳入肉毒毒素的美容适应证。注射剂量为每侧保妥适12U，直接注入有外侧眼轮匝肌分布的皮下层，每侧标记3个点，每点注射4U（图11.4）。眼周皮肤血运丰富且肌肉走行浅表，故进针要浅，尽量位于皮内以避免出血及瘀青（图11.5）。

与额纹相同，对皮肤松弛的年长者进行治疗要谨慎。当注射肉毒毒素减轻了外侧眼轮匝肌收缩引起的鱼尾纹时，下睑内侧眼轮匝肌可能出现代偿性收缩，而出现下睑皱纹。对于这些案例，笔者建议减少外眦角上部肉毒毒素的进一步注射，并将保妥适的注射剂量减少至3~6U。

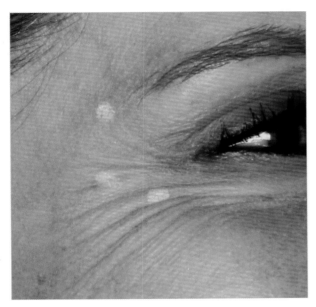 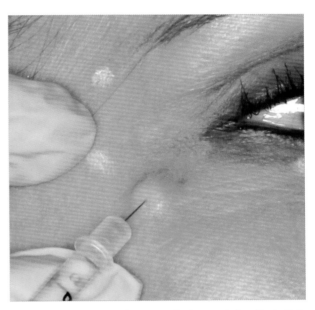

图11.4　鱼尾纹的治疗。经典的3点注射法，每点4U

图11.5　鱼尾纹的治疗。眼周皮肤血运丰富且肌肉分布浅表，这一区域注射层次选择较为浅表的皮内注射

■ 下睑皱纹

A型肉毒毒素注射下睑眼轮匝肌可起到开大眼睑及减轻下睑皱纹的效果。尤其适用于双眼大小不对称的患者。注射点位于下睑缘下方2~3mm，保妥适剂量2~3U（图11.6）。剂量超过3U可能引起干眼症或眼睑外翻。注射前还要对下睑皮肤实施弹回试验以评估其回弹力。如皮肤弹回试验延迟，则出现眼睑外翻的风险较大，不宜接受肉毒毒素治疗。同鱼尾纹治疗一样，注射层次为皮内注射。进针方向要远离眼球以避免造成不必要的损伤。

■ Bunny 纹

Bunny纹位于上鼻侧壁，由鼻肌及提上唇鼻翼肌上部收缩引起。就诊患者以女性居多，眉间纹的肉毒毒素治疗后表现更明显。在鼻侧壁皮纹处以保妥适4U皮下注射即可改善（图11.7）。如鼻侧壁注射位点太低则可累及提上唇鼻翼肌，从而引起唇下垂。对于肌肉强壮的患者剂量可加大至每侧6~8U。

■ 露龈笑（"Gummy"笑）

露龈笑可在鼻唇沟顶部，鼻翼旁2mm处注射保妥适2U以抑制提上唇鼻翼肌的运动。1~2周后再次评估注射效果，如需要每侧可追加保妥适1U。一些患者可选择对鼻小柱下方提上唇肌进行替代性注射，保妥适剂量2~3U。或者采用标准唇纹治疗（如下所述）。

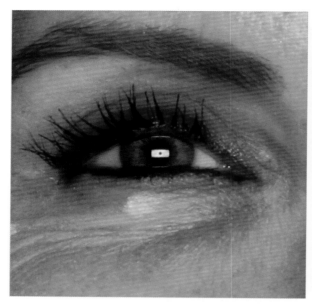

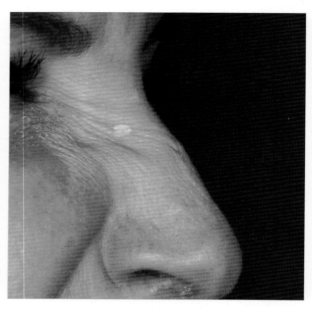

图11.6　下睑的皱纹。于下睑缘下方2~3cm给予保妥适
2~3U可以使眼裂增大，下睑皱纹减轻

图11.7　Bunny纹。鼻纹/鼻肌的治疗位点

■ 唇纹

　　唇纹由口轮匝肌收缩所致。由于男性胡须的毛干对真皮的支撑作用，唇纹更常见于女性。唇纹的治疗通常采用保妥适4U，每个注射点注射1U（图11.8）。同额纹的治疗一样，笔者推荐以5mL生理盐水稀释100U 保妥适、希尔敏或300U 丽舒妥（加倍稀释）。

　　A型肉毒毒素与透明质酸填充剂联合使用治疗唇纹效果更佳。透明质酸填充剂可注射至红唇或直接注入唇纹。

　　应告知患者在治疗后1周唇部力量暂时减弱，噘嘴、用吸管饮水或使用汤匙较困难，偶尔也可能出现"b"或"p"发音不清。这些症状通常在2~4周后消失。

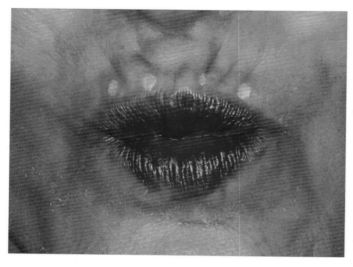

图11.8　唇纹。唇纹的治疗位点

■ 颏部凹陷

如图11.9，颏肌纤维在皮肤浅层的止点相互交错，其收缩可造成下颌凹陷，又称为砾石样、高尔夫球样、苹果布丁，或橘皮样改变。对于多数患者，笔者推荐采用2点注射，每点保妥适2~3U（图11.9）。

> 同鱼尾纹的治疗一样，颏肌的注射也应浅表。深层注射可能无意中抑制降下唇肌的运动，这在注射降口角肌时也需要避免。

■ 口角下垂

降口角肌的功能是降低口角。将肉毒毒素注射至降口角肌可帮助提升口角，减轻木偶纹，联合注射填充剂治疗效果更佳。降口角肌起自咬肌前缘的下颌骨体，在此附着点注射3~5U的保妥适或希尔敏。若注射点过高且偏内侧，则可能抑制降下唇肌收缩，从而在数周内出现极不对称的笑容。

> 嘱咐患者咬紧牙关，在下颌骨触诊咬肌前缘以确定降口角肌的注射位点。嘱咐患者用力咬合可触及降口角肌在下颌骨处的附着。在此处，笔者通常将针头深刺至骨膜，回抽1mm后注射保妥适3U。

■ 颈阔肌带

沿颈阔肌带每隔2cm标记一个注射点，每点注射2~3U肉毒毒素即可抑制颈阔肌收缩（图11.10）。肉毒毒素注射液需要直接注射至颈阔肌带真皮下层。嘱患者用力咬合可加强颈阔肌收缩使颈阔肌带更为明显。大量、深层注射常导致吞咽困难、发音或呼吸困难。笔者建议注射剂量应小于50U且避开颈部中线。超量注射可能导致患者仰卧位时抬头无力。

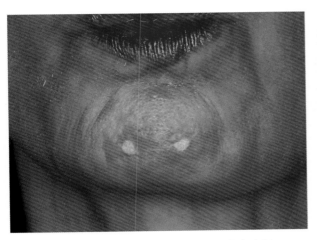

图11.9 颏部凹陷。颏部注射点位，采用皮内注射

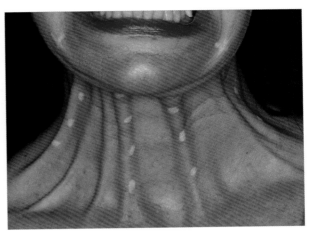

图11.10 降口角肌及颈阔肌带。下颌骨"X"点为降口角肌注射点。颈部的白点为颈阔肌带注射点

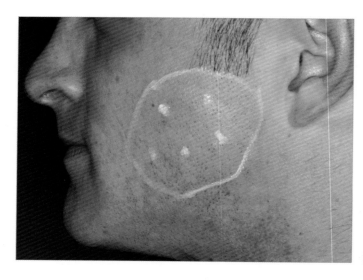

图11.11 咬肌注射点位

■ 咬肌肥大

咬肌肥大可引起下颌角外翻，形成方脸。许多亚洲女性经过肉毒毒素治疗后，咬肌逐渐萎缩，自耳垂至颏部的下面部容量变窄，从而恢复年轻时倒三角形的脸型。嘱咐患者用力咬合，触诊咬肌以评估肌肉的厚度及范围。笔者建议每侧选取4~5个注射点（每点注射0.1mL），总计16~20U 保妥适（图11.11），注射层次要深至肌腹。避免注射位置过高或居中，以防药液扩散至颧大肌而影响正常笑容。

■ 参考文献

[1] Ascher B, Rzany B, Grover R. Efficacy and safety of botulinum toxin type A in the treatment of lateral crow's feet: double-blind, placebo-controlled, dose-ranging study. Dermatol Surg 2009; 35:1478–1486.

[2] Baumann L, Brandt FS, Kane MA, et al. An analysis of efficacy data from four phase III studies of botulinum neurotoxin type A-ABO for the treatment of glabellar lines. Aesthet Surg J 2009;29:S57-S65.

[3] Benecke R, Jost WH, Kanovsky P, et al. A new botulinum toxin type A free of complexing proteins for treatment of cervical dystonia. Neurology 2005;64:1949–1951.

[4] Brandt F, Swanson N, Baumann L, et al. Randomized, placebo controlled study of a new botulinum toxin type a for treatment of glabellar lines: efficacy and safety. Dermatol Surg 2009;35:1893–1901.

[5] Brown M, Nicholson G, Ardila MC, et al. Comparative evaluation of the potency and antigenicity of two distinct BoNT/A-derived formulations. J Neural Transm 2013;120:291–298.

[6] Carruthers A, Carruthers J. Treatment of glabellar frown lines with C. botulinum – a exotoxin. J Dermatol Surg Oncol 1992; 18: 17–21.

[7] Carruthers J, Carruthers A. Aesthetic botulinum A toxin in the mid and lower face and neck. Dermatol Surg 2003; 29: 468–476.

[8] Carruthers A, Carruthers J, Coleman W P, et al. Multicenter, randomized, phase III study of a single dose of incobotulinumtoxinA, free from complexing proteins, in the treatment of glabellar frown lines. Dermatol Surg 2013; 39:551–558.

[9] Carruthers A, Carruthers J, Lowe NJ, et al. One-year, randomised, multicenter, two-period study of the safety and efficacy of repeated treatments with botulinum toxin type A in patients with glabellar lines. J Clin Res 2004;7:1–20.

[10] Carruthers JA, Lowe NJ, Menter MA, et al. A multicenter, double blind, randomized, placebo-controlled study of the efficacy and safety of botulinum toxin type A in the treatment of glabellar lines. J Am Acad Dermatol 2002; 46:840–849.

[11] Cohen J L, Dayan S H, Cox S E, Yalamanchili R, Tardie G. OnabotulinumtoxinA dose-ranging study for hyperdynamic perioral lines. Dermatologic Surgery, 2012; 38:1497–505. doi: 10.1111/j.15244725.2012.02456.x

[12] Dressler D. Comparing Botox and Xeomin for axillary hyperhidrosis. J Neural Transm. 2010; 117:317–319.

[13] Dressler D. Routine use of Xeomin in patients previously treated with Botox: long term results. Eur J Neurol 2009; 16:2–5.

[14] Eisele KH, Fink K, Vey M, et al. Studies on the dissociation of botulinum neurotoxin type A complexes. Toxicon 2011; 57:555–565.

[15] Flynn T C, Carruthers J A, Carruthers J A, Clark R E. Botulinum A toxin (BOTOX) in the lower eyelid: dose-finding study. Dermatol Surg 2003; 29:943–951.

[16] Jost WH, Kohl A, Brinkmann S, Comes G. Efficacy and tolerability of a botulinum toxin type A free of complexing proteins (NT 201) compared with commercially available botulinum toxin type A (BOrOX) in healthy volunteers. J Neural Transm 2005; 112:905–913.

[17] Kane MA, Brandt F, Rohrich RJ, et al. Evaluation of variable-dose treatment with a new U.S. Botulinum Toxin Type A (Dysport) for correction of moderate to severe glabellar lines: results from a phase III, randomized, double-blind, placebo-controlled study. Plast Reconstr Surg 2009; 124:1619–1629.

[18] Kane M, Donofrio L, Ascher B, et al. Expanding the use of neurotoxins in facial aesthetics: a consensus panel's assessment and recommendations. J Drugs Dermatol 2010; 9:S7–S25.

[19] Kerscher M, Maack M, Reuther T, et al. Diffusion characteristics of two different neurotoxins in patients with symmetric forehead lines. P2911. J Am Acad Dermatol 2007; 56:AB199. 2010; 36:2155–2160.

[20] Kerscher M, Roll S, Becker A, et al. Comparison of the spread of three botulinum toxin type A preparations. Arch Dermatol Res 2012; 304:155–161.

[21] Moers-Carpi M, Dirschka T, Feller-Heppt G, et al. A randomised, double-blind comparison of 20 units of onabotulinumtoxinA with 30 units of incobotulinumtoxin A for glabellar lines. J Cosmet Laser Ther 2012; 14:296–303.

[22] May R, Maas C, Monheit G, et al. Long-term safety and efficacy of a new botulinum toxin type A in treating glabellar lines. Arch Facial Plast Surg. 2009;11:77–83.

[23] Odergren T, Hjaltason H, Kaakkola S, et al. A double blind, randomised, parallel group study to investigate the dose equivalence of Dysport and Botox in the treatment of cervical dystonia. J Neurol Neurosurg Psych. 1998; 64:6–12.

[24] Park M Y, Ahn K Y, Jung D S Botulinum toxin type A treatment for contouring of the lower face. Dermatol Surg 2003; 29: 477–483.

[25] Prager W, Huber-vorlander J, Taufig AZ, et al. Botulinum toxin type A treatment to the upper face: retrospective analysis of daily practice. Clin Cosmet Invest Dermatol 2012;5:53–58.

[26] Prager W, Rappl T. Phase IV study comparing incobotulinumtoxinA and onabotulinumtoxinA using a 1:1.5 dose-conversion ratio for the treatment of glabellar frown lines. J Cosmet Dermatol 2012; 11:267–271.

[27] Prager W, Wissmüller E, Kollhorst B, Williams S, Zschocke I. Comparison of two botulinum toxin type A preparations for treating crow's feet: a split-face, double-blind, proof-of-concept study. Dermatol Surg 2010; 36(Suppl 4): 2155–2160.

[28] Roggenkamper P, Jost WH, Bihari K, et al. Efficacy and safety of a new botulinum toxin type A free of complexing proteins in the treatment of blepharospasm. J Neural Transm 2006; 113:303–312.

[29] Rubin MG, Dover J, Glogau RG, et al. The efficacy and safety of a new US Botulinum toxin type A in the retreatment of glabellar lines following open-label treatment. J Drugs Dermatol 2009; 8:439–444.

[30] Rubin M, Dover J, Maas C, et al. An analysis of safety data from five phase III clinical trials on the use of botulinum neurotoxin type A ABO for the treatment of glabellar lines. Aesthet Surg J 2009; 29:550–556.

[31] Rzany B, Flynn TC, Schlöbe A, et al. Long-term results for incobotulinumtoxinA in the treatment of glabellar frown lines. Dermatol Surg 2013; 39:95–103.

[32] Sattler G, Callander MJ, Grablowitz D, et al. Noninferiority of incobotulinumtoxinA, free from complexing proteins, compared with another botulinum toxin type A in the treatment of glabellar frown lines. Dermatol Surg 2010; 36:2146–2154.

[33] Tamura B M, Odo M Y, Chang B, Carlos Cucé L, Corcoran Flynn T. Treatment of nasal wrinkles with botulinum toxin. Dermatol Surg 2005; 31: 271–275.

[34] Trindade de Almeida A R, Secco L C, Carruthers A. Handling Botulinum toxins: an updated literature review. Dermatol Surg 2011; 37:1553–1565.

[35] Wabbels B, Reichel G, Fulford-Smith A, et al. Double-blind, randomised, parallel group pilot study comparing two botulinum toxin type A products for the treatment of blepharospasm. J Neural Transm 2011; 118:233–239.

[36] Wohlfarth K, MOiler C, Sassin I, et al. Neurophysiological double blind trial of a botulinum neurotoxin type a free of complexing proteins. Clin Neuropharmacol 2007; 30:86–94.

第十二章 化学剥脱术在面部年轻化中的应用

Peter Paul Rullan, Amir M. Karam

■ 成分、作用机制和配方

　　本章主要讨论面部所有皮肤类型的化学剥脱术（表12.1），包括非洲裔美国人、亚洲人、中东人、拉丁美洲人中颜色较浅的 Ⅲ 型和 Ⅳ 型皮肤，以及白色人种中肤色较深的Ⅳ型皮肤。我们讨论了新型复合化学换肤术（包括改良的苯酚换肤术）。当为一个患者评估其剥脱治疗时，国籍和种族不应等同于肤色类型。

　　化学剥脱术的多功能性，使其适用于面部老化的各个方面，这主要是基于其成分及其浓度的广泛性、多样性。像激光一样，化学剥脱术可以用来治疗痤疮和痤疮瘢痕、浅至深的皱纹、黄褐斑或雀斑、膨胀纹、色素沉着或色素脱失，并能改善肤色或者带来持续时间较长的皮肤紧致效果。学习化学剥脱术的艺术性和技术性需要专业的指导，但是一直以来缺乏对住院医师进行化学剥脱要点的培训。本章向美容外科医师介绍了剥脱术，希望能够使剥脱术在面部老化修复中具有"金标准"的地位。

■ 化学剥脱术的类型和配方

　　化学剥脱术中使用的药液化学成分（表12.2）和其他变量，如pH、浓度、用量、伴随物的使用及其持续时间的不同，都会显著改变其对皮肤造成损伤的能力。一般来说，它们是根据损伤程度来分类的（非常轻微、轻度、中度、深度）（表12.3），也可根据作用机制来分类（腐蚀性、代谢性和毒性）（表12.4）。

表12.1 Fitzpatrick皮肤分类法

类型	颜色
I	非常白或有雀斑
II	白色
III	白色至橄榄色
IV	褐色
V	深褐色
VI	黑色

Fitzpatrick（1998）.

表 12.2　商用性和联合性剥脱术的药液化学成分

剥脱术	成分											
	三氯乙酸	水杨酸	苯酚	巴豆油	视黄醇	视黄酸（维甲酸）	间苯二酚	乳酸	壬二酸	扁桃酸	曲酸	其他
杰斯纳剥脱术		14%					14%	14%				
VI 剥脱术	<12%	<12%	<12%			<0.1%						维生素 C 4%
VI 精度剥脱术	<12%	<12%	<30%									
VI 精度 Plus 剥脱术	<12%	<12%	<30%			<0.1%						对苯二酚 4% 维生素 C
Z.O. 三步刺激剥脱术	17%	10%			6% 乳膏×2			5%				
Vitalize-Allergan/Skin Medica		10%			有		10%	10%				
Rejuvinize		15%			有		15%	15%				
Illuminize		有					有			有		植酸、苹果酸
PCA 增强版杰斯纳剥脱术		14%					14%（可变化）	14%			有	柠檬酸、异丙醇
PCA Ultra 剥脱术 I	10%							20%	有		有	
PCA Ultra 剥脱术 Forte（MD's）	20%							10%	有		有	
渐进剥脱术（vivant）	7.5%	2%			10%							
杰斯纳剥脱术为第 1 步	15%	4%			10%							
Pro 剥脱术 Extra Strength（vivant）	20%	8%	2%		10%							
Apeele 轻度剥脱术（3 步法）	10%	20%	3.5%		3%	0.5%		15%		10%		对苯二酚 8%
Apeele 中等深度剥脱术	15%	20%	5%		3%	0.5%		15%		10%		对苯二酚 8%
Apeele 深度剥脱术	20%	20%	7.5%		3%	0.5%		15%		10%		对苯二酚 8%, 降压剂
Replenix MD Perfect 10 剥脱术		有			有（第 4 步）		有	有		有		乙醇酸、丙酮酸
Replenix MD Perfect 10 剥脱术		有			有		有	有		有		乙醇酸、丙酮酸
Melanage HP Masque（Young）						1%			10%			熊果苷 20%，对苯二酚来自前体 14%
Melanage Gloss 剥脱术	17%	17%			2				17%			
通用剥脱术		有	30%			0.05%		10%			有	植酸
铬 / 有色剥脱术		8%					10%	有				
辐射剥脱术	>5%	>5%	>5%	0.1%*	1%，每天 2 次，第 2~4 天			26%				
Hetter Very Light VL			30%	0.1%								
Stone 100（Grade II）			60%	0.2%								橄榄油
Exoderm			64% *	0.7% *								12 种成分
Baker-Gordon's			50%	2.1%								蒸馏水

其他的组合剥脱术包括来自 Sesderma, SkinCeuticals, and Perfect Peel 的产品
* 估算的

表12.3　基于损伤程度分类的剥脱术

损伤程度	剥脱术
非常轻微	杰斯纳剥脱术 30% 水杨酸 缓冲的乙醇酸 （30%~70%）
轻度	杰斯纳剥脱术 未缓冲的乙醇酸 （35%~70%） 10% 三氯乙酸 （TCA） Z.O. 三步刺激剥脱术 VI 剥脱术 Melanage 剥脱术
中度	杰斯纳 – 三氯乙酸 （20%~35%） 蓝色剥脱术 混合 0.1% 巴豆油的轻度苯酚剥脱术 Hetter VL VI 精度剥脱术 辐射剥脱术 通用剥脱术连续做 2 天
中深度	蓝色剥脱术 Monheit 剥脱术
深度	连续使用 2 天的改良的混合 0.2% 巴豆油的苯酚剥脱术 60% 苯酚（Stone/Grade 2）剥脱术 外胚层提升的剥脱术 Baker-Gordon 苯酚剥脱术 通用剥脱术连续做 3 天

表12.4　基于作用机制分类的剥脱术

作用机制	剥脱术
腐蚀性	三氯乙酸 巴豆油
新陈代谢性	熊果苷 维生素 C （L- 抗坏血酸） 壬二酸 柠檬酸 谷胱甘肽 乙醇酸 曲酸 乳酸 扁桃酸 植酸 丙酮酸 视黄醇 （维生素 A）
毒性	对苯二酚 苯酚 间苯二酚 水杨酸

基于损伤程度分类的剥脱术

　　非常轻微的剥脱术穿透至角质层和表皮层，30%的水杨酸或缓冲的乙醇酸（30%~70%）可以作为非常轻微的剥脱剂来使用，只损伤杰斯纳剥离术中的单层细胞。轻度剥脱术穿透至表皮层，包括杰斯纳剥离术中的多层细胞，包括未缓冲的乙醇酸（35%~70%）、10%的三氯乙酸（TCA）、Z.O.三步刺激剥脱术、VI剥脱术和Melanage剥脱术。中等深度的剥脱术，能够穿透至表皮层和真皮乳头层，包括杰斯纳-三氯乙酸（20%~35%）、蓝色剥脱术、混合0.1%巴豆油的轻度苯酚剥脱术、30%

苯酚（Hetter VL）、VI精度剥脱术（30%的苯酚，7%三氯乙酸混合水杨酸+维甲A酸，但不含巴豆油）、辐射剥脱术或者通用剥脱术连续做2天（30%苯酚加上专有的成分）。中等深度和深层剥脱术穿透真皮乳头层直至真皮网状层的中上部。以下剥脱术均属于深层剥脱术：蓝色剥脱术或Monheit剥脱术（渗透至多层细胞的浓度>35% 三氯乙酸），连续使用2天的改良的混合0.2%巴豆油的苯酚剥脱术、60%苯酚（Stone/Grade 2）剥脱术、外胚层提升的剥脱术、Baker-Gordon苯酚剥脱术（可以穿透更深），或者通用剥脱术连续做3天。

基于作用机制分类的剥脱术

腐蚀性剥脱术

腐蚀性剥脱术的主要成分是三氯乙酸和巴豆油。

三氯乙酸

三氯乙酸（TCA）是一种腐蚀性的皮肤剥脱剂，可以使皮肤蛋白凝固。随着浓度的增加，其酸性更强，渗透更深。它通常用于去除细纹、皱纹和痤疮瘢痕。它是用于剥脱术的所有酸中最具腐蚀性的酸（最低的pKa）。

巴豆油

巴豆油是从巴豆种子中提取出来的。它对皮肤的真皮层具有腐蚀性的片状剥落的效果（发泡剂/糜烂剂），是修复性化学剥脱液的基础。它与苯酚一起使用，会导致强烈的反应，使皮肤剥脱之后再生。

新陈代谢性的剥脱术

新陈代谢性的剥脱术包括熊果苷、维生素C（L-抗坏血酸）、壬二酸、柠檬酸、谷胱甘肽、乙醇酸、曲酸、乳酸、扁桃酸、植酸、丙酮酸和视黄醇（维生素A）。

熊果苷

熊果苷通过抑制酪氨酸酶的形成和阻止黑素体的成熟来促进色素沉着的淡化。它还能平衡现有的肤色。熊果苷是一种有效的抗氧化剂和皮肤调节剂。

维生素C

维生素C是一种强大的水溶性抗氧化剂，可以刺激胶原蛋白沉积，甚至能够通过中断铜与酪氨酸酶结合来促进皮肤色素减退，并能将左旋多巴醌转变成左旋多巴，从而阻止黑色素形成。

壬二酸

壬二酸是一种有效的黑色素生成抑制剂，有助于提亮不均匀的肤色。壬二酸具有抗菌性，能够使角质层分离，并且溶解粉刺。当与α-羟基酸联合使用时，其去角质和杀菌性能是最有效的。壬二酸有助于使皮肤角质化转为正常化，是一种抗氧化剂。

柠檬酸

柠檬酸是一种天然存在于柑橘类水果中的α-羟基酸。它可以增加真皮和表皮中的透明质酸含量，帮助皮肤更有效地吸收和保持水分。它还可以去除皮肤受损的表面细胞，是一种天然的皮肤光亮剂和柔软剂。

谷胱甘肽

谷胱甘肽是3种氨基酸的组合：半胱氨酸、谷氨酸和甘氨酸。它存在于所有植物和动物的组织中。它是一种有效的内源性抗氧化剂，由身体自然产生，以防止细胞损伤。局部使用谷胱甘肽可提供最大的自由基清除能力。

乙醇酸

乙醇酸是最小的α-羟基酸。它能够分解细胞之间的黏合（桥粒），松动角质层，起到去角质的作用。它刺激胶原蛋白生成。随着pH降低、浓度增加和暴露增加，剥脱强度增加。它可以导致表皮松解。乙醇酸分为缓冲或非缓冲（更强）两种，商业浓度范围为20%~99%。

曲酸

曲酸是一种抗菌剂和黑色素生成抑制剂。它能够从酪氨酸酶中螯合铜并减少黑素体和树突的数量，这使其在减少色素沉着方面非常有效。

乳酸

乳酸是一种存在于牛奶和糖中的α-羟基酸。它打破了细胞之间的黏合（桥粒），使死皮表面细胞更容易去除，同时使皮肤保湿。它还通过抑制酪氨酸酶的形成而起到黑素体生成抑制剂的作用。

扁桃酸

扁桃酸是一种芳香族α-羟基酸，用作抗菌剂和炎症剂，可用于治疗痤疮和皱纹。它通常耐受性良好，也可用作表面修复后使用的药剂。

植酸

植酸是一种去角质剂，人们认为植酸比α-羟基酸更温和。在低浓度下使用时，它不会导致剥脱，但有助于清除受影响的表面细胞。

丙酮酸

丙酮酸在生理上转化为乳酸，并具有在表皮中保留水分的能力。这种酸强烈促进真皮中胶原蛋白、弹性蛋白和糖蛋白的合成。丙酮酸剥脱术的一个有利特征是丙酮酸对皮脂腺毛囊有良好渗透性，因为直径非常小（221Å）。丙酮酸溶解性比水杨酸溶解性差。

视黄醇

视黄醇在皮肤中转化为视黄酸，帮助恢复正常的细胞更新和增加表皮中的含水量。它还刺激成纤维细胞产生额外的胶原蛋白和弹性蛋白，并通过抑制黑素体从黑素细胞转移到角质形成细胞中来平衡色素沉着。

基于化学物毒性的剥脱术

基于化学物毒性的剥脱术包括对苯二酚、苯酚、间苯二酚和水杨酸。

对苯二酚

它有助于抑制皮肤中的黑素体活性，同时减轻现有的色素沉着。它抑制铜和酪氨酸酶的结合，减少黑素体的形成，并诱导专门针对黑素细胞的细胞毒性。

苯酚

苯酚（也被称为酚酸或酚）是一种疏水性芳香醇，具有细胞毒性、防腐和镇痛的特性。它作为一种原生质毒素，通过改变细胞膜、使酶失去活性、产生不溶性蛋白而发挥作用。苯酚和它的蒸气对眼睛、皮肤和呼吸道具有腐蚀性。这种物质可能对中枢神经系统和心脏产生有害影响，导致心律失常、癫痫和昏迷。其他酚类化合物包括阿司匹林、对苯二酚、间苯二酚和水杨酸。

间苯二酚

间苯二酚是一种具有细胞毒性作用的酚类物质。它会引起细胞膜通透性的改变，导致细胞死亡和脱落。它被用作角质剥脱剂。Enrique Hernandez-Perez博士使用他的Golden剥脱术（53%间苯二酚）或Golden剥脱术（杰斯纳剥脱剂联合53%间苯二酚）来治疗面部或身体的老化皮肤、脂肪团或皱纹。

水杨酸

水杨酸是一种芳香羧酸，属于β-羟基酸。它有多种好处和用途。它具有亲脂性和角质剥脱性，有助于治疗痤疮。它减少了毛囊细胞的异常脱落，从而减少可能加剧痘痘生长的毛囊嵌塞。它还可以通过抑制花生四烯酸代谢来充当抗炎剂。它由苯酚钠制成，与苯酚有关，因此大量使用时与苯酚具有某些相同的毒性。

联合性和商业性剥脱术

市场上出现了越来越多的商业性剥脱术和联合性剥脱术（表12.2），主要由Vitality Institute（VI）、PCA Skin、SkinCeuticals、Sesderma、Z.O.和SkinMedica /Allergan等公司生产。这些联合性剥脱术的前身主要是1860年由医学博士Max Jessner发明的杰斯纳剥脱术。杰斯纳剥脱术的吸引力在于联合使用了具有腐蚀性、代谢性和毒性作用的不同物质。联合性剥脱术包括杰斯纳剥脱术、三氯乙酸剥脱术、改良的苯酚剥脱配方、维A酸剥脱术、VI剥脱系列和Cosmelan剥脱术或Melanage剥脱术。

杰斯纳剥脱剂是一种角质剥脱剂，由14g水杨酸、14g间苯二酚和14g 85%乳酸配于乙醇中至最终容量为100mL。改良的商业性剥脱术与杰斯纳剥脱术类似，包括PCA增强版剥脱术的系列和Skin Medica's VITALIZE剥脱术。

联合剥脱术通常包括三氯乙酸，一种能够使表皮蛋白沉淀的蛋白质变性剂，可导致表皮脱落、坏死和皮肤炎症。这些过程表现为在皮肤表面形成白霜（表皮角质形成细胞蛋白质的凝固）。常见的应用为α-羟基酸、β-羟基酸或者杰斯纳剥脱术联合三氯乙酸（Monheit剥脱术）。Z.O.和蓝色剥脱术（Obagi Medical Products, Long Beach, CA）这两个可控深度的剥脱术包含一个蓝色染料指示器，帮助医师估算剥脱穿透的深度（图12.1）。它由固定浓度的三氯乙酸和包含甘油、皂苷和非离子型蓝色碱基的蓝色剥脱术组成。剥脱过程中三氯乙酸、水和甘油的表面张力逐渐减小，以确保三氯乙酸缓慢和均匀地渗透。三氯乙酸的推荐强度为20%~35%。在商业上或在诊室，三氯乙酸的浓度配制范围为10%~100%。这类多功能的剥脱术可以用来实现浅层、中层或深层换肤，具体取决于皮肤的调节、酸的强度以及涂抹的层数。研究表明，非白色的深色皮肤类型可以安全使用。安全使用三氯乙酸要求进行较长时间的皮肤预处理、使用最低的有效强度以及处理炎症后色素沉着（PIH）。商业上

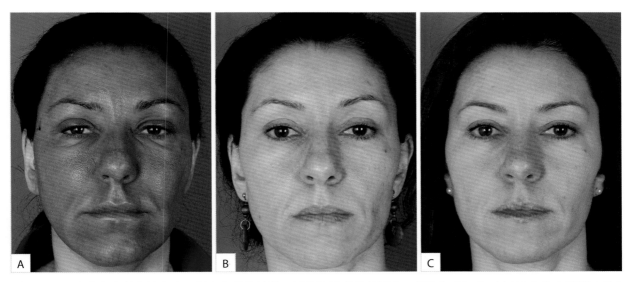

图12.1　42岁白色人种女性患者，具有友善的外貌、皱纹和光老化的面容。用Z.O. Medical（HQ方法）调理皮肤6周。（A）实施设计好的可控的蓝色剥脱术（CDBP 20%TCA w /蓝色碱基）。（B）CDBP之后可立即看到没有粉红色基底的结霜。（C）剥脱愈合后患者继续使用Z.O. Medical（HQ方法）3个月。然后她参与到Z.O.皮肤健康维护计划中。这张照片是在治疗1年之后拍摄的（由美国洛杉矶的Zein Obagi提供）

可以买到的改良的TCA配方包括三步刺激剥脱术、Fulton渐进剥脱术和Young's Glow剥脱术。

改良的苯酚换肤配方通常含有88%的苯酚（石碳酸）、巴豆油、六氯酚、橄榄油或蒸馏水（表12.3）。苯酚破坏硫化物键，导致角蛋白溶解和蛋白质凝固。苯酚还具有黑素细胞毒性。六氯酚是一种具有表面活性剂性质的防腐剂，通过降低表面张力使之更加均匀地渗透。巴豆油是一种发泡剂（从而使表皮松解），能够大大增强苯酚的吸收。加入橄榄油可以减缓皮肤对这些药剂的吸收速度，以减少全身性毒性。市面上的苯酚配方包括Hetter VL、Hetter all around、Stone 100（由Delasco合成）、Exoderm和Baker-Gordon。

维A酸（全反式维A酸）是维生素A的酸性形式。维A酸换肤（1%~5%）的效果与市面上常见的面霜相似，会导致表皮厚度增加、角质层减少以及黑色素含量下降。

Ⅵ剥脱术包含三氯乙酸、苯酚和水杨酸。市面上出售的试剂盒包括夜间使用的含有维A酸和维生素C的面霜。它可以用于所有皮肤类型，改善光老化、痤疮和痤疮瘢痕。它也可以用于治疗黄褐斑，但只有一个既定的治疗方案。Ⅵ剥脱术借助于含有较高比例苯酚的助推器，增加剥脱的深度，也可用于治疗痤疮和黄褐斑。其他联合使用三氯乙酸和苯酚的剥脱术包括Ⅵ精度剥脱助推器、Apeele、辐射剥脱术和Propeel。

Melanage剥脱剂和Cosmelan剥脱剂是Krulig Amelan剥脱剂的商业版，作为试剂盒在市面上能够买到。例如，Melanage剥脱剂，包括1%维A酸溶液以及与10%壬二酸、10%乳酸和10%植酸混合的对苯二酚粉剂，可作为面膜使用。高达14%对苯二酚的剥脱配方（使用HQ的前体）可由临床医师配制，能够在皮肤上停留长达8h。市面上的家用配方包括由4%对苯二酚和0.025%维A酸拌和制成的面霜，可选择加用0.7%氢化可的松治疗皮肤过敏。这种剥脱剂呈弱酸性，无腐蚀性，具有最轻的炎症反应，不会导致蛋白质沉淀，适合有黄褐斑或PIH的深色皮肤类型。它可以1年进行一次治疗，也可以一年内连续进行3~4次微剥脱治疗。

■ 患者选择、适应证和剥脱前的注意事项

每个患者都应收集完整的个人史、家族史和既往史。尤其应考虑皮肤恶性肿瘤史、痤疮瘢痕或PIH病史、单纯疱疹爆发史及在过去12个月里使用异维A酸史。对一个停用异维A酸6个月或6个月以内的患者进行深层化学剥脱通常是禁忌的，尤其当皮肤较薄，还没有恢复正常的皮脂腺活动时。当患者使用了低剂量的异维A酸时，通常仅对其进行浅表性剥脱术（如30%水杨酸），且仅限于面部的皮脂腺区域。

在最初的评估中，医师还应该考虑到可能影响愈合的因素，如阳光照射、运动强度或其他升高体温的活动、化妆品的使用、PIH倾向、父母的肤色以及可利用的恢复期。

为了降低PIH的风险，并改善换肤的效果，针对化学剥脱术所做的皮肤准备要求对皮肤进行预处理2~12周。局部用来使角质层变薄的药剂，能够使剥脱剂快速渗透，加速皮肤再生和伤口愈合，减少PIH的发生风险。应采取抗菌和抗病毒的预防措施来阻止细菌感染和单纯疱疹的爆发。与激光换肤术相比，如果在行剥脱术当天皮肤是干燥的、有磨损的，剥脱的效果将比预期强得多。可在换肤前使用的美白产品包括Replenix Eventone、Obagi Nu-Derm系列、Melanolyte（Epionce）、Melamin和Brightenex（Z.O.）、Lytera（Allergan）、Triluma（Galderma）、EpiQuin（Skin Medica）、Lustra或0.01%氟喹诺酮霜。

活动性痤疮应在剥脱术前通过口服和局部应用抗生素、维A酸乳膏、痤疮手术或异维A酸给予治疗。剥脱术应该等到患者停用异维A酸6个月或者直到皮肤恢复正常的皮脂腺活动后才能进行。

笔者针对特定适应证将首选剥脱术列在表12.5中。

表12.5　针对特定的皮肤状况推荐首选的剥脱术

适应证	剥脱术
痤疮	30% 水杨酸
黄褐斑	30% 水杨酸
雀斑	Cosmelan Melanage
轻度光老化	Z.O. 三步刺激剥脱术 VI 剥脱术
轻到中度的光老化	Z.O. 三步刺激剥脱术联合VI精密剥脱术用于眶周及口周（对雀斑和较深的皱纹可加用 Hetter VL）
中度光老化	Z.O. 控制深度剥脱术 20%~26%（可于眶周加用 Hetter VL，于上唇加用 Stone 100）
中到重度的光老化	为期 2 天的苯酚剥脱联合 Stone 和眶周的 Hetter
颈部轻度弹性组织变性	VI 精密或 Z.O. 三步刺激剥脱术
颈部中度弹性组织变性	Hetter VL 或 Z.O. 控制深度 20%

■ 剥脱术

■ 乙醇酸剥脱术

在开始乙醇酸剥脱术之前应对皮肤状况进行评估。皮肤分为干燥、鳞状、油性、开放性溃疡，皮肤在使用乙醇酸/维A酸乳膏后可能已经被酸化了。使用的材料包括一个风扇、一个装有10mL 10%碳酸氢钠的杯子、一个装有3~4mL剥脱剂（通常70%缓冲）的杯子、棉签、纱布（用于使剥脱剂变干）和一个秒表。可用碳酸氢钠随时终止乙醇酸剥脱术，在2min、10min或到达终点时均可实现。使用放大镜遮阳板来评估反应终点，包括粉红色水肿（最轻微的）、毛囊周围水肿、水疱形成（最大限度的安全终点，可导致结痂和可能的PIH）。系列治疗中的下一次剥脱时间是根据前一次剥脱的结果来决定的。游离、无缓冲的乙醇酸（pH 0.6~1.7）可作为对有色素沉着的皮肤进行中等深度剥脱的唯一药剂，因为与相同深度的其他剥脱术相比，它的PIH发病率较低。使用无缓冲的乙醇酸（尤其是在中央的、渗透性好的面部区域）会形成腐蚀性的水疱，导致瘢痕出现。

■ 水杨酸剥脱术

在清洁待治疗的区域后，应用20%或30%配方的水杨酸进行治疗。笔者经常将它用于接受低剂量异维A酸（0.25~0.5mg/kg）治疗的患者以加速活跃的痤疮病变、PIH或黄褐斑的治疗（>30次/天）。每一层都用棉签从装有5mL溶液的塑料杯里蘸剥脱剂涂上，立即形成一种白色的类似霜的沉淀物，可以被擦掉。通常涂2~3层，但是在烧伤的情况下涂1层就足够了。剥脱剂可以在治疗区只停留5min或最多几小时以达到更干燥的效果。当冲洗掉剥脱剂时，可使用一种温和的保湿霜并持续用2天。

■ 杰斯纳剥脱术

首先要彻底清洁面部并脱脂，并将杰斯纳溶液（5.0~7.5 mL）置于一个小的一次性塑料杯中。使用2个带木柄的棉签进行操作。应向患者提供一台便携式电风扇。为了避免发生PIH，只涂1层剥脱剂，产生轻微的白色沉淀，使痤疮病变部位达到轻微干燥。为了使皮肤做好准备以便于应用三氯乙酸，则需要进行更深的剥脱，这可以通过涂搽多层剥脱剂或者将单层剥脱剂停留较长时间直至出现零散的轻微的白霜来实现。一般不需要中和，但是本章其中一位笔者已经成功使用了10%碳酸氢钠来达到这个目的。通过使其停留在面部一整夜，0.05%的视黄醇溶液也可用于增强剥脱。干燥的皮肤在涂搽了多层杰斯纳溶液后可达真皮网状层的上部，引起中等深度的损伤。

■ 三氯乙酸剥脱术（TCA）

TCA剥脱术是通用的，从浅表性（10% TCA）到中等深度到深度剥脱均可应用。一种在20%~30%水杨酸后加用15%TCA的浅表性剥脱术可用于所有皮肤类型的顽固性黄褐斑或轻度光损伤的治疗。对于浅表性剥脱术来说，应涂上薄薄的一层剥脱剂（用4cm×4cm的纱布或2根棉签涂），以便组合中任何一种剥脱剂都很少或没有白霜出现。更深层次的剥脱可以通过先应用杰斯纳溶液，直到出现白霜来破坏角质层，然后再加用20%~35%的TCA来实现。剥脱的深度将取决于应用的TCA涂层数量。

蓝色剥脱术（20%~30% TCA）具有感色灵敏的特征，可以指示剥脱的深度。为了通过使用20%~30%的TCA来实现达真皮乳头层的中等深度的剥脱，剥脱剂需要在治疗区停留直到出现白色床单样的霜，其基底为粉红色。当剥脱剂渗透至最深、最安全的层面时便形成深度剥脱（最接近真皮网状层），粉红色基底逐渐缩小（血管凝固所致），随后出现片状的白霜。坚韧如皮革般渗透性较差的皮肤（如下颌骨部位）结霜较慢，所以临床医师应耐心等待，评估结霜的程度，然后再决定是否涂更多层的TCA。

在应用TCA剥脱术时，镇静和镇痛通常是必须的。本章其中一名笔者常规使用口服镇静剂（安定）、β受体阻滞剂（可乐定口服）、神经阻滞药或酮咯酸（肌肉注射）。首先用六氯酚、酒精和丙酮清洁治疗区。使用杰斯纳溶液时，涂搽1~2层来实现会产生瘢痕的结霜。4cm×4cm的纱布浸入装有TCA溶液的杯中，挤干后再使用。首先将溶液涂抹在侧面，然后慢慢涂抹到中心区域，最后是口周和眶周区域。溶液应在面部停留5min，使其完全结霜。应避免用TCA过度覆盖。剥脱剂接着迅速渗透至发际线和下颌缘下方的颈部上缘。在24h内观察剥脱并伴有红斑、水肿、起疱和结痂的情况。一剂曲安奈德（20mg肌肉注射）可用于消肿。治疗通常需要7~10天。

■ 为期2天的苯酚剥脱术术前注意事项

笔者发明的为期2天的苯酚剥脱术对深皱纹或痤疮瘢痕是有效的（图12.2）。但是，如果面部皱纹伴随有皮肤松弛或容量不足的问题，为达到最佳效果，应用真皮或骨膜填充物连同美容手术也是必要的。这项技术的术前准备要求进行全套的实验室检查和肝脏、肾脏及心脏功能检查，要求医师出具证明，以便澄清并非由剥脱术引起的副作用。患者在治疗前3天必须有家人或看护的陪同帮助，能够接受长达8天的类似在脸上戴"面具"的状态，以及只能吃流食。这项一生只经历一次的治疗的卖点在于此剥脱术能够使皮肤再生，且效果确切，维持时间长。

大多数做美容手术的医师仍然很不幸地将苯酚剥脱术等同于著名的Baker-Gordon苯酚剥脱术。在过去的20年里，剥脱剂配方做了一些修改，巴豆油浓度较之前要低得多，从而降低了心脏毒性，减少了脱色、瘢痕的形成，只要遵循已发表的技术指南进行操作即可。

在有痤疮瘢痕的情况下，只要患者能够理解在接下来的几个月里，面颈部的皮肤颜色会有些轻微不一致，之后将恢复至正常的肤色，并且同意做到严格避免日晒和在颈部长期使用皮肤美白剂，那么皮肤类型Ⅳ~Ⅵ型人群也可以进行化学剥脱。另一种方法是仅针对个别的凸出或凹陷瘢痕，使用Stone配方或含30%~60%TCA的CROSS进行为期2天的化学剥脱，然后使用部分激光或中等深度剥脱术对面部其余部分进行剥脱。

对于所有皮肤类型的痤疮瘢痕，也有可能需要在几周前、剥脱过程中或者剥脱后对高低不平的瘢痕进行皮下剥离。照片资料应在自然光下留取。

预处理

如前所述，治疗前需要用面霜对皮肤进行预处理，并对痤疮进行治疗，从而可改善剥脱的效果，降低PIH的风险，促进愈合。

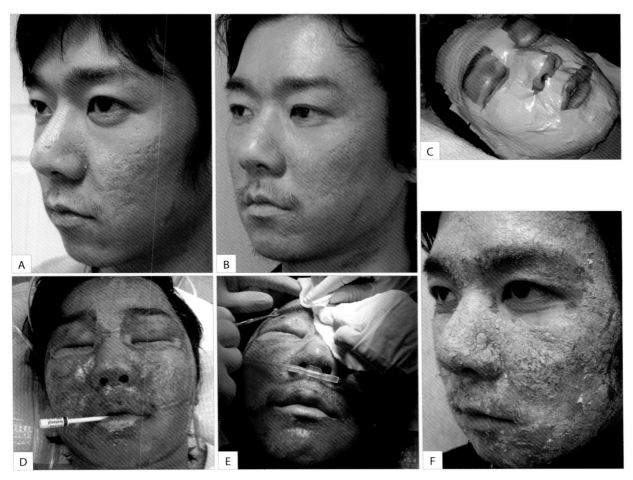

图12.2 皮肤类型为Ⅳ型的韩国男性患者治疗痤疮瘢痕。（A）应用皮下剥离和Stone苯酚剥脱术治疗前；（B）剥脱术后10天完全再上皮化；（C）实施剥脱术后第1天用Hytape覆盖患者面部；（D）在第2天去除胶带，可以看到坏死的表皮和网状真皮层上部形成的凝结物；（E）用压舌板或大刮匙清除凝结物；（F）在第7天使用铋酸盐粉末面膜，第9天去除

麻醉、药物治疗和监测

根据针对有意识的镇静麻醉而制定的高级循环生命支持指南，静脉注射（Ⅳ）始终是必须的。镇静可以通过口服（安定、三唑仑或氢化吗啡酮）、肌肉注射（酮咯酸30~60mg）或静脉注射（咪达唑仑、芬太尼、丙泊酚或氯胺酮）来实现。面神经阻滞的应用能有效地减少全身用药的需要或药物用量。在神经阻滞时应避免或尽量减少使用肾上腺素，以降低心动过速和心律失常的发生风险。术前口服可乐定（0.1~0.2mg）也可以降低这种风险，并提供轻微的镇静作用。因为呼吸和pH的问题不建议行全身麻醉。在整个过程中PO$_2$必须保持在90%以上，且必须控制和减少窦性心动过速的出现。患者带安定、氢化吗啡酮、三唑仑和治疗恶心用的昂丹司琼出院回家。阿昔洛韦在剥脱术前1天开始使用（400mg，TID×10天），但如果医师开具了抗生素的处方，则应当到术后第3天才能使用抗生素，以避免出现恶心的症状。静脉通路应保留一整夜，且必须培训护士或家属协助进行药物治疗。

第1天

　　2h内输入乳酸林格液（1~2L）。对面部进行如前所述的彻底的清洗和脱脂。对于全面部的剥脱，用普通棉签涂搽预先配制的Stone剥脱剂，涂搽前将棉签在不锈钢杯的边缘转动以去除多余的液体。将剥脱剂涂搽于5个解剖区（前额、两颊、口周和下颌、眶周和鼻子），每个区域需10~15min，因此，整个剥脱大约需要60min。凸出的瘢痕需要用精细的笔刷额外再涂搽一层剥脱剂，以确保病灶被完全湿润。每个区域都必须出现完全、有序的结霜，并在15~30min后应观察到提示表皮松解的淡黄色水肿的外观。整个面部（除了上眼睑）完全用1~2英寸宽的防水胶带（Hy-Type International, Patterson, NY USA）密封（图12.2C），并戴上外科面罩。在接下来的8天时间里患者只能用吸管喝流质食物，或通过一个长尖的水瓶将流质食物倒进嘴里。对于局部的痤疮瘢痕，笔者建议仅在凸出和凹陷瘢痕上应用Stone 100苯酚剥脱剂，用精细的笔刷将溶液直接导入瘢痕中。然后对面部其余部分用一种较轻的酸进行剥脱或部分用CO_2烧蚀修复。在这个环节也可以使用皮下剥离。

第2天

　　患者通常昏昏沉沉，但回到诊所时没有疼痛。防水胶带很容易去除（图12.2D）。如果情况严重，预计会有重度剥脱，有时会给予额外的镇静和镇痛处理。用压舌板或6mm大的福克斯刮匙清除坏死的凝结物（图12.2E）。用1~2mm大小类似睑板腺囊肿的刮匙来清除凸出和凹陷瘢痕或深皱纹处的凝结物，需要在瘢痕内出现点状出血，以确保这些类型的病变能够去上皮化。目的是在病灶内造成真正开放的损伤，来诱导二次愈合和伤口闭合。在除了上睑以外的整个面部使用一种杀菌、抗炎的药粉——铋酸盐（Delasco or Spectrum Pharmaceuticals, Irvine, CA），患者可出院回家（图12.2F）。药粉形成的面膜会变干，并在接下来的7~8天保留面膜。笔者称之为防护性的"绿茧"。

第3~8天

　　患者要居家，不允许洗澡，直到取下面膜。在大约第8天的时候，面膜因为皮肤的表皮再生而自动分离。然后涂凡士林盖过整个面膜，让其充分吸收，并保留一整夜。在面膜慢慢分离的情况下，第2天早上洗澡时使用更多的凡士林便可轻轻去除面膜。使用医用屏障面霜（Epionce）或凡士林油药膏（Eucerin, Beiersdorf AG, Hamburg, Germany），直到皮肤不再薄弱或发红。大多数患者在第9天能达到99%的再上皮化（图12.2B）。在笔者的诊所里这类剥脱术后尚未发生过感染。

再剥脱

　　剥脱恢复后2~3个月，局部或局灶的剥脱是可以重复进行的，即使是对于Ⅳ~Ⅵ型皮肤。这些浅色的皮肤类型能够承受局部的剥脱。其目的是在凸出瘢痕内部再造一个开放的损伤，从而添加新的胶原蛋白到瘢痕内部，所以它们最终几乎完全被填满了。

术后护理

　　对于所有的剥脱术，术后即刻的护理都是相似的。冷敷（水或稀释的白醋）或口服止痛药可用来止痛。使用温和的保湿霜，并使用无皂清洁剂（CeraVe，Cetaphil）清洗皮肤。应避免出汗，直到红肿消退，一旦皮肤重新上皮化后应使用防晒霜（可选择粉状化妆品用来覆盖）。剥脱较深的部位应使用凡士林油进行处理。一旦皮肤不再敏感、发红和脱皮，以前的皮肤调节机制便可以重新启动。当皮肤反应较强、出现PIH，或发红持久不退时，可局部使用0.01%氟西诺龙乳膏。

全面部的苯酚剥脱术并不总是必须的，并且通过将较深的剥脱和较浅的剥脱结合起来使剥脱区域化，可以在没有不良反应的风险或没有延长休息时间的情况下得到充分的改善。

■ 根据皮肤问题和皮肤类型选择最佳的剥脱方案

根据皱纹的严重程度、皮肤的松弛程度，以及患者休息时间的长短，针对Ⅰ~Ⅳ型老化皮肤选择相应的剥脱术。如果患者只想做浅表性剥脱，那么配合使用真皮填充物和促进修复的面霜可以达到较满意的美容效果。患者应该知晓多次的浅表性剥脱能够改善但不能完全消除深皱纹。可以采用组合方案，比如对口周皱纹采用深度剥脱，对眶周和上颈部皮肤采用中等深度剥脱，对于日晒损伤较小的皮肤如侧脸颊、下颈部、胸部和前额采用浅表性剥脱。

深色皮肤的患者经常寻求对轻微纹理改变（细纹）、PIH、黄褐斑、寻常痤疮和痤疮瘢痕、雀斑、黑色丘疹性皮肤病和脂溢性角化病进行治疗。对深色皮肤的患者进行初步评估，然后在此基础上进行仔细诊断是很重要的。必须将褐色病变区分为真正的黑素细胞性病变（例如雀斑）与过度角化的非黑素细胞性的色素沉着病变（例如脂溢性角化病）。错误的分类可能导致无效的烧蚀治疗，可使肤色恶化，无论剥脱是来自光源还是来自化学品。色素改变是亚洲人光老化的共同特征：雀斑在亚洲女性中常见，而脂溢性角化病是在亚洲男性中出现的主要色素性病变。因此，临床医师需要针对不同类型的病变进行个性化治疗。

治疗雀斑时，强脉冲激光（IPL）或长脉冲532nm钕：钇铝石榴石激光治疗更有效，并且在皮肤颜色较深的患者中，相比其他模式包括TCA剥脱术其PIH发生率较低。亚洲人斑痣和雀斑用IPL治疗，但是IPL对将亚洲人中被错误诊断的很常见的脂溢性角化病是无效的。改良的苯酚配方可用于治疗雀斑形成点状剥脱（例如应用Hetter VL），本章笔者已常规用于Ⅰ~Ⅳ型皮肤和非亚洲人。必须对良性皮肤肿瘤（例如汗管瘤）进行鉴定，并采用具有较低PIH和瘢痕风险的技术进行治疗，如细针尖电烙术。

黄褐斑其实是一种色素系统的功能障碍，与皮肤中血管增加有关，用任何类型的剥脱术都无法治愈。使用单一的侵蚀性化学剥脱术或激光剥脱术通常会使黄褐斑加重。治疗黄褐斑需要多模式的方法。除非在激光剥脱后使用强效类固醇乳膏或三璐玛（Triluma），否则黄褐斑会因侵蚀性剥脱而加重。使用激光治疗黄褐斑疗效通常不理想。建议使用处方药膏来解决黄褐色现有的黑色素问题，增加黑色素细胞的不稳定性，阻止黑色素合成，以及加强细胞更新。保护性措施需要使用物理防晒霜如氧化锌来阻止UV-B、UV-A和红外（热）辐射。黄褐斑的炎症可以用0.01%氟西酮乳膏治疗，每日2次，配以防晒和热保护。笔者常规执行水杨酸（30%）剥脱治疗，每2周或每月进行一次，获得了安全可靠的结果（图12.3）。其他浅表的剥脱术可能会导致PIH，所以换肤模式应该是非炎症性的，以便将PIH的风险降至最低。另一种常见病黄斑PIH，可以通过病灶内注射稀释的曲安奈德

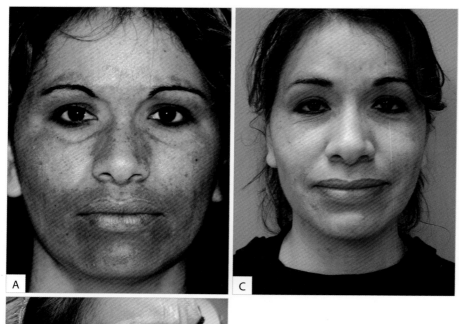

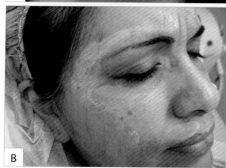

图12.3 一名35岁西班牙裔女性，皮肤类型为Ⅳ型。（A）黄褐斑治疗前；（B）30％水杨酸剥脱术中；（C）在一系列剥脱术后显示出很大的改善效果。每2~4周进行一次30％水杨酸剥脱术，持续12周，同时使用广谱氧化锌防晒霜，0.01％氟轻松乳膏，每日2次，持续12周，在睡前使用4％对苯二酚洗剂配合熊果苷和曲酸。患者应意识到黄褐斑会复发，直至绝经期，需要一直进行保养维护

（2mg/mL）或氟西酮来进行治疗，而不是采用剥脱术。

痤疮瘢痕分为凸出瘢痕、凹陷瘢痕、凹凸不平的瘢痕、萎缩性瘢痕或肥厚性瘢痕。在有色皮肤中，凸出瘢痕可以通过精确地进行病灶内损伤来治疗，从而降低PIH的患病风险。这是通过皮肤瘢痕的化学重建（CROSS）来实现的，需使用尖头牙签或非常精细的油漆刷来涂搽剥脱剂。30％TCA（薄皮肤）、60％TCA（中等厚度皮肤）或100％TCA（厚皮肤）是最常用的，笔者使用Stone 100苯酚剥脱术对更深层次的凸出瘢痕进行化学剥脱。浅表病变（例如较宽的凹陷瘢痕）可以用烧蚀或脉冲染料激光或化学剥脱术来进行有效治疗。凹凸不平的瘢痕（例如伴有粘连的萎缩性瘢痕）需要进行皮下分离和使用皮肤填充物进行治疗。肥厚性瘢痕需要用病灶内注射类固醇、闭塞疗法和脉冲染料激光进行治疗。

使用具有强大热效应的深层烧蚀设备治疗痤疮瘢痕会导致更重的炎症反应，并且如果在有色皮肤上施行的话将增加PIH的发生风险。笔者已经完成了60 000例以上的化学换肤，实施人群中50％以上是西班牙裔人、非洲裔人、菲律宾人或混合种族人。在笔者所在诊所，浅表性、中等深度和深层化学剥脱术经常用于同一患者。例如，针对个别的凸出瘢痕可使用CROSS方法，中等深度的激光或化学剥脱术可用于伤痕累累的皮脂腺区域，浅表性剥脱剂可用于覆盖骨性突出物的较薄的皮肤，如此组合成一个强大的解决方案。

白色皮纹最常用局部的烧蚀设备来进行治疗。Color或Chromo 剥脱术是一种在南美洲使用的带商标的间苯二酚、水杨酸和乳酸组合剥脱术，用于治疗白色皮纹。联合应用微晶换肤术和低强度的TCA（例如10%~15%）能够增强其疗效。建议进行8~10次治疗。在连续两次剥脱术之间、皮肤愈合以后可使用维A酸或乙醇酸乳膏。微针是另一种治疗白纹的新技术。

■ 剥脱术后的注意事项（剥脱术后护理、并发症、随访）

浅表性剥脱术

急性灼烧感最好使用冰的水和白醋（1杯水中1汤匙白醋）的混合物冷敷来缓解，每日2~4次。皮肤应每天用温和的无皂产品（例如CeraVe和Cetaphil）清洗和润滑2次。患者应避免日晒、汗水或酸性乳霜刺激皮肤。使用软膏（例如凡士林油）直至皮肤剥脱并恢复强上皮层（通常5~7天）。可以使用舒缓温和的屏障修复霜系列（例如芦荟和氢化可的松霜）。一旦皮肤再次上皮化，便可以使用Cetaphil加防晒霜。

中等深度和深层剥脱术

如果剥脱的皮肤表现为开放性损伤，则用冰的水和白醋（1杯水中1汤匙白醋）的混合物冷敷来缓解灼烧感，每日2~4次。通常需要口服镇痛药。可以由医疗美容师进行氧气面部护理。应避免暴露在阳光和高温下，以减少PIH和持续发红的风险。运动时体温升高会导致脸部发红。矿物物理防晒粉（Colorescience粉末）可用于冷却和保护皮肤。应使用温和的清洁剂和屏障修复霜（Epionce、Cetaphil、Cerave或Elta MD），以及明确含有氧化锌的防晒霜（Elta MD或Epionce）。针对剥脱术后出现的粟丘疹，一些患者可能需要进行痤疮面部护理，但这可能会加重瘀青。对于持续发红或毛细血管扩张可以考虑使用脉冲染料激光。也可以考虑使用Ⅵ类甾体乳膏（desonide）。在剥脱后的第1个月内注射填充剂或肉毒毒素更容易引起瘀青。

并发症

剥脱术后所有类型的皮肤都可能会出现并发症。早期识别和治疗这些并发症至关重要。剥脱术的主要并发症包括PIH、色素减退、粟丘疹、痤疮样疹、感染、瘢痕形成、毒性反应、过早剥脱和持续性红斑。

炎症后色素沉着（PIH）

PIH是剥脱术后最常见的并发症，尤其是皮肤颜色较深的患者。由于这种风险，在深色皮肤类型中应避免在化妆区以外施行局部深层剥脱。PIH通常形成于愈合过程中粉红色阶段开始消退时。使用防晒霜（例如Colorescience产品）、避免热辐射以及早期使用Ⅴ类或Ⅵ类甾体乳膏（例如0.01%氟轻松，每日2次）可以有效地逆转PIH的最初迹象。维A酸、对苯二酚、类固醇、壬二酸和抗氧化剂（单独或联合使用）可以用于治疗PIH。随着PIH的改善，可以停用类固醇乳膏并用屏障修复霜代替。然而，如果色素沉着进一步发展，可以在夜间睡觉时单独使用对苯二酚（Eventone）或者与乙醇酸或视黄醇乳膏（例如Lustra和Epiquin）联合使用。不建议积极使用维A酸，因为它会刺激皮肤并使

PIH加重，尤其是在高温的情况下。可以采用不产生太多炎症反应的轻度剥脱术（例如30%水杨酸溶液）来治疗PIH，每2周一次。

色素减退

色素减退可能非常持久且难以治疗。它是深度达真皮网状层的剥脱术破坏了毛囊黑色素细胞引起的。产生这种并发症的大多数患者需要使用化妆品来遮盖色素减退的区域。

粟丘疹

多达20%的患者在化学剥脱术后会出现粟丘疹，通常在术后8~16周出现。粟丘疹可以用电外科技术或面部护理进行治疗。

痤疮样疹

痤疮样疹在化学剥脱术后相当常见，并且通常在再上皮化后立即出现。痤疮样疹的病因是多因素的，与本身存在的痤疮恶化或新形成的皮肤过度增殖有关。它可以通过口服抗生素如四环素或米诺环素来治疗。

感染

中等深度和深度剥脱术更容易发生感染，从而增加瘢痕形成的风险。感染可以是细菌性的（更常见的是葡萄球菌和链球菌）、病毒性的（单纯疱疹）和真菌性的（念珠菌）。它们必须分别用局部抗生素和口服抗生素、抗病毒药和抗真菌药进行适当处理。有单纯疱疹病史的患者应使用阿昔洛韦或伐昔洛韦进行预防性治疗，直至完全的再上皮化完成。

瘢痕形成

瘢痕形成仍然是化学剥脱术最可怕的并发症。在浅表性剥脱术中少见。然而，有愈合不良和瘢痕疙瘩形成病史的患者、既往使用异维A酸进行治疗的患者（特别是近1年内）、经受深度剥脱或者首次剥脱或外科手术后皮肤尚未充分愈合便很快进行二次剥脱的患者，以及在剥脱期间发生感染的患者，瘢痕形成的风险增加。大多数瘢痕是由其他并发症引起的，例如感染或过早剥脱等。延迟愈合和持续发红是即将出现瘢痕形成的重要标志。在剥脱后严密监控患者对于早期发现和治疗这类并发症非常重要。此外，在剥脱前进行适当的皮肤准备和选择合适的剥脱剂可以帮助患者预防这种并发症的发生。肥厚性瘢痕和瘢痕疙瘩可以在局部或病灶内注射强效的皮质类固醇进行治疗。顽固性瘢痕可以用皮肤磨削或脉冲染料激光来治疗，然后再使用压缩硅胶片进行治疗。

过早剥脱会增加感染、持续性红斑、PIH和底层皮肤瘢痕形成的风险。它可能是偶然发生的，也可能是皮肤剥脱的结果。如果组织在再上皮化之前暴露，患者应接受口服抗生素治疗，直到再上皮化发生。护理管理中应包括使用局部抗生素和水胶体敷料。如果上皮化的鲜红色皮肤在过早剥脱时暴露，可以使用局部类固醇乳膏。

心脏毒性

心脏毒性与某些剥脱术有关。苯酚剥脱术有可能引起心脏毒性和肾毒性。患者应在剥脱前补充水分并监测心率。为了避免出现这些并发症，剥脱应分亚单位缓慢实施。通常，剥脱术实施时间应为60~90min。虽然少见，但间苯二酚、水杨酸和苯酚剥脱术可能会产生毒性。

■ 总结

表12.4总结了笔者首选的剥脱术。商业性剥脱术配有剥脱后工具包，以及用于评估化学剥脱深度的颜色指示器，这是它的优势。然而，在Monheit剥脱术中，只需要技巧并使用传统的剥脱剂如杰斯纳和三氯乙酸即可完成出色的剥脱术。对于有兴趣学习化学剥脱术的整形外科医师，笔者建议参加现场教学，一对一辅导，从全面部的浅表性剥脱至中等深度剥脱，以及使用造成更深创伤的剥脱剂进行点状或区域性剥脱开始学习。

■ 典型案例
■ 病例 1

70岁女性患者，有严重的皱纹和弹性组织变性，伴有口周皱纹和木偶纹（图12.4）。图12.4A、B为患者接受Stone 100苯酚剥脱术之前的照片，图12.4C、D为患者接受Stone 100苯酚剥脱术后3个月的照片，可以看到皮肤质量得到显著改善，皮肤明显紧致、更加光滑，并且使具有挑战性的较深的口周皱纹和木偶纹得到矫正。

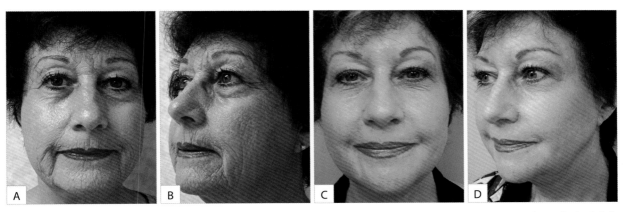

图12.4　70岁女性患者，有严重的皱纹和弹性组织变性，伴有口周皱纹和木偶纹。（A、B）Stone 100苯酚剥脱术前；（C、D）治疗后3个月

■ 病例 2

68岁女性患者，有弹性组织变性和皮肤松弛，伴有木偶纹和下颌皱纹（图12.5）。图12.5A为患者接受Stone 100苯酚剥脱术之前的照片，图12.5B为患者接受Stone 100苯酚剥脱术后4年的照片，显示出长期的矫正效果以及对皱纹和皮肤松弛的显著改善。

■ 参考文献

[1] Chan HH, Fung WK, Ying SY, et al. An in vivo trial comparing the use of different types of 532 nm Nd:YAG lasers in the treatment of facial lentigines in Oriental patients. Dermatol Surg 2000; 26:743–749.
[2] Chung JH, Lee SH, Youn CS, et al. Cutaneous photodamage in Koreans: influence of sex, sun exposure, smoking, and skin color. Arch Dermatol 2001; 137:1043–1051.
[3] Cotellessa C, Manunta T, Ghersetich I, et al. The use of pyruvic acid in the treatment of acne. J Eur Acad Dermatol Venereol 2004; 18:275–278.

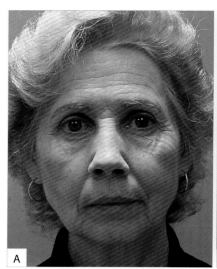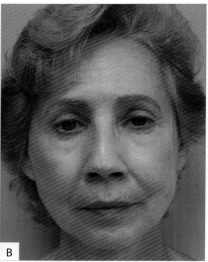

图12.5　68岁女性患者，有弹性组织变性和皮肤松弛，伴有木偶纹和下颌皱纹。（Ａ）Stone 100 苯酚剥脱术前；（Ｂ）术后4年

[4] Dewandre L, Tenebaum A. The chemistry of peels. In: Tung R, Rubin MG (eds), Procedures in Cosmetic Dermatology Series: Chemical Peels, 2nd edn. Philadelphia: Saunders, 2011.

[5] Fintsi Y. Exoderm – a novel, phenol-based peeling method resulting in improved safety. Int J Cosmet Surg 2001a; 1:40–44.

[6] Fintsi Y. Exoderm chemoabrasion original method for the treatment of facial acne scars. Int J Cosmet Surg 2001b; 1:45–52.

[7] Fitzpatrick TB. The validity and practicality of sun-reactive skin types I through VI. Arch Dermatol 1988; 124:869–871.

[8] Fulton J. The progressive peel: The combined Jessner's, TCA, Retinoid Peel. In: Tung R and Rubin MG (ed.), Procedures in Cosmetic Dermatology Series: Chemical Peels, 2nd edn. Philadelphia: Saunders, 2011.

[9] Gabi G. Benzoyl peroxide and salicylic acid therapy. In: Webster GF, Rawlings AV (ed.), Acne and its therapy. CRC Press; 2009.

[10] Goldman MP, Gold MH, Palm MD, et al. Sequential treatment with triple combination cream and intense pulsed light is more efficacious than sequential treatment with an inactive (control) cream and intense pulsed light in patients with moderate to severe melasma. Dermatol Surg 2011; 37:224–233.

[11] Grimes PE. Aesthetics and Cosmetic Procedures in Darker Racial Ethnic Groups. Philadelphia, PA: Lippincott Williams & Wilkins; 2008.

[12] Hernández-Pérez E, Khawaja HA, Ubau KV. Golden Peel Plus in cellulite and gluteal-lift. Cosmetic Dermatol 2007; 20:516–520.

[13] Jacob CI, Dover JS, Kaminer MS. Acne scarring: a classification system and review of treatment options. J Am Acad Dermatol 2001; 45:109–117.

[14] Karam P, Benedetto AV. Intralesional electrodesiccation of syringomas. Dermatol Surg 1997; 23:921–924.

[15] Kim EH, Kim YC, Lee ES, et al. The vascular characteristics of melasma. J Dermatol Sci 2007; 46:111–116.

[16] Lee JB, Chung WG, Kwahck H, et al. Focal treatment of acne scars with trichloroacetic acid: chemical reconstruction of skin scars method. Dermatol Surg 2002; 28:1017–21; discussion 1021.

[17] Malcom KE, Soriano T. Laser therapies for disorders of pigmentation. In: Grimes PA (ed.), Aesthetics and Cosmetic Surgery for Darker Skin Types. Philadelphia: Lippincott Williams & Wilkins; 2007.

[18] Monheit GD. The Jessner's 1 TCA Peel: a medium depth chemical peel. J Dermatol Surg Oncol 1989; 15:945–950.

[19] Negishi K, Wakamatsu S, Kushikata N, et al. Full-face photorejuvenation of photodamaged skin by intense pulsed light with integrated contact cooling: initial experiences in Asian patients. Lasers Surg Med 2002; 30:298–305.

[20] Obagi S. Obagi Skin Health Restoration and Rejuvenation. New York: Springer, 1999.

[21] Obagi S, Bridenstine JB. Chemical skin resurfacing. Oral Maxillofac Surg Clin North Am 2000b; 12:541–553.

[22] Obagi S, Bridenstine JB. Lifetime skin care. Oral Maxillofac Surg Clin North Am 2000a; 12:531–540.

[23] Ortonne JP, Bissett DL. Latest insights into skin hyperpigmentation. J Investig Dermatol Symp Proc 2008; 13:10–14.

[24] Ruiz-Esparza J, Barba Gomez JM, Gomez de la Torre OL, et al. UltraPulse laser skin resurfacing in Hispanic patients. A prospective study of 36 individuals. Dermatol Surg 1998; 24:59–62.

[25] Rullan P, Karam AM. Chemical peels for darker skin types. Facial Plast Surg Clin North Am 2010; 18:111–131.

[26] Rullan P, Lemmon J, Rullan JM. The 2-day phenol chemabrasion technique for deep wrinkles and acne scars. Am J Cosmet Surg 2004; 21:199–210.

[27] Stone PA. The use of modified phenol for chemical face peeling. Clin Plast Surg 1998; 25:21–44.

[28] Stone PA, Lefer LG. Modified phenol chemical face peels: recognizing the role of application technique. Clin Plast Surg 2001; 28:13–36.

[29] Yug A, Lane JE, Howard MS, et al. Histologic study of depressed acne scars treated with serial high-concentration (95%) trichloroacetic acid. Dermatol Surg 2006; 32:985–990; discussion 990.

第十三章 点阵 CO_2 激光换肤与剥脱性皮肤年轻化

Jennifer D. Peterson, Mitchel P. Goldman

■ 新的思路

逆转衰老需要多种技术相互配合，而一个人的衰老大多是由内而外表现出来的，其中最深层次的因素是肌肉、脂肪组织以及骨组织（骨量及骨密度）的丧失。而这种缺失可以通过容量补充以及各种外科手段来矫正。而由于皮肤胶原蛋白和弹性组织的丧失，以及紫外线的加速损伤造成的皮肤老化可以通过各种局部抗老化产品来缓解。当前，各个公司都在推广不同的激光设备，有科学依据已经证明这些激光设备可以通过刺激皮肤胶原蛋白和弹性纤维来达到美容效果，但实际临床的真实疗效却往往达不到患者及医师的期望值。正如同那句老话说的：如果你觉得一样东西实在太美好了，那么它往往是虚假的。而由于越来越多缺乏激光外科专业知识的医师进入了医学美容领域，致使许多激光公司利用这一点来做文章。

本章内容无法替代激光物理的学习教材——*Cutaneous and Cosmetic Laser Surgery*，读者应阅读此类书籍以获得更全面的知识，为皮肤美容提供更多的选择。以下是对激光在皮肤年轻化中的应用的最新评价和最新进展。

■ 背景

即使我们对容量缺失进行了填充，将松弛的肌肉与皮肤通过除皱术进行了提拉，日光暴露后的皮肤老化特征依然存在。光老化是指由日晒引起的与年龄有关的皮肤改变。这些变化包括：皮肤胶原蛋白和弹性纤维丢失而产生的细小皱纹，继发于黑素细胞功能异常以及黑素颗粒异常释放产生的色素沉着，由于紫外线损伤、外周血管弹力膜损伤导致的毛细血管扩张等。

毛细血管扩张一般选用特异性血管治疗激光或强脉冲光治疗，作用机制为对可见血管进行选择性的光热作用。首先，面部的毛细血管可以采用波长在585~595nm之间的窄谱强脉冲光（PDL）、脉宽为0.5~40ms的参数进行消除，结果是有效而且值得信赖的，光斑直径可以在3mm、5mm、7mm、10mm、12mm或15mm中任意选择。扩张毛细血管的清除通常需要采用多种不同的治疗方法，一般平均需要两个疗程以上才能完全清除。其他像长脉冲532nm或1064nm的光也具有一定疗效，但这几种设备的光斑直径较小，一般在1~6mm之间。需要强调的是，毛细血管扩张应选择多途径的综合治疗方法，它任何时候都需要持续密切观察治疗过程，因为病理上的恢复往往需要较长时间，有时甚至是几个月至几年。

IPL对毛细血管扩张的治疗起效最快，而且它对包括日光斑在内的色素沉着也具有很好的效果，其原因在于它的光谱较广，一般跨度在560~1200nm之间，这既包含了红色素吸收峰（532~595nm），又包含了黑色素吸收高峰区（<700nm）。不同厂家的IPL设备配置不同，有些可提供5种或5种以上的治疗模块，而有些则只能提供1~2种治疗模块。而且其光斑大小及治疗过程的感受以及能量传输速度也都是不同的，其中Lumenis公司的M22起效快且效果确切。

其他专门的激光仪器也都能用于消除皮肤色素病损，例如Q-开关或者毫秒脉宽的红宝石激光（694nm）、翠绿宝石激光（755nm），或者钕钇铝石榴石激光（532nm）。这些激光与强脉冲光（IPL）比较起来疼痛感会强一些，且容易产生紫癜样皮肤外观。由于这些激光设备和IPL设备都比较昂贵，所以最好有一个可以治疗多种病损的设备。另外，针对皮肤的色素沉着，我们也可以选用皮肤的剥脱汽化来治疗。

皮肤的剥脱汽化可以采用整体或者点阵的模式来进行，本章我们将重点讨论如何合理地运用这种激光模式与外科手段一起给患者一个更好的治疗效果以及更佳的改善体验。

■ CO_2 激光换肤术

1994年，在由Coherent公司（现为Lumenis公司）生产的超脉冲CO_2激光设备发展的带动下，现代CO_2激光换肤术开始登上历史舞台。这种激光在皮肤组织剥脱阈值（5J/cm²）以上产生峰值能量，其组织停留时间比表皮的1ms热弛豫时间短。这些新一代的CO_2激光通过缩短脉冲持续时间（即超脉冲）或利用特殊扫描技术将连续波CO_2激光束快速扫描到组织上，从而限制了激光的组织停留时间，使激光束与组织上的任何特定光斑接触时间不超过1ms（i.e. SilkTouch，Sharplan Laser Corporation，now Lumenis，Inc.，SantaClara，CA）。这些高峰值能量、短脉冲和快速扫描的CO_2激光系统，使激光外科医师能够精确而有效地剥脱深度为20~30μm的皮肤组织时，其留下的热损伤深度仅为150μm，比前几代连续CO_2激光所留下的热损伤深度（约600μm）要小得多。这一技术的进步使其临床效果更为优越，同时也使得激光换肤术更为安全。

CO_2激光的热效应作用于皮肤胶原组织上时可以促进胶原蛋白收缩并且紧致面部皮肤。成功的剥脱要求：在不损伤非靶组织的前提下最大限度地放大对靶组织的热损伤。其他用来减少热损伤的办法就是CO_2激光治疗后配合铒激光，这样一来，CO_2激光留下的残余非靶组织热损伤在经过随后的铒激光治疗后可以以蒸汽和烟雾的方式快速消散，几乎不会留下任何非靶组织热损伤。

鉴于高峰值功率、短脉冲和快速扫描的CO_2激光所取得的令人惊叹的临床效果，它们迅速取代了化学剥脱术以及皮肤磨削术成为皮肤换肤的首选治疗方法。然而，新一代的CO_2激光也并不是没有缺点。由于激光剥脱的深度、非靶组织热损伤的程度以及患者皮肤的类型不同，皮肤的再上皮化过程会经历5~14天的红斑期以及持续1~6个月的炎症后色素沉着期。最后，由于剥脱皮肤上有真菌、病毒和细菌感染的风险，激光换肤术可能导致皮肤黑素细胞的破坏、永久性的色素沉着以及可能的瘢痕形成。减少这些潜在的并发症需要有良好的术后护理，而这需要患者和医师双方的共同努力，否则因为这些并发症以及因此而导致的患者"停工期"，会大大降低患者对激光治疗的期望值与好感度。

由于 CO_2 激光通常在其组织剥脱阈值附近工作（ $5J/cm^2$ ），因此大部分能量是用于加热而非用于剥脱。所以， CO_2 激光会产生较大的周围组织热损伤，仅使用几次之后就会使靶组织变得干燥。每经过一次，能够汽化的组织数量就会减少，而热损伤则会增加，第4次热损伤后通常会达到"剥脱平台"。非靶组织热损伤不仅会对 CO_2 激光的剥脱能力产生影响，而且还会导致其副作用的产生。研究表明， CO_2 激光留下的热损伤会引起周围组织的坏死（深达150μm），是造成其不良后遗症的主要因素之一，包括经久不愈的红斑、术后疼痛、延迟愈合、感染、色素沉着和瘢痕等。

■ 铒激光换肤

为了降低周围组织热损伤，铒激光换肤应运而生。虽然它成功地减少了热损伤，但由于止血性能差，它无法穿透真皮乳头层。因此，Sciton公司（Sciton,Inc.，Palo Altio，CA）研制了一种多功能铒激光治疗系统：可调式激光换肤（TRL）。该系统通过延长铒激光的脉冲持续时间（该时间通常小于0.5ms）到4~10ms，从而可以使不同的剥脱深度和热凝深度合为一体，进而减少组织汽化，延长加热时间。TRL的最大优点是可以使铒激光的输出调节为几乎无热损伤的纯剥脱模式，或者模拟 CO_2 的高热损伤模式，或任何介于两者之间的模式。

技术方案的改进带来了临床效果的提升。 CO_2 激光治疗后立即配合铒激光可以使整形科医师充分利用这两种治疗方式的优点，而又降低了它们的不足。铒激光治疗可避开 CO_2 剥脱的"平台"特性，使得激光换肤术可以在更深层次皮肤组织上展开。而短脉冲铒激光也可用来改善 CO_2 激光治疗后周围组织的热损伤坏死。

此外，剥脱激光的应用也是相当灵活的。在同一个治疗过程中，整形外科医师可以将常规剥脱激光与特异性问题导向的非剥脱技术结合起来解决患者的多种美容问题。在色素性病变的治疗上，首先应用剥脱性激光可以显著增加调Q激光在治疗方面的效果。同样，在应用脉冲染料激光（PDL）或其他血管激光来治疗血管性病变之前使用剥脱激光也可以显著提高临床疗效。尽管早期的报道对此持反对意见，但临床已充分证实除皱术和自体脂肪移植术后联合全面部剥脱换肤具有更加理想的面部年轻化效果。

治疗前和治疗后的综合护理也同时得到了改进。虽然预防性应用抗生素的话题仍有争议，但过去10年内的一些研究提供了有关常见病原体、有效抗生素的预防方案以及激光皮肤换肤术后感染风险增加的临床相关信息。新的激光创面护理方案缩短了换肤术后的恢复时间并降低了并发症的发生率。应用封闭敷料可促进激光创面愈合的作用已在许多研究中得到证实。激光术后住院并且使用常规药物使外科医师能够有效地解决一些常见的术后症状和并发症，包括术后红斑和水肿、瘙痒和炎症后色素沉着等。

■ 剥脱性点阵激光

由于可能存在较长时间的术后护理以及各种并发症的问题，以及伴随着微创手术的快速发展， CO_2 激光和铒激光的剥脱换肤术已经很少应用了。目前患者的共识是能在最短的停工期内达到最大的治疗效果。点阵激光技术由于仅治疗一定比例的皮肤，而间隔区的皮肤可以正常代谢，这就使得包括波长10 600nm的CO_2激光在内的各种波长的激光具有更显著的效果、更短的愈合时间、更低的术后并发症发生率。

点阵激光技术的问世是为了克服常规CO_2激光和铒激光治疗造成的均匀性热损伤，取而代之的是点阵式的微小热损伤。使用非剥脱点阵激光3个月后，眼周皱纹出现了2.1%的线性收缩，远低于剥脱性CO_2和铒激光换肤时所产生的线性收缩。点阵技术快速应用于剥脱性激光，给医师提供了一种更积极的治疗选择。

有趣的是，自从1995年发展出超脉冲扫描手柄以来，医师们就有能力进行点阵式CO_2激光换肤术了。这种扫描手柄的目的是提供精确的、重叠的、高斯分布的激光脉冲，对皮肤进行均匀的剥脱和汽化。随着更小的激光光斑尺寸（0.1mm、1.2mm）的出现并应用于这种带有负10%重复率的扫描仪，第一台CO_2点阵激光设备便诞生了。

Latowsky等对4种剥脱性点阵激光设备治疗面部光损伤的效果进行了比较。纳入研究的4种激光设备分别为3种10 600nm的CO_2激光（Active/DeepFX、FraxelRepair、Quadralase）和1种2790nm的Er：YSGG激光（Pearl Fractional）。评价指标为：改善皱纹、斑点、质地以及毛孔大小的程度。4种设备的临床结果、不良事件、术中疼痛评分或组织学特征均无统计学差异。术中出血量以FraxelRepair最高。

用于面部激光换肤的点阵CO_2激光和铒激光设备的发展日新月异。表13.1、表13.2按公司、波长、光斑直径、治疗面积、激光密度、功率和最大深度汇总了现有可用的激光设备。本章的其余部分将讨论撰写本文时所提及的激光设备。

■ 适应证 / 患者选择

在进行任何激光换肤之前都要对患者做全面充分的病史询问和体格检查（表13.3）。病史询问包括过去12个月有无过增生性瘢痕、活动性感染、单纯疱疹病毒（HSV）、皮肤症状、服用异维A酸或免疫抑制剂的病史等。若皮脂腺发达或者有异常愈合的病史时应该深究其原因，包括是否有放疗病史、Ⅱ度或Ⅲ度烧伤，或之前是否有过瘢痕等。应注意之前是否接受过手术，是否接受过注射，以及是否对局部麻醉或注射麻醉的任何成分过敏。对Fitzpatrick Ⅰ~Ⅲ型皮肤患者可以常规采用剥脱性点阵激光进行换肤，但对Ⅳ型和Ⅴ型皮肤的治疗应交给经验丰富的激光外科医师处理。

在评估患者面部皮肤时，我们应当注意到细纹、深的褶皱和色素沉着的程度以及分布情况。由于技术的发展，患者对面部激光换肤的需求越来越多，由此产生的问题就是治疗后的面部皮肤与颈胸部皮肤之间会有不太自然的突然转变。加之当代女性的服装经常暴露颈部和胸部，因此患者一旦发现这种较为明显的皮肤差异便会变得不安，并寻求合适的着装以掩盖这种差异。为了确保这些区域之间有美观自然的过渡，颈部和胸部的激光治疗也是必要的。

表13.1　常见的CO_2点阵激光设备

公司	产品	波长（nm）	光斑直径（μm）	治疗面积（cm×cm）	最大深度（μm）	激光密度	功率（W）	传输手臂	输出模式	脉冲传输	耗材
Lumenis	DeepFX	10600	120	10×10	4000	5%~45%	60	扫描式	连续	超脉冲	治疗头
Lumenis	ActiveFX	10600	1300	10×10	300	55%~100%	60	扫描式	随机	超脉冲	无
Lumenis	ScaarFX	10600	120	10×10	4000	5%~45%	60	扫描式	连续	超脉冲	治疗头
Lumenis	Acupulse	10600	120、1300	10×10	1000/次	5%~60%	40	扫描式	随机	超脉冲	治疗头
Solta	Fraxel re:pair	10600	135 600	15×15	1600 202	5%~70% 30%~70%	40	滑动式	连续	超脉冲	手柄和治疗头
Alma	Pixel CO_2	10600	125	11×11	400	15%~20%	70	扫描式	随机	超脉冲	无
Alma	iPixel CO_2	10600	125	11×11	500	1%~15%	70	滚动式	连续	超脉冲	无
Lasering	Mixto SX SlimE30	10600	180 300	12×12 20×20	2050	5%~40%	30	扫描式	随机	超脉冲	无
Energist Group	MedArt FRx	10600	300	10×10	1660	7%~20%	20	扫描式	随机	脉冲	无
Deka	SmartXide DOT	10600	350	15×15	2000	5%~31.8%，100%	30~50	扫描式	随机	超脉冲	无
Cynosure	Smart Skin	10600	350	15×15	350	5%~100%	30	扫描式	随机	超脉冲	无
Lutronic	eCO2	10600	120 200 1000	10×10	750	1%~100%	60	扫描式	连续	脉冲	手柄
Eclipse Med	Equinox CO_2	10600	350	15×15	2500	2%~40%，100%	30	扫描式	连续或随机	脉冲	无
Ellipse	Juvia	10600	500	10×10	400	4981 或 121MTZs/cm^2	15	扫描式		超脉冲	无

　　我们应当评估瘢痕的性状（萎缩性、碾压样、厢车样、冰锥样、增生性、色素沉着和色素脱失）与分布。即使面部激光换肤可以给患者外观提供很大的提升，但色素脱失以及冰锥样瘢痕仍然是个难题，我们应该告知患者这一点，让其有一个合理的预期。我们还需要评估毛孔大小、皮肤质地、是否有红斑以及毛细血管扩张等。另外，我们应当检查患者皮肤是否存在治疗禁忌证，如痤疮、白癜风、酒渣鼻、银屑病、单纯疱疹病毒感染等。最后，我们应根据患者自身情况综合考虑改善程度、可选择方案以及并发症等选择合理有效的治疗方法。

　　我们发现，应用点阵CO_2激光需要3次治疗才能达到一次传统CO_2激光换肤术相同的效果。点阵CO_2激光的优点是在辅以冷却的前提下完全可以在局部麻醉下进行，而不是像常规CO_2激光那样必须

表13.2 常见的铒点阵激光设备

公司	产品	波长（nm）	光斑直径（μm）	治疗面积（cm×cm）	最大深度（μm）	激光密度	传输手臂	输出模式	脉冲传输	耗材
Palomar	Lux2940	2940	100	20×20	>1000	55%~100%	扫描式	连续	超脉冲	无
Palomar	Groove Optic	2940	100~300	6×6	500	25%~50%	扫描式	连续	超脉冲	无
Sciton	ProFractional	2940	250	20×20	500	1.5%~30%	扫描式	连续	脉冲	无
Sciton	ProFractionalXC	2940	430	7×7 11×11 20×20	1500	5.5%、11%或22%	扫描式	连续	脉冲	无
Alma	Pixel	2940	200	11×11	<300	49%、81%	扫描式	连续	超脉冲	手柄
Alma	iPixelEr	2940	200	11×11	<300	1%~15%	滑动式	连续	超脉冲	手柄
utera	Pearl fractional	2940	300	10×14	1400	10%~30%	扫描式	连续	超脉冲	治疗头

表13.3 剥脱性点阵激光相关病史

增生性瘢痕或瘢痕疙瘩
活动性感染
单纯疱疹病毒病史
Koebnerizing 样皮肤外观
　银屑病
　扁平苔藓
　白癜风
过去 12 个月的异维 A 酸服用史
免疫抑制
异常皮脂腺密度
　辐射史
　Ⅱ度或Ⅲ度烧伤
　陈旧性瘢痕
之前有以下病史：
　注射填充
　激光换肤
　整形手术
过敏
　表面麻醉剂
　注射麻醉剂

在全麻或联合使用大量神经阻滞药或者不联合肿胀麻醉下进行。此外，点阵CO_2激光换肤术后创面愈合较快，患者不需要外用特殊TSR敷料（Bio Med Sciences，Inc.，Bethlehem，PA），也不需要勤用醋水浸泡，术区仅有少量浆液渗出或结痂。最后，患者可以在术后3~4天化妆，通常在5~7天完全痊愈，效果非常好。

■ 可选激光技术

■ 点阵 CO_2 激光（Active/Deep FX）

与其他30W和40W的激光相比，Active/deep FX CO_2激光可以向组织提供相当于240 W的能量。这相当于是同种CO_2激光的8倍，从而实现更为彻底的剥脱。Active FX手柄的光斑尺寸为1.3mm，剥脱的组织厚度可达300μm（图13.1）。我们采用CoolScan的Active FX模式，其剥脱模式可以大幅度减少组织热损伤、提高患者舒适度。Deep FX拥有120μm直径的光斑，可根据所选择的能量密度以及个人脉冲设置的选择（单脉冲、双脉冲或三脉冲）实现自表皮至4mm深度的组织剥脱（图13.2）。如下文所述，Deep FX用于治疗瘢痕或皱纹（图13.7、图13.8），Active FX可用于整个面部激光换肤年轻化。

我们用点阵CO_2激光评估了不同脉冲能量和密度对体外和体内的组织学和临床效果的差异（Ultrapulse Encore Active FX，Lumenis,Santa Clara，CA）。红斑容易出现在点阵激光表皮剥脱模式之后。经过10%重复率治疗的患者红斑持续时间约3天，密度每增加10%，红斑持续时间增加约1天。另外，水肿将会持续1天多的时间。术后1个月患者满意度相对较高，平均约6分（1~10分），几乎所有的患者都会向家人或朋友推荐这种疗法。

Weiss进行了一项Active FX与1550nm Fraxel：YAG激光（Reliant Technologies，Mountain View，CA）的对比研究，并评价了它们的疗效。Active FX的能量为80mJ，剥脱深度为300μm，而1550nm

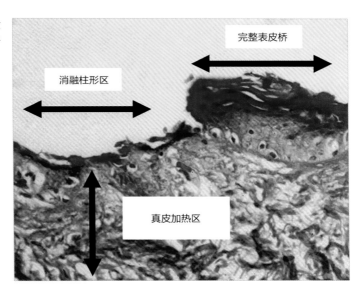

图13.1 Active FX模式下100mJ能量激光脉冲的组织学表现。消融区位于表皮内，热凝固区延伸至真皮乳头层

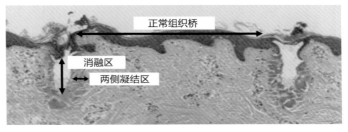

图13.2 Deep FX模式下17.5mJ能量激光脉冲的组织学表现。可见消融区以及消融区之间可以帮助再生的正常组织桥梁。横向和垂直凝固层均有因刺激产生的组织再生反应

Fraxel的能量最大深度为800μm/MTZ，能量密度为1000 MTZS/cm²。面部均采用30min表面麻醉，并配合冷敷。应用1550nm Fraxel：YAG的患者术后疼痛较重，红斑持续时间为1~2天。应用Active FX的患者术后红斑持续时间为4~6天。应用Active FX的面部平均改善率为75%，而1550nm Fraxel：YAG的面部平均改善率为25%。

Scaar FX

Scaar FX是热凝固与剥脱协同的激光换肤术（Synergistic Coagulation and Ablation for Advanced Resurfacing）的缩写。这个新的手柄连接到超脉冲平台上后，可以将150 mJ/脉冲的最高能量传送到组织中，并产生深达4mm的剥脱深度。这种技术多用于术后瘢痕、痤疮以及烧伤后瘢痕的修复。Qu等证实使用ScaarFX治疗Ⅲ度烧伤后，会造成Ⅰ型和Ⅲ型前胶原、MMP-1、TGF-b2、7GF-b3、bFGF和miRNAs水平的变化，从而显著提高临床效果。

Acupulse

Acupulse是由Lumenis公司生产的40W激光系统，可向组织传送高达200 W的峰值功率。Acupulse配置有120μm大小的单光斑扫描手柄，在超脉冲模式下可以实现深部真皮剥脱，在连续模式下可以通过建立1.3mm的浅表剥脱通道来实现表皮剥脱。这使得医师可以选择类似Active FX、Deep FX或Total FX的治疗方式。Gold和Biron对15例Ⅱ~Ⅴ型变态反应性皮肤病合并光损伤的患者进行治疗后的临床效果显示，在色素沉着和皮肤质地方面取得了很好的改善，且无任何明显不良反应。

Fraxel Re：Pair

第二代点阵激光换肤术是用CO₂激光代替了1550nmEr：YAG激光。首先，135μm大小的光斑，其治疗面积为15mm×15mm，激光效应的深度可达1.6mm。然后，采用600μm大小的光斑进行浅表剥脱（深度202μm），这与Active FX比较类似，利用IOTS Paintbrush技术，轻轻滑动手柄将连续的微光点排列在皮肤表面。若使用135μm大小光斑的手柄建议治疗4次，若使用600μm大小光斑的手柄建议治疗2次。

Chapas等的研究表明，痤疮瘢痕患者接受1次治疗后，在痤疮瘢痕深度方面平均有66.8%的改善。Weiss等每隔1~4个月对这些患者进行3次治疗，发现瘢痕的颜色、深度、质地和整体外观均有改善。第3次治疗后6个月，三维图像显示最大瘢痕深度平均减少了35.6%。

Mixto SX

目前，Mixto SX有两种可用手柄：一种是180μm大小的光斑，治疗深度为6~20mm；另一种是300μm大小的光斑，治疗深度为5~12mm。为了减少大范围热损伤以及提高患者的舒适感，该公司引进了一种采用Z形传输的能量传递方式。由计算机设定的扫描器将治疗区域划分为4个象限，能量以Z形的形式从一个象限传递到另一个象限。

通常这种低能量点阵CO₂激光使用功率在8~15W之间。这种低能量激光的优点有：红斑只持续1天；1周脱痂；可无须局部麻醉及冷敷，疼痛小且易耐受（图13.9）。当然，若要进一步选择更激进的治疗方式，提高患者舒适度表面麻醉是必不可少的。

Pixel CO_2

　　Pixel CO_2点阵激光（Alma Lasers Ltd.，Caesarea，Israel）是一种70W的激光，它通过一个Pixel特制的微型光学透镜将连续CO_2激光束分割成49μm、81μm或125μm大小的光斑，使其集中在11mm×11mm的治疗区域内。微点损伤区域占治疗面积的15%~20%。在最大能量下，热效应的深度约400μm，灼烧感持续1~3h。表皮再生需8~10天，患者红斑持续时间为6周到3个月。

　　最近，该公司推出了一种新的激光iPixel CO_2，它的手柄配有两个轮子，能够在患者皮肤表面滚动。iPixel CO_2将能量集中在125μm大小的光斑中，其穿透深度为500μm。Pixel CO_2 OMNIFIT手柄是一款可拆卸的装置，可装配到几乎任何用于皮肤剥脱或换肤的CO_2激光设备上。它可以将任何脉冲或连续CO_2激光转换为激光换肤的点阵激光。

MedArt FRx

　　这台配有扫描仪的20W CO_2激光能够实现36μm、64μm或100μm微点加热区/cm^2的点阵激光换肤。一项关于口周激光换肤的研究表明，接受过3次0.5mm大小光斑和1次12W激光的患者，尽管对皱纹无肉眼可见的改善，但其组织学证据表明其胶原蛋白含量增加。接受该激光治疗后，结痂时间为15天，红斑持续时间为1~3天。另外，这款设备是柔性光纤传输的CO_2激光，不再应用带有关节的机械臂传输。

SmartXide DOT / Smart Skin

　　SmartXide DOT/Smart Skin是由Deka公司的两个子公司共同销售的一款点阵激光设备，具有以下3个特点：① 30W的功率可以使每次脉冲的剥脱深度达到300~350μm（表13.1）；② 通过调节激光在组织中的滞留时间可以控制微剥脱之后立即发出的热脉冲的宽度；③ 可以通过调节激光微点之间的距离（0~2mm）来实现点阵激光与全剥脱激光之间的转换。扫描模式决定了光斑在治疗的皮肤上如何排列。"正常"选项时是将光斑依次排列。"Interlaced and Autofill"选项设定为组织热损伤峰值保护为最小。在"Interlaced"模式下，先扫描奇数行，再扫描偶数行。在"Autofill"模式下，这些斑点被随机排列在治疗区域上。

　　与LumenisActive/DeepFX/Acupulse相似，医师可以灵活地选择以下6种扫描形状（矩形、三角形、六边形、平行四边形、直线和点状），以适应患者不同治疗区域的解剖特点。此外，每个形状都可以改变其光斑大小（最大扫描面积为15mm×15mm）、长宽比例（宽度/高度）以及脉冲叠加，使其最大穿透深度可达到2000μm。在本文撰写之时，还没有有关这种产品的具体调查研究报告，但是临床效果已被证实是不错的（图13.3）。

eCO_2

　　Lutronic eCO_2激光是一种多功能微点阵CO_2激光，它既能够作用于浅表层的表皮，也可以作用于真皮网状层的胶原纤维。eCO_2使医师可以在几种扫描形状和扫描尺寸之间进行选择，也可以在连续

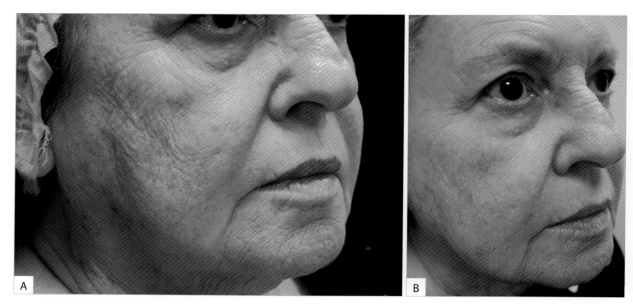

图13.3　（A）81岁患者Affirm CO$_2$ 激光治疗前；（B）2周一次激光连续治疗3次后1周。第1次治疗参数：17W，500μs，500μm光斑；第2次治疗参数：17W，500μs，500μm光斑

光束模式或非线性随机微光束传输模式之间进行选择（也被称为Lutronic Controlled Chaos技术——一种类似无序喷漆的方法）。Controlled Chaos技术通过增大光束间距来降低激光的热效应从而降低组织热损伤，并通过非连续性排列光束来使术后的效果更加自然。这种设备有双重工作模式，分别为静态模式（脉冲工作模式）和动态模式（连续工作模式），用于处理目前点阵 CO$_2$激光常见的"跳棋棋盘"（西洋跳棋棋盘）样外观。多重重复模式（在Lumenis Deep FX模块中也可以见到）使其具有更深的穿透能力，连续操作2~5次便可在没有表面损伤的情况下造成皮下损伤，从而使皮肤更加紧致。eCO$_2$激光具有可变的激光微点传输速度、皮肤传感治疗提示（一种安全防护，避免激光灼伤皮肤）以及患者治疗界面，以确保实时追踪激光微点传输（自动总密度计数器）处于动态模式之中。

　　eCO$_2$激光有3个可相互切换点阵的治疗模式（120μm、200μm和1000μm），可以使以光斑大小为基础的能量密度自由切换（表13.1）。另外，该设备包括了用于传统剥脱皮肤换肤的尖端光束。120μm大小光斑的光束有一个较深穿透深度（约2.4mm），对于这种激光来说，在应用140mJ脉冲能量治疗后3~5天内，患者通常即可痊愈（图13.4）。

　　Jung等开展了一项研究，针对10例患有痤疮和毛孔粗大的患者，使用高能量、低重复率治疗模式的临床效果要好于低能量、高重复率的治疗模式。两者在患者不适评分方面无明显差异。Yang等观察了4例患有Ⅳ型萎缩纹的患者。患者随机每4周接受3次治疗，一侧身体接受eCO$_2$激光治疗，另一侧接受1500nm铒激光治疗。虽然这两种方法都取得了改善，但无统计学上的差异。但是eCO$_2$激光术后留下的炎症所致的色素沉着更加明显。

CO$_2$RE

　　这台60W的激光设备可以使医师选择6种模式：CO$_2$RE Light（剥脱表皮的深度为30~60μm，覆盖程度为30%~50%）、CO$_2$RE Mid（剥脱深度为60~100μm，可达表皮层与真皮层交界处，覆盖程度

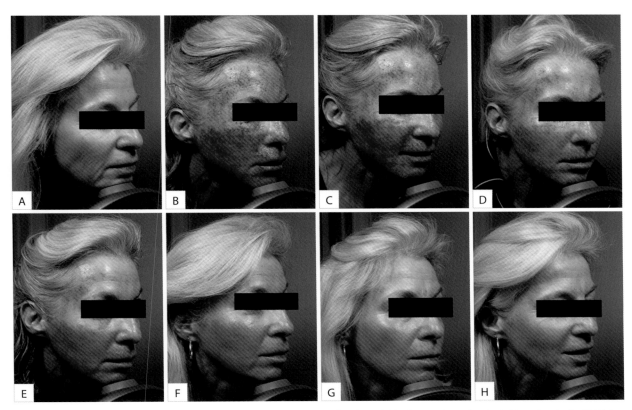

图13.4　应用eCO_2激光（能量140 mJ，密度200 spots/cm^2）术后连续对比图片。（A）术前；（B）术后即刻；（C）术后1天；（D）术后2天；（E）术后3天；（F）术后6天；（G）术后9天；（H）术后22天

为20%~40%）、CO$_2$RE Deep（剥脱深度为500~750μm，深达真皮层，覆盖程度为1%~5%）、CO$_2$RE Fusion（CO$_2$RE Mid与CO$_2$RE Deep相结合的模式）、传统剥脱换肤以及手术模式。与其他点阵CO$_2$激光相比，CO$_2$RE Fusion的模式是独一无二的，它可以在一次发射中同时实现浅表剥脱与深部剥脱。

Equinox CO$_2$

这台30W点阵CO$_2$激光配备了350μm光斑直径手柄，并可调为120μm光斑手术切割模式，并有不同的治疗输出形状可以进行选择，如正方形、长方形以及圆形，大小可以在1~15mm间进行调节。

Juvia

这台小型的点阵CO$_2$激光的功率为15W。与其他设备不同的是，这款设备没有带有关节的机械臂，而是配备了柔软光纤。Juvia配有500μm大小的光斑，穿透深度为400μm。有3种治疗模式可供选择：49MTZs/cm^2、81MTZs/cm^{2}或121MTZs/cm^2，这3种治疗模式均可使用可重复利用的扫描手柄。

■ 铒点阵激光

ProFractional 和 ProFractional-XC

　　Sciton公司的ProFractional 2940nm可以使医师选择最优的治疗深度、治疗覆盖区域以及剥脱和热损伤区域的比值。ProFractional可以调节治疗参数，如选择治疗面积1.5%~30%，剥脱深度25~1500μm。ProFractional-XC可以提供与ProFractional一致的剥脱深度以及3种固定的能量密度5.5%、11%和22%，并具有两个额外的特点：超快的治疗速度和可控的用来刺激胶原蛋白增长的热凝固程度。热凝固是通过长的、低能量的脉冲来实现的，这一脉冲只用来加热但并不会使组织气化。这种脉冲结束之后，紧接着就会出现一个短的、高能量的脉冲，从而对组织进行剥脱。ProFractional-XC可以使医师在不考虑剥脱深度的情况下选择和控制热损伤程度。有了这种可控的灵活性，医师可以根据患者不同的皮肤类型和患者的预期来调整参数，从而效仿CO_2激光或其他类型激光的热损伤（图13.5、图13.6）。

　　Hu等对34例皮肤类型为Ⅲ型和Ⅳ型的受试者进行的研究显示：57.6%的患者皮肤出现了50%~75%的改善。另外有31.8%患有痤疮的患者在接受了可调热凝固模式的ProFractional-XC之后出现了25%~50%的改善。治疗后不良事件的发生率低，3%的受试者皮肤出现了炎症后的色素沉着，并在2周内恢复。没有发生其他严重感染或不良事件。

Pixel 2940

　　这款点阵铒激光通过手柄来传输光束，手柄运用和Pixel CO_2激光相同的技术将光源分割为许多直径为200μm的光束。在11mm×11mm的正方形区域内，直径为200μm的49束光束组成7mm×7mm矩阵，产生约51mJ/脉冲的能量密度。这种激光在能量高达2500mJ/脉冲时需要多次发射时才会实现表皮

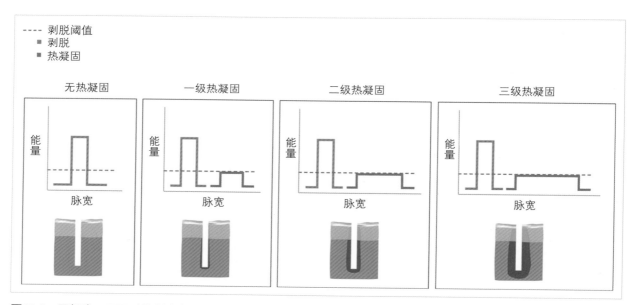

图13.5　图标演示了通过控制脉宽改变铒激光的非特异性热损伤

图13.6 患者应用 Scion 公司点阵激光治疗前后对比，参数为150μm，1.9%

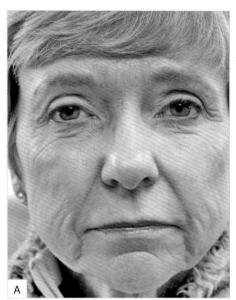
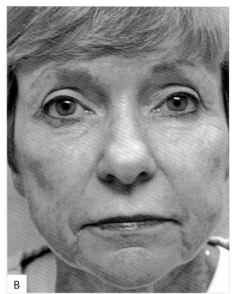

剥脱和真皮效应。与 iPixel CO_2 类似，iPixel 铒激光具有 1mm × 7mm 点阵排列，并且配有两个轮子的手柄可以使医师将手柄轻柔地在患者皮肤上滑动。

热损伤的程度取决于治疗的参数（传统技术）或者重复的次数（非传统技术），治疗期间不需要附属冷凝设备。Lapidoth 等做了一项 28 例光老化皮肤患者进行 1~4 次激光治疗后的效果评估，其中非常满意 21 例，满意 7 例。患者皮肤红斑持续时间为 2~10 天，平均 3.6 天。

Palomar Lux 2940

这台点阵铒激光通过手柄上的显微透镜将激光分割成直径约 300μm 的微激光光束。组织病理显示，这款激光的剥脱深度深达表皮下 600μm，同时会有深约 20μm 的凝固区域。在轻微炎症反应的刺激下，治疗后 12h 表皮开始再生，并持续约 1 个月（图 13.10）。

Waibela 等在 Ⅲ 度烧伤的患者身上尝试使用本激光，每隔 4 周治疗一次，连续治疗 3 次。对其治疗效果，他们列出了 0~3 分的量表，效果越好分数越高。评价指标分别为皮肤质地、皮肤颜色、肥大增生、血管化程度等。经过治疗的患者其平均评分为 2.7 分。组织学证实，瘢痕厚度变薄，营养不良性胶原蛋白的数量下降。另外，研究者们发现，11 例患者中有 2 例患者治疗后烧伤区域出现血管化增加的现象，医师建议通过增加治疗间隔来降低该情况的发生。

由 Palomar 公司推出的 Groove Optic 技术是支撑点阵激光换肤术的独有技术，它代替了传统的激光剥脱换肤术，代之以 5 个平行的线性，100~300μm 宽的 V 形槽形阵列，每个槽长 6mm。这种新式激光在连续 4 次发射光束后便会在皮肤上产生格子状的治疗图案。其剥脱深度在 150~500μm 之间不等。这种设备可以使医师具有以下选择：短脉冲剥脱模式、长脉冲凝血模式，以及两者混合模式。表皮再生一般在治疗后 4~5 天出现。

Pearl Fractional

这款 2790nm 铒：YSGG（钇—钪—稼—石榴石）激光设备可以发射出 300μm 大小的剥脱光斑，并且可以产生40μm左右的环形组织凝固区。2790nm的铒激光的水吸收率比10 600nm的CO_2激光高，但比2940nm铒激光低。2940nm铒：YSGG激光单次治疗术后的止血效果较好。术后皮肤红斑一般持续7~10天，但个别持续1年的病例也有人报道。

　　Walgrave等评估了11个接受过2790nm铒：YSGG治疗的患者，治疗频率为每6周一次，连续治疗2次，其治疗后皮肤色泽、质地、皱纹等均有明显改善。其中，皮肤质地改善最明显，其次为皮肤色泽，再次为皱纹。多项研究表明，口周和眼周的皱纹，接受治疗后会有平均为1.7分的改善（满分9分）。Kim研究发现，Ⅳ型皮肤的痤疮患者接受此种激光治疗的效果更为显著，并且大多数（约70%）的患者在接受过2次2790nm铒：YSGG激光治疗后有50%的改善，且没有出现炎症后色素沉着、长时间的红斑或瘢痕增生的现象。

■ 激光治疗前的注意事项

　　我们使用激光进行全面部换肤的经验证实，治疗前外用维生素A、乙二醇类药物、去色素剂如对苯二酚类药物等对于治疗效果没有帮助。最好的情况是，医师应当在治疗前仔细地评估患者的皮肤情况，来确定患者适合哪种药物或者不适合哪种药物。这样一来，医师可以更好地决定对患者的色素沉着或痤疮形成采用何种药物来治疗。医师一定要确保患者的皮肤有足够的营养和维生素的储备，以确保治疗区域的愈合以及新生胶原蛋白的形成。我们常规建议患者口服抗氧化药物以及富含维生素的药物。但是，并无对照实验证实以上建议是否有效。

　　我们发现，一些肌肉活动特别多的治疗区域比如两侧眼角，在接受激光治疗前1周给予肉毒毒素注射可以增加胶原纤维的沉积。但我们不建议肉毒毒素注射与激光治疗同时进行，因为激光治疗后的炎症和水肿可能导致肉毒毒素发生过度弥散。同样，我们也不建议在应用点阵CO_2激光剥脱性换肤时进行透明质酸、胶原蛋白、钙羟基磷灰石、Azficel-t（一种细胞注射制剂）或聚甲基丙烯酸甲酯的注射，因为激光治疗后的炎症、水肿会导致注射材料扩散、移位或者增加其他并发症的发生率。我们经常在应用点阵剥脱CO_2激光前注射聚左旋乳酸（童颜针），因为通常聚左旋乳酸的注射层次相对于一般填充材料的注射层次深（骨膜浅面），所以在术中可以起到额外的美容作用。

　　有HSV病史的患者术前应该常规进行抗病毒治疗，如伐昔洛韦 500mg/d，连用7天。应用剥脱性点阵激光之前，一般不建议常规预防性应用抗生素。然而如果患者免疫功能低下或是激光治疗程度较重，应该预防性应用抗生素。

　　在治疗之前，患者应该洗净面部，同时拍照并签署知情同意书。术前1h应外用表面麻醉乳膏［2.5%利多卡因+2.5%丙胺卡因（Pligalis，Galderma，Fort Worth，TX）］，在开始治疗时擦掉即可。如果激光治疗眼周皱纹，应该放置金属护眼板和金属外护目镜。我们研究发现，神经阻滞也对治疗中的麻醉颇有益处，如滑车神经、眶上神经、眶周神经、颧面神经、耳颞神经阻滞等。如果需要的话可以口服抗焦虑药和止痛药，当然啦，全身麻醉是没有必要的。

■ 技术方法

■ Lumenis Active/Deep FX

UltraPulse Encore点阵CO₂激光系统可以发射出波长为10 600nm、光斑直径为1.25mm（Active FX）和0.12mm（Deep FX）的激光。我们在治疗面部时通常配合5℃的冷风冷却系统（Zimmer）。起初，我们应用Deep FX的手柄（120μm大小的光斑，22.5~25mJ的能量）来治疗皮肤松弛、皱纹以及瘢痕，一般单次治疗就可以。若是治疗更为明显的皱纹和瘢痕的话，我们会重复1次激光治疗，第2次治疗的能量密度和激光强度会适当下降。然后再用Active FX手柄进行全面部治疗，通常参数为：光斑大小为1.25mm；功率为125mJ；频率为125Hz；通路直径为10mm；能量密度为2J。我们通常使用CoolScan设备，这款设备可以在激光发射0.3Hz后产生任意图案的冷却区域。由于下颌缘的皮肤比较薄，在治疗该区域时，这种激光可以在治疗区和非治疗区之间产生一个过渡，从而降低色差以及其他并发症的产生。对于肤色较暗的患者或者治疗面部之外皮肤的患者，激光的强度和能量密度应当适当下调。因为颈胸部皮肤的表皮层、真皮层较薄，而且有丰富的皮脂腺，如果激光治疗参数较大，则其产生瘢痕的风险就比较高。通常每次面部治疗的时间为10~15min。

■ 激光治疗术后注意事项

术后即刻常规用凉的、无菌的生理盐水湿敷治疗区域。应避免用自来水冲洗治疗区域以防止可能的非典型分枝杆菌感染。治疗后4~6天直至表皮修复完成的这段时间内，应每4h外用一次温和的促创面愈合的药膏。另外，每天应外用4次保湿霜直到红斑消退。治疗后3天起每天用0.025%激素软膏来缓解红斑、瘙痒以及降低炎症后色素沉着的发生率。

一旦上皮修复完成，建议患者使用含有矿物质的化妆品及全光谱氧化锌防晒霜。3~4周，当表皮再生完成、皮肤屏障重新建立之后，患者就应该使用以局部生长因子为基础的血清进一步刺激成纤维细胞形成新的胶原蛋白和弹性纤维。同时，患者应继续使用防紫外线和防红外线用品。在治疗4周后，患者可以开始使用维生素A、抗氧化剂、α-羟基酸、β-羟基酸以及甲基苯过氧化物。

患者在治疗后1天、1周、1个月复查，然后每3个月复查一次。为了松弛面部活跃部位的肌肉以及促进胶原蛋白的沉积，建议患者每3~4个月注射一次肉毒毒素。如果患者对改善效果不满意，可以每6个月接受一次激光治疗。组织学证实，传统非点阵剥脱CO₂激光与铒激光治疗后2年胶原蛋白仍在新生并沉积。我们并不知道点阵激光换肤术后多长时间成纤维细胞开始增殖，但估计6个月是合理的时间点。

■ 术后并发症的识别与处理

笔者们做了一个回顾性研究，评估了2006—2008年在笔者们所在医院连续接受Active FX激光治疗的Fitzpatrick皮肤分型为Ⅰ~Ⅳ型的373名患者。治疗后不良事件的发生率是12.6%。其中，4.6%是与术后治疗相关的过敏反应，2.5%是术后药膏所致的痤疮，1%是红斑，这些不良反应通常会持续4天及以上。1%的患者出现了单纯疱疹，经过抗病毒治疗后康复。没有患者出现色素沉着或色素缺失。

笔者们又开展了另一项回顾性研究，评估了2008—2010年接受Deep FX激光治疗的490名Fitzpatrick皮肤分型为Ⅰ~Ⅳ型患者。共有13.6%的患者出现了不良反应，其中5.3%为痤疮，2.2%为单纯疱疹，1.8%细菌感染，1.2%为念珠菌感染，1.2%为色素沉着，0.8%为持续时间超过1个月的红斑以及0.8%为接触性皮炎。

一项基于中国患者所开展的研究证实了我们的研究结果：激光治疗后色素变化相关的不良反应较为少见。值得注意的是，与完全非点阵剥脱性CO_2激光不同的是，我们还没有见到任何出现色素减退的患者。这可能是因为我们并未做长期、大规模的随访研究，或者表皮点阵剥脱以及真皮点阵剥脱对于表皮黑色素细胞具有保护作用所致。

在治疗后的一段时间之内，对于任何新发的疼痛、长时间不褪的红斑、蜂蜜颜色样的结痂、溃烂、延迟愈合等异常表现，医师应排除一切可能的感染因素。尽管传统的剥脱性CO_2激光换肤术后的感染多见于铜绿假单胞菌，但是我们发现，在接受传统剥脱性CO_2激光换肤术后，出现了一大批耐药或不耐药的金黄色葡萄球菌或其他非典型分枝杆菌的感染。同时，由厌氧、需氧型细菌，单纯疱疹病毒，水痘，带状疱疹病毒以及念珠菌所致的感染也有报道。如果我们怀疑有分枝杆菌感染，咽拭子培养通常无效，组织培养通常有效。在培养结果出来之前，我们建议常规使用抗生素、抗病毒药物以及抗念珠菌药物。

在治疗后长时间红斑的患者中，首先需要排除感染因素。其他处理方法包括应用激素、PDL、压迫治疗以及硅酮类产品等。红斑一旦长时间存在，尤其是超过6个月时，就应该积极治疗了，因为这样会导致瘢痕和炎症后的色素减退。

为了降低色素沉着的发生率，我们建议所有皮肤类型的患者都要注意防晒，并且外用温和的激素软膏（0.025%氟轻松软膏），外用药膏时间从治疗后第3天晚上开始。其可能的原理就是通过激素的抗炎作用来降低色素沉着的发生。这种激素软膏一般都是晚上外用，直到表皮再生完成。在色素沉着加重的病例中，可以用含有二钠甘油磷酸钠、L-亮氨酸、苯乙基间苯二酚、碳烯酸苯丙氨酸的软膏（Perle Skin Brightening Cream，Neocutis,San Francisco，CA），IPL治疗，或含有4-乙氧基苯偶姻、四肽-30、己基间苯二酚、视黄醇、亚油酸、光甘草定以及烟酰胺的软膏来进行治疗（Lytera Skin Brightening Complex，Skin Medica，Carlsbad,CA）（表13.4）。

治疗后也可常见接触性皮炎，主要表现为红斑、瘙痒、水肿以及其他不适。缓解接触性皮炎的方法是给患者外用温和的清洁剂、药膏，这些药膏应当不含常见的过敏源以及一些刺激性物质，比如抗氧化剂、芳香剂、染料以及丙烯乙二醇等。如果接触性皮炎继续发展，那么就应该给予更细致的皮肤护理及低效能的激素治疗。

表13.4 炎症后色素沉着的应对措施

预防措施

降低能量密度

降低激光强度

降低重复次数

延长治疗间隔时间

激光术后应用类固醇药物

减少日晒并使用防晒霜

治疗方案选择

珍珠亮肤霜（Neocutis, San Francisco, CA）- 甘油磷酸酯、L- 亮氨酸、苯乙基间苯二酚和十一烷基苯丙氨酸乳膏、Lytera 皮肤增白复合物（Skin Medica, Carlsbad, CA）4- 乙氧基苯甲醛、四肽 -30、己基间苯二酚、视黄醇、抗坏血酸十四烷基酯、亚油酸、格拉布丁和烟酰胺乳膏

强脉冲光

■ 总结

在2004—2007年的临床工作中，笔者们每年大约做75例 CO_2 激光与铒激光全面部换肤术、75例单用铒激光换肤术以及150例 Active/Deep FX CO_2 点阵激光换肤术。但在2008年，我们只做了25例全面部 CO_2 激光与铒激光换肤术、35例单用铒激光换肤术以及225例 Active/Deep FX fractionated CO_2 点阵激光换肤术。我们通常是根据患者能休息的时间、患者能接受激光治疗的次数以及预期效果来选择不同的治疗方案。

患有严重痤疮瘢痕或广泛光损伤、光化性角化病的患者应该给予深层次剥脱性激光换肤术，其他微创性激光治疗效果一般不理想。笔者们认为严重痤疮瘢痕的患者应该每半年接受一次治疗，连续治疗2~3次才能达到较满意的效果。全面部 CO_2 激光和铒激光换肤术所能达到的美容效果一般会持续10年，在此之前一般不需要采用其他美容手段。全面部铒激光换肤术治疗后愈合更快，它更适用于对光损伤改善要求大而对皮肤紧致要求不高的患者。全面部铒激光也可以结合 Deep FX CO_2 点阵激光对皮肤皱纹或者需要皮肤紧致的区域进行更加有效的改善，一般可持续5年的时间。CO_2 点阵激光换肤术一般每年治疗2次可达到理想效果，我们估计，这种激光换肤治疗术后皮肤改善效果可维持约5年。

未来点阵 CO_2 激光换肤术的发展主要体现在：① 将会集成各种大小不同的光斑以及等级不同的能量密度于同一手柄，从而可以根据不同的皮肤类型来快速调节激光汽化深度以及非选择性热损伤的范围达到快速治疗的目的；② 将各种类型的激光集于一身，包括2940nm铒、1064nm、1320nm、1440nm、1550nm等不同波长以提高临床治疗效果。药物以及干细胞通过点阵激光微通道传输的研究也越来越广泛。Waibel等报道了运用点阵剥脱激光联合激素治疗增生性瘢痕和烧伤瘢痕的临床效果。同时，点阵剥脱皮肤换肤术后即刻应用光敏剂、甲基乙酰丙酸以及氨基乙酰丙酸可以加强治疗光老化皮肤的临床效果，尤其适用于传统治疗方式效果不佳的患者。

■ 典型案例
■ 案例1

40岁女性患者，Fitzpatrick皮肤分类Ⅰ型，希望改善细小皱纹、日光斑以及粗糙皮肤质地（图13.7）。第一次接受的治疗为Active FX，光斑大小为1.3mm，能量密度为2100mJ，单次治疗。3个月之后，她又接受了Deep FX激光治疗，能量为17.5mJ，强度为1，单次治疗。接受Deep FX激光治疗不久以后，便开始出现融合红斑，轻微的水肿，少量针尖样出血点。患者接受了规律的疗程治疗，并且对治疗效果满意。

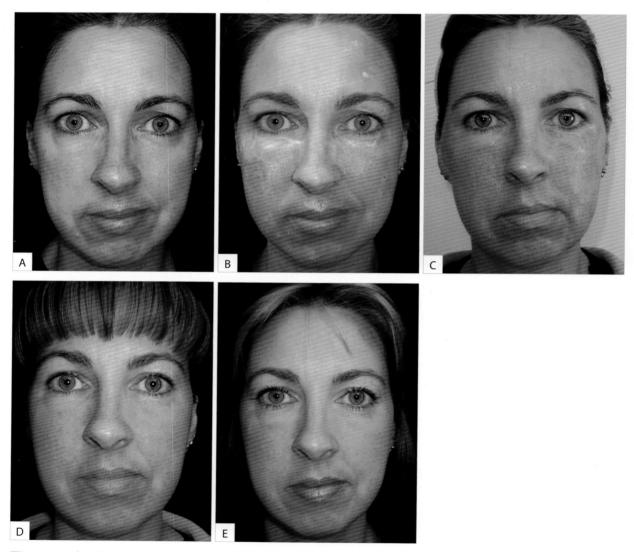

图13.7　40岁女性，Deep FX激光能量密度17.5mJ，强度为1，单次治疗。（A）治疗前即刻；（B）治疗后即刻；（C）治疗后1天；（D）治疗后2天；（E）治疗后2个月

■ 案例2

51岁女性患者，Fitzpatrick分型为Ⅱ型，希望改善日光斑、细小皱纹、肤色暗黄以及眶周皮肤松弛问题（图13.8）。她一开始对眶周皮肤进行了Deep FX激光治疗，能量为15mJ，强度为1，单次治

疗（图13.8A）。后来又在口周接受了Active FX激光，继而又接受了Active FX全面部激光治疗，能量为100mJ，强度为2，单次治疗（图13.8B）。治疗2个月后，眼周区域的皮肤改善非常明显。

■ 案例3

50岁女性，Fitzpatrick分型Ⅱ型，希望改善全面部皮肤质地、色素沉着以及皱纹问题（图13.9）。她接受了Mixto SX激光治疗（Courtesy of Dr. Jeffery Hsu）。治疗1天后，面部便出现了红斑点，并融合成斑块且伴有轻微水肿。治疗后1周复诊，表皮再生已经完成。治疗后2个月，色素沉着以及皱纹均有很大的减轻。

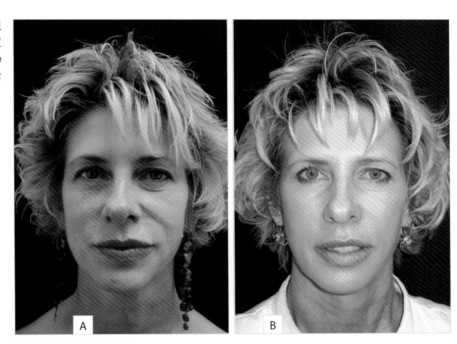

图13.8　51岁女性，口周和眼周Deep FX 能量为15mJ，强度为1，单次治疗后全面部Active FX能量100mJ，强度2，单次治疗。（A）第2次治疗前；（B）治疗后2个月

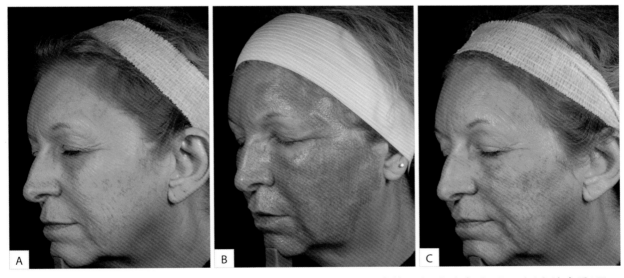

图13.9　一位患者接受了E30 Mixto SX分级 CO_2 激光治疗。（A）治疗前；（B）治疗后1天；（C）治疗后3天；（D）治疗后7天；（E）治疗后2周；（F）治疗后8周（By Courtesy of Jeffery Hsu, Diego, USA.）

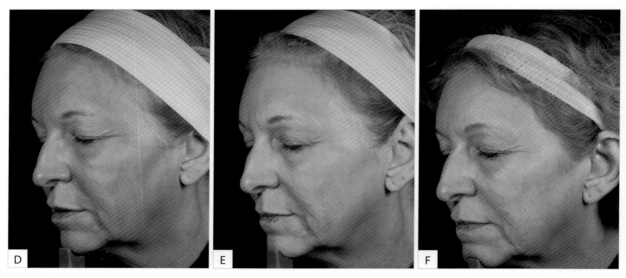

图13.9　（续）

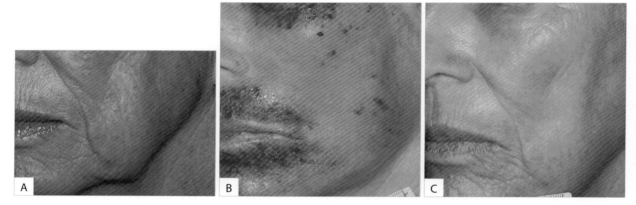

图13.10　Palomar 点阵 2940 nm 铒激光治疗患者，参数：光斑直径6mm，深度300μm，发射直径120μm，覆盖率40%~60%。（A）治疗前；（B）治疗后即刻；（C）治疗后3个月

■ 案例 4

　　60岁女性患者，Fitzpatrick分型Ⅱ型，来院要求改善面部肤色暗淡、质地不规则、日光斑以及皱纹问题（图13.10）。她接受了Palomar 点阵2940nm铒激光治疗，40%~60%覆盖率，剥脱深度为300μm，发射直径120μm，光斑直径6mm。治疗后即刻，出现红斑融合、水肿明显、皱纹加重。治疗3个月后，皮肤质地、肤色暗淡、毛孔大小、色素沉着以及细小纹均有明显改善。

■ 参考文献

[1] Alexiades-Armenakas MR, Dover JS, Arndt KA. Fractional laser skin resurfacing. J Drugs Dermatol 2012; 11:1274–1287.

[2] Campbell TM, Goldman MP. Adverse events of fractionated carbon dioxide laser: review of 373 treatments. Dermatol Surg 2010; 36:1645–1650.

[3] Chapas A, Brightman L, Sukal S. Successful treatment of acneiform scarring with CO₂ ablative fractional resurfacing. Laser Surg Med 2008; 40:381–386.

[4] Ciocon DH, Hussain M, Goldberg DJ. High-fluence and high-density treatment of perioral rhytides using a new, fractionated 2,790-nm ablative erbium-doped Yttrium Scandium Gallium Garnet Laser. Dermatol Surg 2011; 37:776–781.

[5] Doherty S, Seckel B, Ross V. Advantages of a groove pattern of microfractional ablation for facial skin resurfacing. Lasers Surg Med

2009; 41:30.

[6] Dreher F, Draelos ZD, Gold MH, et al. Efficacy of hydroquinone-free skin-lightening cream for Photoaging. J Cosmet Dermatol 2013; 12:12–17.

[7] Fabi S, Goldman MP. Comparative study of hydroquinone-free and hydroquinone-based hyperpigmentation regimens in treating facial hyperpigmentation and photoaging. J Drugs Dermatol 2013; 12:s32– 7.

[8] Fitzpatrick RE, Goldman MP, Satur NM, Type WD. Pulsed carbon dioxide laser resurfacing of photoaged skin. Arch Dermatol 1996; 132:395–402.

[9] Gold MH, Biron JA. Combined superficial & deep fractional skin treatment for photodamaged skin – a prospective clinical trial. J Cosmet Laser Ther 2012; 14:124–132.

[10] Goldman MP, Manuskiatti W, Fitzpatrick RE. Combined laser resurfacing with the ultrapulse carbon dioxide and Er:YAG lasers. In: Fitzpatrick RE, Goldman MP (eds), Cosmetic Laser Surgery. St. Louis: Mosby, 2000a.

[11] Goldman MP, Marchell N, Fitzpatrick RE, Tse Y. Laser resurfacing of the face with the Combined CO_2/Er:YAG Laser . Dermatol Surg 2000b; 26:102–104.

[12] Goldman MP, Skover G, Roberts TL, et al. Optimizing wound healing in the post-laser abrasion face. J Am Acad Dermatol 2002; 46:399–407.

[13] Goldman MP. Pre and postoperative care of the laser resurfacing patient. Int J Aesthetic Restorative Surg 1997a; 5:46–49.

[14] Goldman MP. Postoperative care of the laser resurfacing patient. Head Neck Surg 1997b; 8:35–36.

[15] Goldman MP. Cutaneous and Cosmetic Laser Surgery. Philadelphia: Mosby-Elsevier, 2006.

[16] Haak CS, Farinelli WA, Tam J, Doukas AG, et al. Fractional laser-assisted delivery of methyl aminolevulinate: Impact of laser channel depth and incubation time. Lasers Surg Med 2012; 44:787–795.

[17] Haedersdal M, Sakamoto FH, Farinelli WA, et al. Fractional CO_2 laser-assisted drug delivery. Lasers Surg Med 2012; 42:113–122.

[18] Hobbs ER, Bailin PC, Wheeland RG, Ratz JL. Superpulsed lasers: minimizing thermal damage with short duration, high irradiance pulses. J. Dermatol Surg Oncol 1987; 13:9.

[19] Hu S, Hsiao WC, Chen MC, et al. Ablative fractional erbium-doped yttrium aluminum garnet laser with coagulation mode for the treatment of atrophic acne scars in Asian skin. Dermatol Surg 2011; 37:939–944.

[20] Jung JY, Lee JH, Ryu DJ, et al. Lower-fluence, higher-density versus higher-fluence, lower-density treatment with a 10,600-nm carbon dioxide fractional laser system: a split-face, evaluator-blinded study. Dermatol Surg 2010; 36:2022-2029.

[21] Kim S. Treatment of acne scars in Asian patients using a 2,790-nm fractional yttrium scandium gallium garnet laser. Dermatol Surg 2011; 37:1464–1469.

[22] Lapidoth M, Odo MEY, Odo LM. Novel use of erbium (2,940-nm) laser for fractional ablative Photothermolysis in the treatment of photodamaged facial skin: a pilot study. Dermatol Surg 2008; 34:1048–1053.

[23] Latowsky BC, Abbasi N, Dover JS, et al. A randomized, controlled trial of four ablative fractionated lasers for photoaging: a quadrant study. Dermatol Surg 2012; 38:1477–1489.

[24] Lee JW, Kim BJ, Kim MN, Lee CK. Treatment of periorbital wrinkles using a 2,790-nm yttrium scandium gallium garnet laser. Dermatol Surg 2010; 36:1382–9.

[25] Lowe NJ, Lask G, Griffin ME. Skin resurfacing with the UltraPulse carbon dioxide laser: observations in 100 patients. Dermatol Surg 1995; 21:1025–1029.

[26] Manstein D, Herron GS, Sink RK, Tanner H, Anderson RR. Fractional photothermolysis: a new concept for cutaneous remodeling using microscopic patterns of thermal injury. Lasers Surg Med 2004; 34:426–438.

[27] Manuskiatti W, Fitzpatrick RE, Goldman MP, Krejci-Papa N. Prophylactic antibiotics in patients undergoing laser resurfacing of the skin. J Am Acad Dermatol 1999; 40:77–84.

[28] Manuskiatti W, Triwongwaranat D, Varothai S, et al. Efficacy and safety of a carbon-dioxide ablative fractional resurfacing device for treatment of atrophic acne scars in Asians. J Am Acad Dermatol 2010; 63:274–283.

[29] Oni G, Lequeux C, Cho MJ, et al. Transdermal delivery of adipocyte-derived stem cells using a fractional ablative laser. Aesthet Surg J 2013; 33:109–116.

[30] Palm MD, Butterwick KJ, Goldman MP. Mycobacterium chelonae infection after fractionated carbon dioxide facial resurfacing (presenting as an atypical acneiform eruption): case report and literature review. Dermatol Surg 2010; 36:1473–1481.

[31] Qu L, Liu A, Zhou L, et al. Clinical and molecular effects on mature burn scars after treatment with a fractional CO_2 laser. Lasers Surg Med 2012; 44:517–524.

[32] Shamsaldeen O, Peterson JD, Goldman MP. The adverse events of deep fractional CO_2: a retrospective study of 490 treatments in 374 patients. Lasers Surg Med 2011; 43:453–456.

[33] Smith KC, Schachter GD. YSGG 2790-nm superficial ablative and fractional ablative laser treatment. Facial Plast Surg Clin North Am 2011; 19:253–260.

[34] Sriprachay-anunt S, Marchell NL, Fitzpatrick RE, Goldman MP, Rostan EF. Facial resurfacing in patients with Fitzpatrick skin type IV. Lasers Surg Med 2002; 30:86–92.

[35] Trelles MA, Shohat M, Urdiales F. Safe and effective one-session fractional skin resurfacing using a carbon dioxide laser device in super-pulse mode: a clinical and histologic study. Aesthetic Plast Surg 2011; 35:31–42.

[36] Trelles MA, Velez M, Mordon S: Correlation of histological findings of single session Er:YAG skin fractional resurfacing with various passes and energies and the possible clinical implications. Lasers Surg Med 2008; 40:171–177.

[37] Waibel J. Fractional laser resurfacing now and in the future: clinical, cellular, and histologic review. Cosmet Dermatol 2012; 25:43–47.

[38] Waibel J, Graber E, Davis S, Badiavas E. Effects of erbium fractional resurfacing on third degree hypertrophic burn scars. Lasers Surg Med 2012; 44: 11.

[39] Waibel JS, Wulkan AJ, Shumaker PR. Treatment of hypertrophic scars using laser and laser assisted corticosteroid delivery. Lasers Surg Med 2013; 45:135–140.

[40] Walgrave SE, Kist DA, Noyaner-Turley A, Zelickson BD. Minimally ablative resurfacing with the confluent 2,790 nm erbium:YSGG laser: a pilot study on safety and efficacy. Lasers Surg Med 2012; 44:103–111.

[41] Weiss ET, Chapas A, Brightman L, et al. Successful treatment of atrophic postoperative and traumatic scarring with carbon dioxide

ablative fractional resurfacing: quantitative volumetric scar improvement. Arch Dermatol 2010; 146:133–140.

[42] Weiss RA, Weiss MA, Beasley KL. Prospective split-face trial of a fixed spacing array computer scanned fractional CO_2 laser vs. hand scanned 1550nm fractional for rhytids. Lasers Surg Med 2008;40:31.

[43] Yang YJ, Lee GY. Treatment of striae distensae with Nonablative Fractional Laser versus Ablative CO(2) Fractional Laser: A Randomized Controlled Trial. Ann Dermatol 2011; 23:481–489.

■ 建议阅读

Tierney EP, Eisen RF, Hanke CW. Fractionated CO_2 laser skin rejuvenation. Dermatol Ther 2011; 24:41–53.

第十四章　非剥脱性点阵激光换肤术

Daniel P. Friedmann, Jennifer D. Peterson, Sabrina Guillen Fabi,
Mitchel P. Goldman

■ 适应证 / 患者选择

越来越多的患者渴望通过刺激皮肤胶原蛋白的形成、再上皮化和最大限度地减少瘢痕来改善皮肤的光老化问题。而剥脱性的10 600nm CO_2点阵激光和2940nm铒点阵激光（Er：YAG）是一种安全有效的方法，但其具有术后护理时间长、潜在副作用大等缺点，创伤更小、愈合速度更快的非剥脱性点阵激光治疗正日益受到人们的重视。非剥脱性点阵激光不会产生融合性的热损伤，但会形成微型柱形热损伤（微热区，MTZ），可使治疗区最多95%的皮肤不受累。虽然我们更倾向于大多数患者可以使用点阵激光治疗，但由于激光带来的不适感、副作用、长达1周的恢复时间和严格的术后护理方案，仍有一些患者无法接受激光治疗。这类患者更愿意接受多次治疗，因为他们更倾向于微创治疗，即便美化结果没有那么明显，而且往往需要更长的治疗时间。

首例非剥脱性点阵激光（NAFL）的应用是在2004年被报道的，这类激光不会损伤覆盖的上皮，而是造成局限于MTZ区的皮肤凝固性坏死，并最终导致胶原蛋白重塑。根据所使用的红外波长的设定，由于水的吸收系数不同，可以实现不同的穿透深度（图14.1）。此外，增加激光器注量会导致其对MTZ的穿透更深，而且，对于某些激光器，也会增加它们的光束宽度。表皮损伤和真皮—表皮连接层的端裂受表面冷却机制影响，如冷空气冷却、制冷剂冷却及接触冷却。表面冷却还有助于减轻术中疼痛，并可以使真皮温度降至最低，从而减少瘢痕、炎症后色素沉着（PIH）和水疱的形成。随后皮肤开始迅速愈合。与传统的激光剥脱术相比，点阵式剥脱激光具有更短的恢复期，且无须全

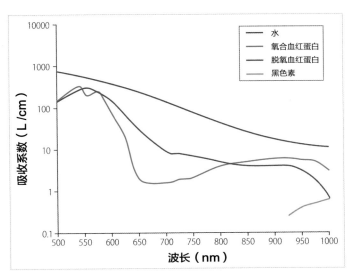

图14.1　水、氧合血红蛋白、脱氧血红蛋白和黑色素的吸收光谱

身麻醉，能降低不良事件的发生率这些优点。我们建议为以下患者使用非剥脱性点阵激光治疗：Fitzpatrick皮肤分型中（FST）Ⅴ型、Ⅵ型的患者，高色素沉着（PIH）风险的患者，不能接受激光后休息期的患者，至少愿意等待6个月，而且需接受4~6次治疗才能看到实质性改善效果的患者。

表14.1列出了美国目前可用的近红外和短波红外非剥脱点阵（NAFL）设备。除经FDA批准专门用于日光性角化（AK）治疗的1927nm激光外，所有产品均可用于"普通皮肤换肤"。一些NAFL有额外的FDA批准的适应证和临床应用。其他NAFL在美国境外销售或目前正在研究中，包括1208nm和1940nm原型，但本章将不加以讨论。

根据制造商的不同，NAFL的能量由冲压模式或带滚轮的连续运动机头或模式生成器提供。在治疗过程中，可通过滚动式机头测量激光速度。如果光束速度太快，激光微粒就会变成椭圆形而不是圆形，因此传输的能量可能会减少多达50%，从而导致治疗不足。

表14.1 可用于非剥脱性点阵激光换肤的设备

激光类型	波长（nm）	皮肤情况指征	基本设置	商品名称和制造商
Nd:YAG 激光 Q 开关激光	1064	细纹、皱纹、皮肤纹理和皮肤暗沉	3/5mm 针尖；脉冲宽度：20ns（1ms 爆发）；脉冲能量：400~1200mJ	HarmonyXL（High Power Q-Switched Module），Alma Lasers
Nd:YAG 激光	1440 1440/1320	细纹、皱纹、皮肤纹理和皮肤暗沉、浅表瘢痕和痤疮瘢痕 细纹、皱纹、皮肤纹理和皮肤暗沉、浅表瘢痕及痤疮瘢痕	10/14mm；Pd：3ms；穿透深度：300μm 通量：2~3J/cm²（在 FSTI-II 中一般为 2.7J~2.8J/cm²） 14mm；1440nm：如上规格；1320nm：更深的穿透深度：400μm；通量：6~10J/cm²（在 FSTI-II 中从 7.5J/cm² 开始）（15%~20% 重叠，建议 2 次）	Affirm，Cynosure，Inc. Affirm Multiplex，Cynosure，Inc.
Nd:YAG 激光	1440	细纹、皱纹、皮肤纹理和皮肤暗沉	10mm；脉冲宽度：3~10ms 脉冲能量：14~70mJ 12mm×12mm，脉冲宽度 3~10ms，脉冲能量 32~80mJ 15mm；脉冲宽度：3~10ms；脉冲能量：2~14mJ （设备不再由制造商生产，已更换为 1540nm 设备）	Palomar Starlux，Palomar Artisan 和 Palomar Icon，Palomar Medical Technologies，Inc.
半导体激光	1410（±20）1410	眼周细纹和皱纹：小雀斑、黄褐斑、色差、面部皱纹、细纹	PD:10ms；脉冲能量：≤15mJ PD:4~20ms；脉冲能量：10~30mJ	PaloVia Skin Renewing Laser，Palomar Medical Technologies，Inc. Palomar Emerge
半导体激光	1440	眼周细纹和皱纹、皮肤质地及皮肤暗沉	固定光斑大小：140mJ；穿透深度：280~390μm（取决于脉冲能量）；脉冲能量：低（4mJ）、中（7mJ）或高（9mJ）；处理级别（TL）："低"级别 =4% 的覆盖率，"中"级别 =7% 的覆盖率，"高"级别 =9% 的覆盖率（取决于所使用的能量级别）[根据所使用的 TL（百分比覆盖率），平均 4 个级别的覆盖率]	Clear + Brilliant System（Original Module），Solta Medical，Inc.

激光类型	波长(nm)	皮肤情况指征	基本设置	商品名称和制造商
玻纤铒激光	1540	细纹、皱纹、皮肤纹理、色差、黄褐斑、条纹、痤疮瘢痕、手术瘢痕	10mm：平均穿透深度725μm；脉冲能量：14~70mJ；Pd：10/15ms；密度：100mb/cm² 15mm：平均穿透深度600μm；脉冲能量：3~15mJ；Pd：10/15ms；密度：320mb/cm² 12×12mm XD微透镜：平均穿透深度1060μm；脉冲能量：20~70mJ；Pd：15ms。 15mm XF微透镜：平均穿透深度750μm；脉冲能量：6~70mJ；Pd：10/15 ms（20%~50%重叠，通量次数取决于所用针尖）	Palomar Starlux, Palomar Artisan, Palomar Icon, Palomar Medical Technologies, Inc. Palomar Icon Aesthetic System
玻纤铒激光	1550	细纹、皱纹、皮肤纹理、瘢痕、条纹	2/3/5cm 针尖；脉冲能量：1~120mJ；密度范围：25~3025mb/cm²（平均为100μm/mb，随机扫描为100μm/mb）。脉冲能量 1~30 mJ	Sellas-evo, Dinona Inc. Sellas, Dinona Inc.
玻纤铒激光	1550	细纹、皱纹、皮肤纹理、瘢痕、条纹	6mm×6mm/5mm×10mm/8mm×8mm/10mm×10mm 针尖；脉冲能量：≤120mJ；密度范围：50~500mb/cm²	MOSAIC HP, Lutronic Corp.
掺铒光纤激光	1550	细纹、皱纹、皮肤纹理、色差、黄褐斑、色素性病变（黑斑及日晒雀斑）、AK眼周皱纹、痤疮瘢痕、手术瘢痕、条纹	7/15mm；最大穿透深度：1400~1500μm；脉冲能量：4~70mJ；TL范围：5%~48%（根据TL或所用覆盖率的不同，平均提供4~8次覆盖）	Fraxel Re:store, Solta Medical, Inc.
掺铒光纤激光	1565	细纹、皱纹、皮肤纹理、瘢痕、条纹	冷却蓝宝石针尖，5~18mm（取决于光束的形状/模式）；脉冲能量：10~70mJ；密度范围：50~500mb/cm²；非连续细分能量输送（"冷扫描"）	M22 (ResurFX module), Lumenis, Ltd.
铊纤激光	1927	比1550nm更有效地治疗表皮突起，包括AK色素性贫血、黄褐斑和改善皮肤质地	7/15mm；穿透深度：≤200μm；脉冲能量：5~20mJ；TL范围：20%~70%（根据TL或使用的百分比，平均提供4~8次覆盖）	Fraxel Re:store DUAL system (1550 nm/1927 nm housed in single platform), Solta Medical, Inc.
半导体激光	1927	眼眶周围细纹和皱纹、皮肤质地和皮肤暗沉由于1927 nm对水的亲和力较高，可改善色差大于1440 nm的半导体激光，并用于外用产品	SP：140μm；穿透深度：167μm；脉冲能量：5 mJ；TL："低"=5%覆盖率，"中"=7.5%覆盖率，"高"=10%覆盖率[根据所使用的TL（百分比覆盖率），平均通过8次]	Clear + Brilliant System (Perméa handpiece), Solta Medical, Inc.
射频	N/A	细纹、皱纹、皮肤纹理、痤疮瘢痕、手术瘢痕	12mm×12mm；穿透深度≤450μm；以冲压方式提供的单孔道，以产生"准烧蚀"	eMatrix, Syneron Medical Ltd.

■ 双波长非剥脱性点阵激光和多波长复合非剥脱性点阵激光

多波长复合非剥脱性点阵仪（Cynosure，Inc.，Westford，MA，USA）通过一根Nd：YAG激光光纤连续发射两个波长（1320nm和1440nm）。不论是较早的双波长非剥脱性点阵激光（单发1440nm激光），还是更为先进的多波长复合非剥脱性点阵激光，两者均使用专有的组合尖端脉冲技术与衍射光学点阵相结合的技术，从单个光束产生点阵激光能量。1440nm激光只能达到300μm深度，而1320nm激光穿透力更强（深度达400μm），这是因为它对水的吸收系数较低，在1450nm处达到峰值。使用7.5~8.1J/cm² （1320nm成分）和2.5~2.8J/cm² （1440nm成分）的能量密度对FST Ⅰ~Ⅲ型患者进行面部年轻化治疗。在FST Ⅳ型皮肤患者中，我们从较低的能量开始，分别为7J/cm²和2J/cm²，并随着每次后续治疗的进行，缓慢增加能量。一般使用14mm的光斑尺寸，同时两个通道保持15%~20%的覆盖率。医师建议在术中使用加压冷空气冷却，以减轻患者的不适以及避免局部过度加热。无须术前表面麻醉以及其他形式的全身镇静或麻醉。建议患者每个月进行连续治疗，直到获得所需的修复效果。

Weiss等在2006年对40名受试者的面部光老化和低色素瘢痕进行了3个月一次的治疗，他们根据皱纹或瘢痕的严重程度，采用3~7 J/cm²剂量治疗1~3次，20%~30%覆盖率，加压冷风冷却。在最后一次治疗1个月后，他们将67%的受试者评定为"最小"改善，27%的受试者评定为"中等"至"良好"改善，与治疗相关的暂时性副作用，仅有红斑、荨麻疹和水肿。另一项关于面部光损伤的双波长非剥脱性点阵激光治疗的前瞻性研究发现，平均每2~3周进行5.9次治疗，每次使用4~8J/cm²的两个通道，结果10名患者中有8名有76%~100%的改善。Geraghty和Biesman在2009年对比研究分析了对19名患者的面部和颈前部应用双波长非剥脱性点阵激光和多波长复合非剥脱性点阵激光的疗效，平均间隔时间为18天。双波长非剥脱性点阵激光和多波长复合非剥脱性点阵激光使用的平均通量分别为3.74J/cm²和2.3/8.4 J/cm² （1440/1320nm）。两者都使用了两个具有14mm光斑大小的非重叠过程。受试者和盲目评估者在治疗6个月后观察到以下情况的主观改善，包括纹理、色素沉着、皱纹和整体外观，各组之间没有显著差异，部分受试者报告接受多波长复合非剥脱性点阵激光后1个月出现皮肤紧绷感，然而并无统计学差异。

滚轮式点阵激光

滚轮式点阵激光（Solta Medical，Inc.，Hayward，CA，USA）在1440nm波长提供低能量、非剥脱的点阵能量，可适度改善眼周细纹和皱纹、皮肤纹理以及皮肤暗沉等情况。2013年，Saedi等对20名受试者进行的前瞻性研究显示，每隔2周治疗一次，进行6次治疗后，面部毛孔评分平均减少17%。每个受试者每个疗程有8次通量，平均治疗水平（TL）为3.0分中的2.8分，与高能量（9MJ/脉冲）设置相一致。在末次治疗后2周，研究者和受试者对毛孔和面部外观的改善程度分别评为中度（26%~50%）和显著（51%~75%）。平均受试者满意度为4.3/5。用于滚轮式点阵激光的1927nm波长模式（Perméa手具）可用于治疗浅表性光损伤和色差，因为它比1440nm模式具有更高的表面穿透深度（167μm）以及更强的水亲和力。2013年Elford等对18名受试者进行了6个疗程的治疗，使用从低到高TL治疗面部光损伤和皱纹，尽管90%的受试者对结果"满意"或"非常满意"，但在随访1个月或3个月时，在细纹、皮肤质地、色差或总体外观方面没有显著差异。此外，Brauer等在2013年对30名FST Ⅰ~Ⅵ型皮肤且临床诊断为黄褐斑或色素沉着的患者进行了6次间隔2周的连续治疗，微束直径为110~180mJ，能量为5mJ，处理覆盖率为5%~7.5%，研究人员对44%的受试者进行了4分位数的盲评，认为他们的色素沉着有76%~100%的改善，其间无不良反应报道，如色素沉着。也许它最大的用途将是提高皮肤对外用药物和化妆品的渗透性。对此，Elford等2013年对新鲜离体人皮肤的研究发现，用1927nm手具治疗后，表皮明显破裂，局部抗氧化血清的摄取随剂量的增加而增强。

Lux1440 非剥脱性点阵激光

这种来自Palomar激光科技公司的点阵Nd：YAG激光设备通过10mm、12mm×12mm或15mm光斑大小以冲压方式发出1440nm波长的激光，用于表面非剥脱式治疗。2013年，Cohen和Ross进行了一项由6名受试者组成的分块前瞻性研究，他们将单用2940nm Er：YAG非剥脱性点阵激光及与Er：YAG结合Palomar LUX1440nm的治疗方法进行了对比，具体参数设置包括70mJ/mb的脉冲能量和10ms的脉冲持续时间，10mm的光斑大小和两次50%的覆盖率。在单次治疗3个月后的随访结果中，患者的皱纹或色素评分无明显差异，但联合治疗方案后，出血、疼痛、红斑和瘀斑明显减少。值得注意的是，Lux1440nm已不再由制造商生产，而已被Lux1540所取代。

Lux1540 非剥脱性点阵激光

Palomar激光科技公司生产的氙灯泵铒：玻璃激光器系列采用经过17℃蓝宝石玻璃窗的集成接触冷却的冲压微透镜阵列，用于非烧蚀点阵重铺。与1440nm波长相比，1540nm波长被黑色素吸收最少，并优先被水吸收，从而可以更深入地渗透热能。Farkas等在2009年报道，当光斑直径为10mm时，脉冲能量每增加10mJ，深度增加100~150μm。

研究证实了这种NAFL装置在控制光损伤方面的安全性和有效性，特别是与强脉冲光和皮肤填充物结合使用时。Verhaegh等在2012年也证实了NAFL与LUX1540设备可以改善显微皮肤癌手术后瘢痕和移植后的外观。

2012年Tourlaki等发现，以3周为间隔的4次治疗结合每日局部三联疗法（对苯二酚4%、维A酸0.03%和丁酸氢化可的松0.1%）也能显著改善黄褐斑（尽管是短期的），随访1个月，67.1%的受检者症状改善＞75%，但6个月时仅有21.1%的患者保持上述改善水平，43.4%的患者无明显改善。

Sellas/Sellas-evo 光纤非剥脱性点阵激光

Sellas / Sellas-Evo 1550nm点阵激光是一种铒-玻璃纤维激光器（Dinona, Inc., Seoul, South Korea），它采用获得专利的随机照射激光光束系统，以随机、交替的模式传输微光束，使治疗区之间的区域冷却，从而减少术中局部过度加热并提高患者的舒适度。制造商表示，这种技术可以减少术中疼痛、色素沉着、肿胀和红斑的发生率，也可以缩短愈合时间。Prens等在2012年对10名患者的治疗中发现，在用Sellas-evo治疗面部和身体其他部位5~10次并联合使用维A酸0.025%的乳膏后的24周内，对光损伤的总体评估也有46%的改善。

MOSAIC HP 铒激光

MOSAIC HP 1550nm铒激光是玻璃纤维激光器（LutronicCorp.，Fremont，CA，USA）通过冲压或动态扫描模式使用类似的随机生成的MTZ模式，从而最大限度地减少覆盖和相关的局部过热损伤。2010年，Jung等对比研究了MOSAIC HP与1565nm激光（原型设备，LutronicCorp.，Fremont，CA，USA）在分别用于治疗眼周细纹中的疗效，治疗方案采用6mm×6mm光斑大小、15~18mJ脉冲能量和500mb/cm^2。双侧面部对比，每3周进行一次治疗，5次治疗后的3个月内，研究者对主观改善或患者满意度的盲评显示两组没有显著差异，尽管使用1565nm设备治疗侧趋向更好的结果。对12名受试者的另一项研究显示，在3次治疗后的4个月内，患者面部毛孔明显缩小。

Fraxel Re：store

2004年，Manstein等使用Fraxel Re：store 1550nm波长掺铒光纤激光器（Solta Medical，Inc.，Hayward，USA）在皮肤再生领域开创了点阵光热分解技术。第一代设备产生中等注量和固定焦距的MTZs，使用扫描方法和光学跟踪染料通过7mm和15mm一次性针尖发射连续激光脉冲。第二代Fraxel Re：Store不仅允许更高的通量和可调的光斑大小，而且还取消了跟踪染料的需要，该设备目前已被美国FDA批准用于治疗雀斑、AK、黄褐斑、眶周皱纹、痤疮瘢痕和手术瘢痕。

2010年，一个关于第二代激光作用的共识小组建立，该小组推荐使用8个脉冲能量为30~70mJ的通道，对应深度为800~1270μm治疗FSTs Ⅰ~Ⅲ型患者面部皮肤上的光老化问题。虽然应使用7~11的TL来处理FSTs Ⅰ~Ⅲ型，但建议对Ⅳ~Ⅵ型采用较低的水平（4~7）。表14.2中含有1550nm Fraxel Re：store的典型参数。研究证实，虽然使用这种设备的皮肤穿透深度会随着剂量的增加而增加（病变宽度也会变小），但随着治疗密度的增加，也更容易产生并发症。

多项临床研究已经证实了Fraxel Re：store在治疗皮肤光损伤方面的有效性和安全性。Wanner等在2007年对50名女性进行了3次治疗，间隔3~4周，使用8mJ/MTZ和8次250MTZ/cm^{2}治疗，独立评价者主观评分改善为0~3分，随访3个月和9个月的平均得分分别为2.2分、3分（$P<0.001$）和1.96分（$P<0.001$）。Walgrave等在2008年将Fraxel Re：store与1540nm铒光纤激光器（StarLux Lu 1540，Palomar

表14.2 Fraxel Re：store（1550nm）参数

指征	脉冲能量	治疗级别－浅色皮肤（FST Ⅰ~Ⅲ）	治疗级别－深色皮肤（Ⅳ~Ⅵ）
面部重铺	30~70mJ	7~11	4~7(± 脉冲能量至 20mJ)
眼周细纹，中度至重度	30~50mJ	7~11	3~7
口周细纹，中度至重度	50~70mJ	7~11	4~7
色素性失调症	10~20mJ(较低脉冲能量会增加密度）	7~11	4~7
黄褐斑	8~20mJ	4~7	4~6
毛孔扩大	30~40mJ	7~11	
痤疮瘢痕	30~70mJ	7~11	4~7

Medical，Inc.，Burlington，MA）用于一项针对6名受试者的左、右面部对照研究，每7~10天进行3次治疗，进行了疗效对比，盲评者发现了使用较高密度下（6~10mJ/MTZ，2000 MTZ/cm^2）低通量Fraxel Re：store可以明显改善色素沉着，而在较低密度下（15mJ和30mJ，800 MTZ/cm^2）高通量的StarLux LUX1540nm则能明显改善皮肤纹理。眼睑皮肤紧缩度和AKs也有改善（5次治疗后6个月病变计数减少55.6%）。

　　Hantash等在2006年的研究中考虑到表皮物质和真皮物质通过微热区的能力，还评估了1550nm非剥脱性点阵改善黄褐斑的能力。Goldberg等在2008年的研究表明，10名受试者每2周治疗一次，剂量为6~10mJ/MTZ，密度为2000~2500MTZ/cm^2，在4次治疗后，3个月随访对活检标本进行的光镜和电镜检查显示，与治疗前相比，黑素细胞减少，相邻的角质形成细胞内没有黑色素，深色皮肤类型（FSTIV）的临床改善程度低于浅色皮肤类型（Ⅲ型），分别为26%~50%和51%~75%。其他前瞻性研究表明，使用6~40mJ/MTZ的注量，经过3~7次治疗（间隔1~8周）后，8~10次测试的覆盖率达到9%~29%，略有完成主观改善的效果。尽管如此，与使用氢醌、维A酸和曲安奈德三联局部治疗，三氯乙酸脱皮或使用广谱化学防晒霜相比，左、右面部对照研究并未提示Fraxel Re：store有任何显著的长期益处。

Lumenis ResurFX 激光

　　最近，卢梅尼斯有限公司（Yokneam, Israel）发布了一台1565nm光纤的非剥脱性点阵激光发生器，该设备正在等待美国FDA的批准（图14.2）。这项技术是针对现有M22强脉冲光系统的模块化升级而开发的。该设备的手持件可以实现实时手控的"冷扫描"，其冲压方式与Lumenis超脉冲CO$_2$非剥脱性点阵激光器中的"冷扫描"方式类似。红外激光能量在1565nm处对水的吸收系数略低

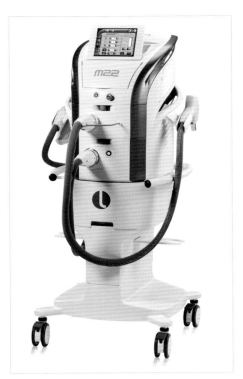

图14.2　M22系统的1565nm掺铒光纤ResurFX模块。由Lumenis Ltd., Yokneam, Israel提供

于1550nm，9cm⁻¹和8cm⁻¹的吸收系数，导致其对皮肤穿透率略高。其热动力冷却接触的蓝宝石水晶头可以有效增强表皮冷却和疼痛控制。我们还发现用冷空气冷却器作为补充也是有用的。同时，该设备还提供多种形状、密度和大小不同的激光模式，5~18mm不等。能级范围为10~70mJ，密度为50~500mb/cm²（病例4）。

Fraxel DUAL 激光

自从2009年10月Fraxel Re：store系统推出后，有研究人员在其中添加了铥纤维，使用1927nm波长，使其具有更大的吸水系数，从而成为治疗表皮层和浅表性皮肤疾病的理想选择，例如AKs（已获FDA批）、黄褐斑、黄斑脂溢性角化病和由其局限的皮肤穿透性（200μm）而导致的光老化。表14.3概述了我们使用Fraxel DUAL的典型设置（图14.3）。

2013年，Weiss使用5~20mJ脉冲能量和40%~70%的覆盖率，对24名面部AK患者每2~6周进行4次全面部治疗，术后1个月和6个月时，病灶绝对计数较基线分别下降91.3%和86.6%。受试者和研究人员使用5分（0~4）评定量表主观评价光损伤的改善情况，1个月时得分为3.62分和3.24分，6个月时得分分别为3.04分和3.54分，在6个月的随访中，7名受试者中有6名（85.7%）出现了AKs的组织学清除。然而，最近的一项回顾性研究比较了1927nm NAFR和强脉冲光（IPL；M22或Lumenis One，Lumenis，Ltd.）对于年长患者胸部的年轻化疗效，研究人员没有发现两组受试者在满意度方面有显著差异，也没有通过照片对改善情况进行盲评，忽略更高的操作费用（患者和医师）以及NAFR造成的不适。因此，需要对NAFR和IPL进行前瞻性的左、右面部对比研究。

最近的一些研究也评价了这种装置治疗黄褐斑的有效性和安全性。2012年，Polder和Bruce进行了一项试验性研究，他们使用10~20mJ脉冲能量、6~8次通量、20%~45%的覆盖率，对13名受试者给予间隔4周3~4次治疗，在没有色素沉着的情况下完成了所有随访，平均独立评估者评估的黄褐斑面积和严重程度指数（MASI）评分从基线时的10.1分下降到随访1个月时的5.0分（$P<0.05$），随访3个月和6个月时则下降到6.7分（分别为$P=0.06$和$P=0.07$）。受试者和研究人员还使用5分（0~4）评定表对总体改善进行主观评价，1个月时评分为3.3分和1.8分，3个月时为2.5分和1.6分，随访6个月时为2.2分和0.7分。随后，Lee等在2013年的一项为期3周、间隔3周、使用10mJ脉冲能量、10次通量、30%覆

表14.3　Fraxel re:store DUAL（1927 nm光纤）治疗Fitzpatrick Ⅰ~Ⅲ型皮肤的参数设置

指征	脉冲能量	治疗级别
面部光损伤	5~20mJ （最常用：10mJ）	2~11 （最常见：7~8）
眼睑光损伤	5~20mJ	1~4 （仅限2次）
光化性角化病	5~20mJ	3~7 （9~10脉冲能量10mJ用于积极治疗）
黄褐斑	10 mJ	3~9 （最常见：5）

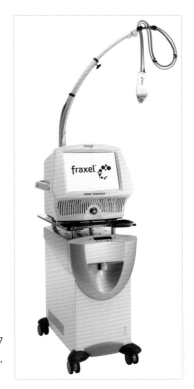

图14.3　Fraxel Re:store DUAL系统（1550nm和1927 nm光纤）。由 Solta Medical, Inc. 提供，Hayward, CA, USA

盖率的左、右面部对比研究中也显示，随访2个月和6个月时，MASI评分与基线相比分别下降了33%和28%，而未治疗侧分别下降了5%和12%。另外两项回顾性研究证实，与黄褐斑的许多治疗方案一样，尽管短期疗效令人满意，但复发仍很常见。

射频消融

该技术为eMatrix（Syneron，Irvine，CA，USA）通过200个大小为12mm×12mm的正负电荷电极针脚的细分阵列提供1MHz的双极射频（RF）能量，在一个12mm×12mm的方形一次性针尖上形成一个闭合电路。虽然由于角质层脱水，表皮的电阻抗很高，但在血管深层真皮组织中电阻抗明显降低，因此，eMatrix产生金字塔状的热损伤区域，消融表皮层和真皮乳头层的小区域，同时在真皮网状层中可深达450μm来激发容量性非接触凝血和亚凝血效应，从而促进新胶原蛋白的形成、弹性的恢复和现有胶原蛋白的收缩，因此，这一过程被称为"亚点阵剥脱"。

这种技术最大的优点是，与这种设备相关的有限的表皮破裂和生色团独立的作用机制使它具有停工期最短，且可以在所有皮肤类型中使用的优点。另一方面，目前所有现有的非剥脱性和剥脱性点阵激光模式利用水作为发色团，在热损伤的锥形区域内产生2~35倍的表皮损伤，导致术后色素异常沉着的发生率较高。因此，对于FSTs Ⅳ、Ⅴ类型皮肤，这些设备必须谨慎使用，并对流量、密度和通量加以限制，在FST Ⅵ型皮肤中通常不建议使用这些设备，除非是由有经验的激光外科医师操作。

亚点阵剥脱皮肤年轻化可使光老化的皱纹、色素性改变和质地方面有显著性改善。一项多中心研究对35名受试者进行每3~4周、使用8~20J、密度为5%的3次治疗，在1个月的随访中，90%的受试者表现出皱纹的改善，87%的受试者表现出皮肤紧致的改善，83%的受试者表现出皮肤亮度的改善，超过50%的受试者以上所有方面都有超过40%的改善，特别是眼眶周围区域表现出最大的改善。80%的受试者对治疗结果感到满意，87%的人只报道了轻微的与手术有关的疼痛和不适，没有人出现色素沉着。同时，人体组织学评估表明，尽管有更多的烧蚀、凝固或坏死的影响，高的能量水平可对更深层次的容量加热。一项对韩国受试者的研究中表明，每4~6周进行单程治疗，共3次，可在没有色素沉着的情况下显著改善面部光损伤和孔径大小。随访6周后，83%的受检者主观外观改善＞50%，细纹改善26%~50%，毛孔大小、亮度、光洁度和紧致度改善26%~50%，76%的受试者在同一时间点将他们的总体外表评定为"好"或"优秀"，100%的受试者满意。

■ 激光前注意事项
■ 咨询交流

当面对潜在的需要进行面部皮肤修复的患者时，最重要的是要做一次彻底的病史询问和体格检查。在治疗前6个月内口服维A酸、有瘢痕疙瘩形成的倾向、妊娠、身体状况或口服其他药物将影响伤口愈合，以及增加治疗区域出现不良病变及感染倾向，以上这些均应在进行皮肤表面修复前考虑。此外，还必须仔细检查皮肤是否有其他皮肤病（如痤疮、白癜风、酒渣鼻和牛皮癣）的迹象，这些症状可能会因治疗而加重或恶化。此外，还必须询问患者所在地区有无单纯疱疹病毒（HSV）爆发的病史，并应考虑给患者使用预防性抗病毒药物。还应问清非典型皮脂腺密度和愈合的病史，包括辐射暴露史、II度或III度烧伤或治疗区域的陈旧瘢痕。应注意以前的手术史、注射史以及对表面麻醉剂的过敏史，但已发现这些并不是治疗的禁忌证。

在评估患者的皮肤情况时，应注意细纹和深褶皱的程度和分布。深的皱纹将需要更多的治疗次数和NAFL，往往联合NAFL、填充和肉毒毒素疗法或剥脱性激光重塑将会使疗效更好。应对瘢痕的性质（萎缩、凹凸不平、箱状、冰锥状、肥大、色素沉着、色素减退）及其分布进行评估。值得注意的是，色素减退和冰锥瘢痕可能较难恢复，但这也往往是患者的第一诉求，应告知患者。应常规评估毛孔大小、皮肤纹理、红斑、毛细血管扩张度，以及雀斑情况，以使用脉冲染料激光（PDL）或调Q开关（QS）激光，进一步改善弥散性红斑和雀斑。

在病因上，色素沉着可分为表皮、真皮或表皮—真皮混合。与皮肤或表皮—皮肤色素沉着相比，像日晒雀斑这样的表皮色素可以更容易地去除，而且所需的治疗次数也相对更少。患者通常在单一治疗区域（如色素沉着和日晒雀斑）有多种类型的色素沉着，治疗方案应予以相应调整。此外，医师还应调查和处理任何可能导致色素沉着的潜在原因，如口服避孕药的使用、激素替代治疗、不使用防晒霜、晒黑、使用高比例的氢醌和重复的微创伤。

必须彻底告知患者现实期望的替代办法和副作用。重要的是要强调，治疗效果可能会较为缓慢，并逐渐地在间隔4~6周的3~6次治疗后取得，这取决于临床适应证。最终效果可能需要在最后一次激光治疗后3~6个月才能实现，因为胶原蛋白的修复重塑是一个缓慢持续的过程。有关治疗及善后护理的详情，会在随访期间详细讨论。

■ 术前处理

我们的点阵式换肤经验表明，术前局部使用维A酸类、乙醇酸或对苯二酚等脱色剂进行治疗并不是提高治疗效果所必需的。对皮肤进行预处理最多可以让患者和医师确定哪些产品容易耐受和哪些产品对皮肤有刺激性，对于激光术后治疗局部色素沉着或痤疮爆发可能是有益的。治疗地区有单纯疱疹病毒感染史的患者，应预防性应用万乃洛韦500mg，口服，每天2次，连用3天。最后，由于NAFL可引起痤疮样发疹，对于有痤疮病史的患者，应考虑使用米诺环素或强力霉素100mg，口服，每天2次，连用7~10天来预防。此外，我们还在洗剂或乳膏配方中选择用于表面麻醉和术后愈合产品的载体，以减少由更黏稠的产品（如软膏）引起的滤泡性阻塞。

■ 技术要点

在获得治疗区域的高清照片和书面知情同意书后，患者用中性清洁剂洗脸。有HSV病史的患者口服抗病毒药物。如果需要一些表面麻醉剂乳膏［LMX5（Ferndale实验室，Inc.，Ferndale，MI，USA）；复合级或药用级（Pliaglis，Galderma Laboratories，L.P.，Ft. Worth，TX，USA）7%利多卡因和7%丁卡因；或20%苯丙卡因、6%利多卡因和6%丁卡因］，根据说明书在面部涂抹，保留30~60min。众所周知，丁卡因可引起皮肤血管扩张，导致暂时性面部红斑，这不应与过敏性接触性皮炎相混淆，后者更有可能出现红斑和瘙痒。另外，如果要治疗的不仅仅是面部，在使用更高浓度的复合表面麻醉剂时，还要考虑两个治疗区域的药物浓度限制，因为已有关于在NAFL治疗过程中利多卡因毒性的报道，为了最大限度地减少利多卡因的潜在毒性，建议将治疗面积限制在300~400cm^2。干纱布可用于确保在治疗前完全去除表面麻醉剂，眼内金属眼罩可用于眼眶缘内眼睑皮肤的治疗。应对激光系统进行预处理，以确保激光性能适当。纸张测试条可用于Fraxel激光系统。我们常规使用加压冷空气冷却器（Cryo6，Zimmer Medizin Systems，Irvine，CA，USA或Artek Air，HeatTek，Inc.，FlowerMound，TX，USA），在治疗过程中使用中高流量的冷空气冷却器，以降低患者的不适感。

通过控制微束能量（控制穿透深度）、脉冲之间的覆盖量和通道数，可以定制1540nm铒玻璃纤维（Lux1540）和1565nm掺铒光纤（M22 ResurFX模块）激光器的治疗方案。对于1550nm掺铒和1927nm铥激光器（Fraxel Re：store），可以调整TL以确定治疗的侵入性（表14.4）。1927nm波长对水的吸收系数高于1550nm，这使得它有更大的能力瞄准表皮，更好地处理一些表皮疾病，如光化性角化病。也可结合使用1550nm和1927nm波长，1927nm（表皮靶向）的4个通道位于1550nm激光（皮肤靶向）的4个通道之上。如果单独使用激光，激光能量和TLs被设置在一个较低的水平，在我们的实践中，我们的总覆盖范围永远不会超过35%（即每个激光通过4次；1550nm TL+1927nm TL=TL≤70%）。对于亚洲患者和深色皮肤类型患者（FST Ⅳ~Ⅵ），密度必须设置在较低的TLs，以减少色素沉着的机会。一般来说，对于NAFL，能量设置也应该根据治疗皮肤的状况进行调整，较低的能量通常用于较浅的病变，较高的能量穿透更深，用于更深的病变。对任何患者行全面部换肤时，应在下颌和发际线（两次通量）做过渡处理，以防止出现明显的分界线。

表14.4 Fraxel Re：store DUAL系统的治疗级别和百分比覆盖范围

治疗级别	覆盖范围（1550 nm 纤维）	覆盖范围（1927 nm 纤维）
1	5%	20%
2	7%	25%
3	9%	30%
4	11%	35%
5	14%	40%
6	17%	45%
7	20%	50%
8	23%	55%
9	26%	60%
10	29%	65%
11	32%	70%
12	35%	—

　　我们不建议在激光治疗的同时进行肉毒毒素注射，因为激光治疗引起的炎症和水肿可能会通过激光治疗后的水肿促进肉毒毒素的扩散。同样，我们不建议在NAFL的同时注射透明质酸、胶原蛋白、羟基磷灰石钙、Azficel-t或聚甲基丙烯酸甲酯，因为由此导致的手术炎症和水肿可能导致这些填充剂的局部堆积、扩散和并发症的增加。但是，如前所述，NAFL可以在不影响填充剂的情况下对之前用真皮填充剂处理过的区域进行治疗。我们经常在NAFL之前联合注射聚左旋乳酸（PLLA），因为PLLA填充剂的注射层次更深，通常是在骨膜水平，并且因为PLLA与1%利多卡因混合能够在术中提供额外的麻醉效果。

■ 激光后的注意事项
■ 术后护理

　　手术结束后立即冷敷，然后使用不会堵塞毛孔的神经酰胺保湿霜和含矿物质的防晒霜。应用神经酰胺保湿霜每日3~4次，持续3~5天，直至红斑消退。患者回家后应用局部水喷剂（Avene Thermal Water，Pierre Fabre Dermo Cosmetique USA，Parsippany，NJ，USA），需频繁使用，以减轻不适感。接下来的4~5天内使用温和的清洁剂。AHA、BHA、局部维A酸和过氧化苯甲酰在5~7天后恢复使用。患者白天在护肤品的基础上涂上广谱、轻氧化锌防晒霜，并要求患者在接下来的7~10天内避免强烈的阳光照射。

　　对于FST Ⅳ~Ⅵ型皮肤患者，我们建议采取额外的措施来降低色素沉着的风险。在我们的实践中，我们在FST Ⅳ型皮肤（或更高）治疗后立即应用局部类固醇软膏，并指示患者每天涂抹2次，连续使用3天，以最大限度地降低色素沉着的风险。鼓励患者从术后第3天开始限制阳光照射时间，并使用局部皮肤增白剂，如4%氢醌。

治疗后可出现一过性红斑和肿胀，一般在48~72h消退。使用的激光密度越高，流量越大，患者可能会出现更严重的水肿。水肿不像1927nm波长那么常见，后者通常会产生更多的晒伤效应。我们鼓励患者将床头抬高至30°，冷敷，每晚服用苯海拉明25~50mg，以减轻面部水肿。如果出现明显的面部水肿，可短期口服泼尼松10~20mg，每日1次。患者在4~6周后接受后续治疗，直到达到所需的矫正水平。

■ 并发症的识别和处理

不良事件发生的风险较低，尤其是与剥脱性换肤术相比，如果使用适当的治疗参数，这些不良事件通常是可以避免的。然而，水疱、瘢痕、感染、色素改变、HSV复发和痤疮发作（在痤疮易发患者中）是治疗可能出现的副作用。Fisher和Geronemus调查了与第二代1550nm掺铒点阵激光治疗面部和非面部部位光老化相关的短期不良事件，所有患者术后均出现红斑，82%患者出现水肿，36.6%患者出现瘙痒，痤疮样发疹少见，虽然有26.6%的受试者皮肤出现暂时性的古铜色，但没有出现色素异常沉着的病例。术中平均疼痛评分为4.6分/10分，采用冷空气降温，术前外用30%利多卡因软膏，持续1h。

一项更大的研究统计了961例FSTⅠ~Ⅴ型患者接受1550nm点阵掺铒激光面部光损皮肤年轻化治疗的不良事件发生率，不良反应发生率为7.6%，包括糜烂（1.35%）、疱疹再发（1.77%）、继发性细菌性脓疱病（0.10%）、水肿>48h（0.62%）、痤疮样发疹（1.87%），色素沉着发生率为0.73%，主要发生于FSTⅡ~Ⅴ型患者。

■ 结论

点阵光热分解技术的发展是激光技术和皮肤重塑技术发展史上的一个里程碑。它在NAFL中的应用已被用于治疗各种皮肤状况，包括光老化、色素沉着、浅或深的皱纹、光化性角化和瘢痕。自其发展以来，我们已更熟练地掌握参数设置，以最大限度地提高激光效益，同时减少术后不适、降低并发症的发生。点阵激光设备的发展前景依然光明，随着新设备和新波长的出现，这项技术的应用将继续增长。不断发展的应用包括利用治疗后表皮通透性增加的优势，通过NAFL换肤增强局部给药效率。

■ 典型病例
■ 病例1

一位32岁的亚洲男性患者（FSTⅣ）来我们诊所改善萎缩性凹凸不平的瘢痕和脸颊痘坑瘢痕。患者希望有一个较短的休息期，并愿意接受多种治疗，以改善他的痤疮瘢痕。

Matrix easer（Syneron Medical Ltd., Irvine, CA, USA）平台允许在一个手持部件（Matrix IR）中

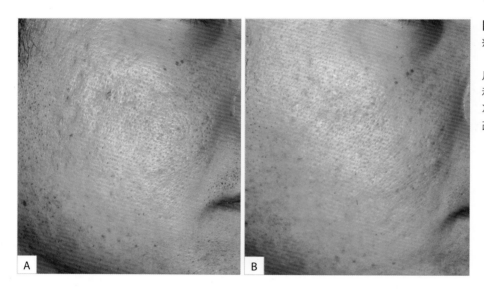

图14.4 脸颊有萎缩性痤疮瘢痕的亚洲男性患者。（A）治疗前；（B）治疗后90天，用915nm激光能和双极射频联合点阵治疗5次，痤疮瘢痕深度得到明显改善

同时以915nm二极管与分级双极射频相结合的形式提供组合光能，并在另一个独立手持部件（Matrix RF）中提供分级双极射频。患者每个月接受5次Matrix IR治疗，能量为60~70J/cm²，射频功率为80~100J/cm²。在使用二极管器件处理后，Matrix RF在程序C中以21~25 J的能量传输。

图14.4A展示了他的术前照片，图14.4B展示了经过5次治疗90天后拍摄的照片。注意痘坑深度的减小和脸颊上凹凸瘢痕的改善。患者术后病程平缓，无色素沉着发生。

■ 病例 2

一位20岁高加索人种女性患者（FST Ⅱ）来到我们诊所，希望改善两侧脸颊的萎缩性凹凸瘢痕和痘坑瘢痕。患者希望有一个短的休息期，并愿意接受多种手术，以改善她的痤疮瘢痕。

采用波长为1550nm的掺铒光纤（Fraxel Re：Store，Solta Medical，Inc.，Hayward，USA）治疗。患者接受2次治疗，间隔1个月，能量为40mJ，8次通量，密度为57mb/cm²（23%覆盖），仅覆盖两侧脸颊。

图14.5A展示了她的术前照片，图14.5B展示了第二次治疗后180天拍摄的照片。注意痘坑和脸颊凹凸不平的瘢痕几乎完全消失。患者治疗过程顺利。

■ 案例 3

一位36岁的菲律宾女性患者（FST Ⅳ型）因伴有局部美白剂和强脉冲激光治疗无效的黄褐斑来到我们诊所。

采用1927nm波长铥激光器（Fraxel Re：STORE DUAL System，Solta Medical，Inc.，Hayward，USA）治疗。患者接受了一次治疗，脉冲能量为20mJ，8次通量，密度为49mb/cm²（50%覆盖率）。她的眼眶周围用1550nm光纤治疗，用20mJ和8次通量169mb/cm²（32%覆盖率）治疗。尽管没有使用局部皮肤增白剂，但患者术后遵循了严格的防晒和防晒霜方案。

图14.5 两侧脸颊有萎缩性痤疮瘢痕的高加索女性患者。（A）治疗前；（B）使用1550nm掺铒光纤激光器第二次治疗后180天，几乎完全消除痤疮瘢痕

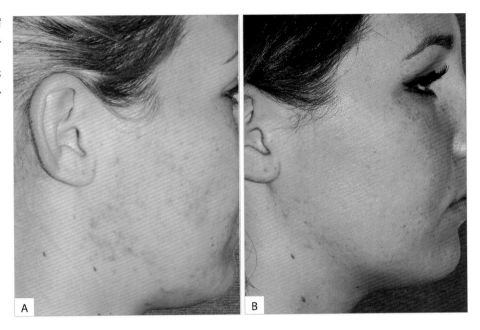

图14.6 菲律宾女性患者，患有顽固性黄褐斑。（A）治疗前；（B）黄褐斑在一次1927nm激光照射面部（和1550nm掺铒光纤激光照射到眼眶周围区域）后7天内几乎消失，有严格的防晒措施

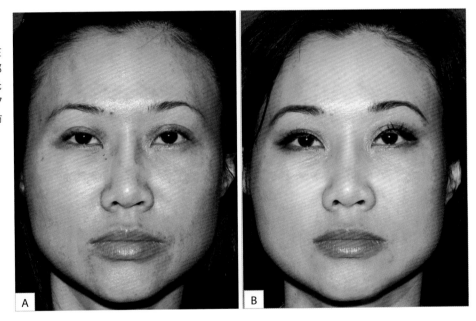

　　图14.6A展示了她的术前照片，图14.6B展示了她第一次治疗后1周拍摄的照片。注意她的黄褐斑几乎完全消失了。患者术后病程平缓，无色素沉着发生。

■ 案例4

　　一名53岁的高加索女性患者（FST Ⅲ型）因为轻度弥漫性面部光损伤来到我们诊所。患者之前没有对该区域进行治疗，希望在很短的休息期内进行治疗。

　　使用M22设备（Lumenis，Ltd.，Yokneam，Israel）的1565nm ResurFX模块进行治疗。患者接受3次治疗，间隔30天，治疗范围为16mm长方形光斑，密度为200~450mb/cm²，脉冲能量为18~38 mJ/微

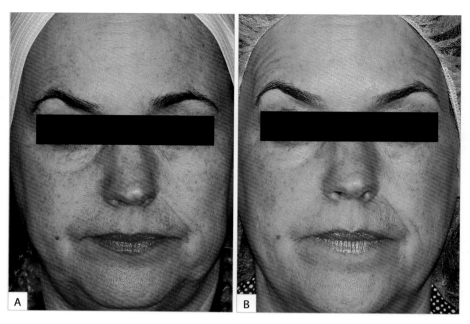

图14.7 高加索女性患者伴有Fitzpatrick-Goldman褶皱，Elastosis评分为4。（A）治疗前；（B）使用1565nm掺铒光纤激光器（ResurFX模块，M22系统）3次治疗后90天。轻微改善色素沉着、皮肤纹理和细纹

束。每一次后续治疗都调高了设置参数。每次治疗后休息约为2天。

　　图14.7A展示了她的术前照片，图14.7B展示了在第三次也是最后一次治疗后90天拍摄的照片。注意患者斑驳的色素沉着、皮肤纹理和细纹的轻度改善。患者对她的治疗效果感到满意。

■ 参考文献

[1] Alexiades-Armenakas MR, Dover JS, Arndt KA. Fractional laser skin resurfacing. J Drugs Dermatol 2012; 11:1274–1287.

[2] Berube D, Renton B, Hantash BM. A predictive model of minimally invasive bipolar fractional radiofrequency skin treatment. Lasers Surg Med 2009; 41:473–478.

[3] Bloom BS, Emer J, Goldberg DJ. Assessment of safety and efficacy of a bipolar fractionated radiofrequency device in the treatment of photodamaged skin. J Cosmet Laser Ther 2012; 14:208–211.

[4] Bogle MA. Fractionated mid-infrared resurfacing. Sem Cutan Med Surg 2008; 27:252–258.

[5] Brauer JA, Geronemus RG, Correa L, et al. Novel low energy low density non-ablative fractional treatment of melasma and post inflammatory hyperpigmentation. Lasers Surg Med 2013; 45:2.

[6] Brightman L, Goldman MP, Taub AF. Sublative rejuvenation: experience with a new fractional radiofrequency system for skin rejuvenation and repair. J Drugs Dermatol 2009; 8:s9–s13.

[7] Cho SB, Lee JH, Choi MJ, et al. Efficacy of the fractional photothermolysis system with dynamic operating mode on acne scars and enlarged facial pores. Dermatol Surg 2009; 35:108–114.

[8] Cohen JL, Ross EV. Combined fractional ablative and nonablative laser resurfacing treatment: a split-face comparative study. J Drugs Dermatol 2013; 12:175–178.

[9] Cohen SR, Henssler C, Horton K, et al. Clinical experience with the Fraxel SR laser: 202 treatments in 59 consecutive patients. Plast Reconstr Surg 2008; 121:297e–304e.

[10] Elford EL, Struck SK, Bedi VP, Geronemus RG. Enhanced skin permeability of topical aqueous anti-oxidant serum following 1927nm laser treatment. Abstract presented at the American Society for Laser Medicine and Surgery Conference; 2013 April 3–7; Boston, MA.

[11] Farkas JP, Richardson JA, Hoopman J, et al. Micro-island damage with a nonablative 1540-nm Er:Glass fractional laser device in human skin. J Cosmet Dermatol 2009; 8:119–126.

[12] Fisher GH, Geronemus RG. Short-term side effects of fractional photothermolysis. Dermatol Surg 2005; 31:1245–1249.

[13] Fisher GH, Kim KH, Bernstein LJ, Geronemus RG. Concurrent use of a handheld forced cold air device minimizes patient discomfort during fractional photothermolysis. Dermatol Surg 2005; 31:1242–1243.

[14] Geraghty LN, Biesman B. Clinical evaluation of a single-wavelength fractional laser and a novel multi-wavelength fractional laser in the treatment of photodamaged skin. Lasers Surg Med 2009; 41:408–416.

[15] Ghasri P, Admani S, Petelin A, Zachary CB. Treatment of actinic cheilitis using a 1,927-nm thulium fractional laser. Dermatol Surg 2012; 38:504–507.

[16] Goldberg DJ, Berlin AL, Phelps R. Histologic and ultrastructural analysis of melasma after fractional resurfacing. Lasers Surg Med 2008; 40:134–138.

[17] Goldman MP, Alster TS, Weiss RA. A randomized trial to determine the influence of laser therapy, monopolar radiofrequency and IPL therapy administered immediately after hyaluronic acid gel implantation. Dermatol Surg 2007; 33:535–542.

[18] Gotkin RH, Sarnoff DS, Cannarozzo G, et al. Ablative skin resurfacing with a novel microablative CO_2 laser. J Drugs Dermatol 2009; 8:138–144.

[19] Graber EM, Tanzi EL, Alster TS. Side effects and complications of fractional laser photothermolysis: experience with 961 treatments. Dermatol Surg 2008; 34:301–305.

[20] Hantash BM, Bedi VP, Sudireddy V, et al. Laser-induced transepidermal elimination of dermal content by fractional photothermolysis. J Biomed Opt 2006; 11:041115.

[21] Hantash BM, Ubeid AA, Chang H, et al. Bipolar fractional radiofrequency treatment induces neoelastogenesis and neocollagenesis. Lasers Surg Med 2009; 41:1–9.

[22] Ho SGY, Yeung CK, Chan NPY, et al. A retrospective study of the management of Chinese melasma patients using a 1927nm fractional thulium fiber laser. J Cosmet Laser Ther 2013; 15:200–206.

[23] Hong SP, Han SS, Choi SJ, et al. Split-face comparative study of 1550nm fractional photothermolysis and trichloroacetic acid 15% chemical peeling for facial melasma in Asian skin. J Cosmet Laser Ther 2012; 14:81–86.

[24] Hruza G, Taub AF, Collier SL, Mulholland SR. Skin rejuvenation and wrinkle reduction using a fractional radiofrequency system. J Drugs Dermatol 2009; 8:259–265.

[25] Jung JY, Cho SB, Chung HJ, et al. Treatment of periorbital wrinkles with 1550- and 1565-nm Er:glass fractional photothermolysis lasers: a simultaneous split-face trial. J Eur Acad Dermatol Venereol 2010; 25:811–818.

[26] Karsai S, Fischer T, Pohl L, et al. Is non-ablative 1550-nm fractional photothermolysis an effective modality to treat melasma? Results from a prospective controlled single-blinded trial in 51 patients. J Eur Acad Dermatol Venereol 2012; 26:470–476.

[27] Katz B. Treatment of wrinkles and skin rejuvenation with combined apex pulse technology [white paper]. Cynosure, Inc., 2007. http://www.cynosure.com/products/affirm/pdf/2_Katz,%20Bruce.pdf (last accessed 01 Sep 2013)

[28] Katz TM, Goldberg LH, Marquez D, et al. Nonablative fractional photothermolysis for facial actinic keratoses: 6-month follow-up with histologic evaluation. J Am Acad Dermatol 2011; 65:349–356.

[29] Kearney C, Brew D. Single-session combination treatment with intense pulsed light and nonablative fractional photothermolysis: a split-face study. Dermatol Surg 2012; 38:1002–1009.

[30] Khoury JG, Saluja R, Leonidova I, Goldman MP. A novel 1440-nm wavelength Nd:YAG with combined apex pulse technology for the improvement of facial photoaging. Am J Cosmet Surg 2007; 24:231.

[31] Kono T, Chan HH, Groff WF, et al. Prospective direct comparison study of fractional resurfacing using different fluences and densities for skin rejuvenation in Asians. Lasers Surg Med 2007; 39:311–314.

[32] Kroon MW, Wind BS, Beek JF, et al. Nonablative 1550-nm fractional laser therapy versus triple topical therapy for the treatment of melasma: a randomized controlled pilot study. J Am Acad Dermatol 2011; 64;516–523.

[33] Lapidoth M, Adatto M, Halachmi S. Treatment of actinic keratoses and photodamage with non-contact fractional 1540-nm laser quasi-ablation: an ex vivo and clinical evaluation. Lasers Med Sci 2013; 28:537–542.

[34] Lee HM, Haw S, Kim JK, et al. Split-face study using a 1,927-nm thulium fiber fractional laser to treat photoaging and melasma in Asian skin. Dermatol Surg 2013; 39: 879–888.

[35] Lee HS, Lee DH, Won CH, et al. Fractional rejuvenation using a novel bipolar radiofrequency system in Asian skin. Dermatol Surg 2011; 37:1611–1619.

[36] Lee HS, Won CH, Lee DH, et al. Treatment of melasma in Asian skin using a fractional 1,550-nm laser: an open clinical study. Dermatol Surg 2009; 35:1499–1504.

[37] Leheta T, El Garem Y, Hegazy R, et al. Non-ablative 1540 fractional laser: how far could it help injection lipolysis and dermal fillers in lower-face rejuvenation? A randomized controlled trial. J Cosmet Laser Ther 2013; 15:13–20.

[38] Man J, Goldberg DJ. Safety and efficacy of fractional bipolar radiofrequency treatment in Fitzpatrick skin types V-VI. J Cosmet Laser Ther 2012; 14:179–183.

[39] Manstein D, Herron GS, Sink RK, et al. Fractional photothermolysis: a new concept for cutaneous remodeling using microscopic patterns of thermal injury. Lasers Surg Med 2004; 34:426–438.

[40] Marra DE, Yip D, Fincher EF, Moy RL. Systemic toxicity from topically applied lidocaine in conjunction with fractional photothermolysis. Arch Dermatol 2006; 142:1024–1026.

[41] Metelitsa A, Alster TS. Fractionated laser skin resurfacing treatment complications: a review. Dermatol Surg 2010; 36:299–306.

[42] Mezzana P, Valeriani M. Rejuvenation of the aging face using fractional photothermolysis and intense pulsed light: a new technique. Acta Chirurgiae Plasticae 2007; 49:47–50.

[43] Naito SK. Fractional photothermolysis treatment for resistant melasma in Chinese females. J Cosmet Laser Ther 2007; 9:161–163.

[44] Narurkar VA. Nonablative fractional laser resurfacing. Dermatol Clin 2009; 27:473–478–vi.

[45] Niwa Massaki ABM, Eimpunth S, Fabi SG, et al. Treatment of melasma with the 1,927-nm fractional thulium fiber laser: a retrospective analysis of 20 cases with long-term follow-up. Lasers Surg Med 2013; 45:95–101.

[46] Polder KD, Bruce S. Treatment of melasma using a novel 1,927-nm fractional thulium fiber laser: a pilot study. Dermatol Surg 2012; 38:199–206.

[47] Polder KD, Mithani A, Harrison A, Bruce S. Treatment of macular seborrheic keratoses using a novel 1927-nm fractional thulium fiber laser. Dermatol Surg 2012; 38:1025–1031.

[48] Prens SP, de Vries K, Neumann HAM, Prens EP. Non-ablative fractional resurfacing in combination with topical tretinoin cream as a field treatment modality for multiple actinic keratosis: a pilot study and a review of other field treatment modalities. J Dermatol Treat 2013; 24(3):227–231.

[49] Saedi N, Petrell K, Arndt K, Dover J. Evaluating facial pores and skin texture after low-energy nonablative fractional 1440-nm laser treatments. J Am Acad Dermatol 2013; 68:113–118.

[50] Sherling M, Friedman PM, Adrian R, et al. Consensus recommendations on the use of an erbium-doped 1,550-nm fractionated laser and its applications in dermatologic laser surgery. Dermatol Surg 2010; 36:461–469.

[51] Sukal SA, Chapas AM, Bernstein LJ, et al. Eyelid tightening and improved eyelid aperture through nonablative fractional resurfacing. Dermatol Surg 2008; 34:1454–1458.

[52] Tannous ZS, Astner S. Utilizing fractional resurfacing in the treatment of therapy-resistant melasma. J Cosmet Laser Ther 2005; 7:39–43.

[53] Thongsima S, Zurakowski D, Manstein D. Histological comparison of two different fractional photothermolysis devices operating at 1,550nm. Lasers Surg Med 2010; 42:32–37.

[54] Tierney EP, Kouba DJ, Hanke CW. Review of fractional photothermolysis: treatment indications and efficacy. Dermatol Surg 2009; 35:1445–1461.

[55] Tourlaki A, Galimberti MG, Pellacani G, Bencini PL. Combination of fractional erbium-glass laser and topical therapy in melasma resistant to triple-combination cream. J Dermatol Treat 2014; 25:218–222.

[56] Verhaeghe E, Ongenae K, Dierckxsens L, et al. Nonablative fractional laser resurfacing for the treatment of scars and grafts after Mohs micrographic surgery: a randomized controlled trial. J Eur Acad Dermatol Venereol 2013; 27:997–1002.

[57] Walgrave S, Zelickson B, Childs J, et al. Pilot investigation of the correlation between histological and clinical effects of infrared fractional resurfacing lasers. Dermatol Surg 2008; 34:1443–1453.

[58] Wanner M, Tanzi EL, Alster TS. Fractional photothermolysis: treatment of facial and nonfacial cutaneous photodamage with a 1,550-nm erbium-doped fiber laser. Dermatol Surg 2007; 33:23–28.

[59] Weiss ET, Brauer JA, Anolik R, et al. 1927-nm fractional resurfacing of facial actinic keratoses: a promising new therapeutic option. J Am Acad Dermatol 2013; 68:98–102.

[60] Weiss RA, Gold M, Bene N, et al. Prospective clinical evaluation of 1440-nm laser delivered by microarray for treatment of photoaging and scars. J Drugs Dermatol 2006; 5:740–744.

[61] Wind BS, Kroon MW, Meesters AA, et al. Non-ablative 1,550nm fractional laser therapy versus triple topical therapy for the treatment of melasma: a randomized controlled split-face study. Lasers Surg Med 2010; 42:607–612.

第十五章　红色和褐色色素沉着的治疗

Daniel P. Friedmann, Mitchel P. Goldman

■ 适应证／患者的选择

面部毛细血管扩张、红斑、雀斑和色素沉着是长期接触紫外线患者的常见主诉。这些病变的激光治疗主要基于选择性光热作用原理，该原理通过保护周围结构而实现对色素沉着皮肤靶点的永久性热损伤。因此，选择特定皮肤发色团的吸收光谱内的波长是必要的。

皮肤毛细血管扩张和弥漫性红斑的主要发色团是血管内氧合血红蛋白，其中脱氧血红蛋白的影响增加，每个都具有多色吸收光谱。氧合血红蛋白在可见光范围内有3个吸收峰（418nm、540nm和575~580nm），而脱氧血红蛋白的吸收峰为550~560nm（见图14.1）。虽然600~750nm范围的波长对脱氧血红蛋白更具选择性，但800~900nm范围的近红外波长代表氧合血红蛋白的宽峰值。黑色素在色素沉着病变中的浓度相对较高，具有较宽的吸收系数，在紫外线范围内（~335nm）达到峰值，随着波长的增加而稳定下降。

■ 强脉冲光

强脉冲光（IPL）设备通过滤光的氙闪光灯光源发射500~1200nm范围内的非相干、非平行和宽波长光。可以使用各种外部石英截止滤波器来操纵具有600nm峰值的高强度光的输出带宽。通过使用560nm或590nm滤波器消除较短波长的光谱输出，可以减少表面非特异性黑色素对光的吸收，促进较深的皮肤血管的选择性光热分解，其穿透波长更长。IPL不仅具有可重复的治疗面部红斑和毛细血管扩张的能力，且引起紫癜的风险最小，因此非常适合治疗浅表性皮肤色素沉着。

强脉冲激光（IPL）能快速改善皮肤光损伤的后遗症，同时尽量减少不适或视觉损伤风险，这也强调了IPL相对于其他非消融性光子嫩肤模式的优势。前瞻性试验证明了IPL能够在1~7次治疗后显著改善面部光老化的定性特征，主要是毛细血管扩张和斑驳的色素沉着。

毛细血管扩张

研究发现，面部毛细血管扩张和弥漫性红斑在79.2%的受试者中清除率＞50%（37.5%的清除率＞75%），每个月平均2.54（1~4）次使用555~950nm的激光设备治疗后，使用10mm×48mm晶体，能量平均为17.1（13~22）J/cm²，脉冲持续时间为10~30ms。经过治疗后没有观察到引起紫癜的受试者。500~1200nm IPL对于小口径面部血管治疗的回顾性研究也描述了在1~4个疗程后87%~92%患者中清除率达75%~100%。

色素沉着

IPL已被广泛用于治疗色素沉着过度的黑素细胞病变，如晒斑、雀斑和色素痣。针对面部雀斑样痣和雀斑的60名日本受试者的研究显示，48%和20%的受试者的总体改善分别＞50%和＞75%。所有受试者以2~3周的间隔（560~1200nm，2.6~5.0ms双脉冲或三脉冲，20ms延迟，20~24J/cm²）接受3~5个疗程。中国台湾省的一项关于面部雀斑的研究发现，在平均1.47个疗程（550/590~1200nm，4.0ms单次或双脉冲，20~40ms延迟，25~35J/cm²）后，36名受试者中86.1%的患者有＞50%的改善，随访6个月的效果保持不变。

IPL治疗也被美国食品药品监督管理局（FDA）批准用于治疗黄褐斑。黄褐斑是一种获得性色素沉着性皮肤病，通常是对称的面部色素沉着症，其可能的血管成分在东南亚和西班牙裔人群中常见，具有Fitzpatrick皮肤类型（FST）Ⅲ型、Ⅳ型。在89名中国受试者中，有77.5%的患者接受了以3周为间隔的4个疗程，改善达到51%~100%，平均黄褐斑面积和严重程度指数（MASI）从15.2降至4.5。正如预期的那样，表皮型黄褐斑对治疗的反应比混合型黄褐斑对治疗的反应更敏感，因后者同时具有表皮和真皮黑色素沉积的特征。最近的一项研究还发现，与IPL和安慰剂相比，使用IPL和三联氢醌基乳膏进行10周分层面部序贯治疗后，黄褐斑有了很大的改善，其中57%和23%的受试者几乎痊愈或更好。

■ 脉冲染料激光

毛细血管扩张和红斑

闪光灯泵浦脉冲染料激光（PDL）是治疗面部浅表皮肤血管病变的基石。虽然第一代PDL在577nm处发射黄光，靶向是氧合血红蛋白的第3吸收峰，但是目前的PDL设备产生585nm或595nm波长，导致激光能量能更深地渗透到真皮乳头层中而不缺失血管的特异性。

早期的PDL设备也受到与紫癜形成相关的持续时间为0.1~0.45ms的短脉冲限制。使用单通紫癜设备（0.45ms，6~7.75 J / cm²，3或5mm大光斑）治疗面部毛细血管扩张的早期研究表明，在1~2个疗程后，182名受试者中97.5%的患者有＞50%的改善，其中83.5%的患者改善达75%以上。另一项研究在对17名受试者的面颊部毛细血管扩张采用类似的单通设备治疗后6周发现清除率良好。

相反，当前的PDL使用长达40ms的扩展脉冲宽度，允许更大的扩张血管的选择性光热作用和更大的紫癜阈。也可以安全地使用较大的能量密度，并尽可能减少因冷冻或对流冷却引起的与治疗相关的不适。然而，在亚紫癜环境下单通、长脉冲PDL治疗的疗效是有限的，特别是较大的毛细血管扩张。一项关于面颊部毛细血管扩张的研究表明，使用脉冲宽度6ms、能量7~9J/cm²、大小7mm的光斑仅仅进行1个疗程的治疗后，12名受试者中的4名经过6~8周的随访取得了＞50%的改善。分期、单次试验也表明，使用脉冲宽度为10ms的紫癜型激光（8.5J/cm²）比非紫癜型激光（平均10J/cm²）的治疗效果更加显著。在81%的病例中，研究人员和受试者都认为毛细血管扩张密度的降低与紫癜的设置有关。在一项为期4个月的分期研究中，一次PDL与1064nm长脉冲掺钕钇铝石榴石（Nd：YAG）激光相比，具有更大的客观性和较高的主观评价性。

　　然而，具有足够表皮保护的亚紫癜能量密度的脉冲叠加和多次通过可以导致血管清除的显著改善而没有增加不良事件。在18名受试者中使用具有3mm×10mm大小光斑和40ms／10~12J／cm²的设置，鼻部毛细血管扩张的双脉冲导致所有受试者的改善＞80%，其中56%完全治愈。另一项研究将受试者随机分为单次非叠加或3~4次脉冲叠加的分期治疗。在6周的随访中，单次和脉冲叠加的平均血管清除率分别为67.4%和87.6%。平均毛细血管扩张密度也相应降低。尽管如此，使用亚紫癜能量仍然需要进行多次治疗。在一项含40名受试者的研究中，使用40ms的脉冲宽度和能量等于或低于紫癜阈值（16J/cm²）的3通道激光对面部毛细血管扩张治疗一次的清除率，仅在紫癜的存在下是可能的。

色素沉着

　　鉴于PDL波长位于黑色素的吸收系数内，具有低能量且无表皮冷却的PDL治疗可破坏色素沉着病变内的黑色素或对其进行光漂白。研究证实，使用亚紫癜能量1~3次后，雀斑样痣和黄褐斑有显著改善。一种带有凸面玻璃接触窗的压缩机头的脉冲染料激光（Candela Corp.，Wayland，MA，USA）也已被开发用于治疗皮肤色素沉着。通过从二次压缩的治疗区域排出血液（和血管内血红蛋白发色团），可以透过表皮黑色素获得更大的能量吸收。

■ Q 开关激光

　　皮肤黑色素具有宽的多色吸收光谱，其在约335nm处达到峰值并随着可见光和近红外波长的增加而稳定下降。尽管在755nm之后显著衰减，但是在波长高达1064nm的情况下仍然可能吸收能量。更长的波长可以处理更深的色素，以及更暗的FSTs。鉴于黑素小体（≤1μm）的热弛豫时间＜1ns，超短纳秒（以及最近皮秒）脉冲持续时间选择性地将光热和光声效应限制在这些结构中。因此，可提供具有亚微秒脉冲持续时间和波长在黑色素吸收范围内的多种激光器，包括Q开关红宝石激光器（QSRL，694nm）、Q开关紫翠宝石激光器（QSAL，755nm）和Nd：YAG（1064nm或532nm）激光器。

Q 开关红宝石激光

　　694nm波长的Q开关红宝石激光被黑色素适度吸收，但竞争性发色团（主要是血红蛋白）吸收不良。在该波长下快速递送高强度能量会破坏角质形成细胞、黑素细胞和黑素细胞内的黑素小体，并且使Q开关红宝石激光成为浅肤色个体中表皮层和真皮浅层的色素病变的理想选择。10例患有雀斑样痣的患者经1~2次Q开关红宝石激光（25ns，6J/cm²）治疗后，好转率＞25%（2例，75%以上改善），14个月后无复发。另一项研究发现，在6名受试者中，单次治疗后雀斑样痣有51%~75%的改善。

　　虽然炎症后色素沉着过度（PIH）和色素减退的风险限制了其在深色皮肤病患者中的使用，但如果方法保守，可以安全地治疗FST Ⅲ型、Ⅳ型，副作用小。使用Q开关红宝石激光治疗雀斑样痣的FST Ⅱ~Ⅳ型受试者的比较研究显示治疗后色素沉着和色素清除具有统计学相似率。用分级模式，低能量Q开关红宝石激光治疗的韩国受试者（FST Ⅲ型、Ⅳ型）显示真皮和混合型黄褐斑轻度改善而没有发生不良事件。6个疗程，覆盖率为27.7%，每2周2~3J/cm²，MASI平均得分从15.1分降至10.6分。然而，其他Q开关红宝石激光治疗黄褐斑的结果令人沮丧。

Q 开关紫翠宝石激光

虽然黑色素不易吸收Q开关紫翠宝石激光（QSAL）的755nm近红外波长，但穿透力更深，并且在比Q开关红宝石激光更长的脉冲持续时间（50~70ns）内发射。黑色素的较低吸收系数和目标黑素体的温和加热可以减少黑皮肤患者治疗后的副作用。与具有较高能量的较小光斑相比，使用具有较低能量的较大光斑降低炎症后色素沉着过度（PIH）具有相同的功效。对于患有雀斑和雀斑样痣的亚洲受试者的QSAL研究显示，在短暂的PIH率为0~47%的情况下，1~5次疗程后有26%~100%的改善，尽管在小型研究中也报道过QSAL对黄褐斑的长期控制。

有一种新型的QSAL（PicoSure，Cynosure，Inc.，Westford，MA，USA），其激光能量以皮秒脉冲宽度低至550 ps输送，可以提高黑素体的光机械破碎和光热分解，比纳秒激光产生更大的拉伸应力（图15.1）。由此装置产生的较低的能量和较少的周围正常组织加热，因此可以将不良事件降低到最低。

Q 开关 Nd：YAG 激光

与QSRL或QSAL相比，Nd：YAG激光设备具有的1064nm波长允许更深的激光能量穿透和最小的黑色素吸收。因此，大多数使用Q开关1064nm激光的研究都涉及黄褐斑的治疗，主要是在亚洲患者中，这并不奇怪。重复低剂量，调Q开关Nd：YAG治疗可降低Ⅳ期黑素体，破坏黑素细胞，并减少黑素生成相关蛋白的表达。

黄褐斑研究表明，每周5~15次使用6~10ms大小光斑，1.6~4 J/cm²，多通道10Hz治疗后，67%~76%的受试者（在28%~36%中改善＞75%）改善率超过50%。这些试验中治疗后色素沉着的发生率为0~8.6%。将低能量Nd：YAG治疗与IPL，微晶换肤术和基于氢醌的乳膏相联合也可以增加长期益处。无论低能量Nd：YAG治疗的潜在益处如何，将其与低能量QSAL进行比较的研究未能显示每周6次疗程后的长期疗效或不良事件有任何显著差异。

■ 长脉冲 Nd：YAG 激光器

尽管真皮血管强烈吸收532nm和595nm的光，其接近氧合血红蛋白的吸收峰，但1064nm能量吸收不良并且需要更大的能量（＞70J/cm²）来产生热凝固。然而，与长脉冲1064nm Nd：YAG设备相关的激光能量的渗透增强使其成为治疗较大的、位于深部的面部血管（如网状静脉）以及毛细血管扩张和小静脉扩张的理想选择（表15.1）。在该波长下，最少的黑色素吸收使黑暗或晒黑的FST能够以低表皮损伤风险进行治疗。

使用10ms脉冲持续时间、100J/cm²和2.5mm大小光斑的接触冷却设备进行治疗后，25名患者在8周的随访中显示毛细血管扩张的清除率为95%~100%。另一项研究比较了12名受试者使用1.5mm大小光斑治疗直径0.1mm（8ms，200~217J/cm²）和直径0.2~0.3mm（12ms，237~261J/cm²）的难治性鼻

图15.1 新型皮秒Q开关紫翠宝石激光（Picosure），FDA批准用于清除文身和色素病变（Cynosure，Inc，Westford，MA，USA提供）

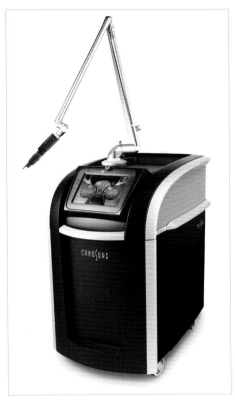

部毛细血管扩张。单次治疗12周后，直径0.1mm和0.2~0.3mm血管计数分别减少61.1%和92.2%。低温冷却Nd：YAG设备在治疗面部血管，特别是网状静脉方面也取得了极大的成功。在使用脉冲持续时间为25~100ms和150~210J/cm²的能量（取决于斑点大小）后，将近100%的眶周和颞部网状静脉在1~2个疗程后消退。最近对40名受试者用动态冷却的Nd：YAG设备治疗面部网状静脉的回顾性研究发现，平均1.63次治疗后有75%~100%的改善。用3.5mm大小光斑进行治疗，平均能量为191J/cm²，脉冲持续时间为25~40ms，冷冻剂冷却为0~10ms/20~30ms。研究者已证明595nm和1064nm波长的顺序递送（Cynergy with Multiplex，Cynosure，Inc.，Westford，MA，USA）减少了实现永久性血管损伤以及最小化紫癜形成所需的能量。由于最初的595nm脉冲，血红蛋白的血管内氧化产生了高铁血红蛋白（Met-Hb），改变了血液的光吸收特性。与氧合血红蛋白或脱氧血红蛋白相比，Met-Hb具有相对更大的近红外能量吸收，包括在1000nm处的高吸收峰。随后在1064nm处脉冲激光能量因此导致面部血管的协同治疗增强，类似于上述PDL脉冲叠加的效果。

一项针对13名受试者的研究发现，使用全面部单通，10mm大小光斑，10ms/6.5~9J/cm²的PDL和50ms/40~45J/cm²的Nd：YAG进行5个月的治疗后，毛细血管扩张、弥漫性红斑和雀斑样痣有显著改善。随后的双盲法研究将该组合与治疗鼻部毛细血管扩张的各个波长进行了比较。将所有受试者随机分为单一595/1064nm治疗鼻部一侧（7mm大小光斑，10ms/10J/cm²PDL，15ms/70J/cm²Nd：YAG，100ms延迟），595nm或1064nm治疗对侧。在4周的随访中，90%的双波长侧具有＞50%的清除率，相比之下单波长侧的清除率仅为20%（P＜0.0001），PDL和Nd：YAG之间没有显著差异。

表15.1　可用于血管病变的长脉冲激光

激光类型	波长（nm）	常用参数	商品名称和制造商
Fd~Nd：YAG	532	0.3~1.5mm；PW：5~1000ms；5W	Velure S5，Lasering USA
		0.2~2mm，2~1000ms（或CW），≤ 8W	IDAS，Alma Lasers，Inc.
KTP，二极管	532，940	0.7/1/2mm 机头，5~100ms，能量：950J/cm²（532nm），900J/cm²（940nm）	VariLite，Cutera，Inc.
脉冲染料	585	3/5/7mm 机头，150~350ms，9J/cm²	Chromogenex Technologies Ltd.
	595	3~12/3×10mm 或色素病变尖端，0.45~40ms，≤ 40J/cm²；冷冻剂冷却	VBeam Perfecta，Candela Corp.
紫翠宝石	755	3~18mm，3~300ms，≤ 500 或 700J/cm²；空气冷却	EpiCare~LP or LPX，Light Age，Inc.
		3/6/30×30mm 扫描，≤ 200ms，≤ 140J/cm²；-5~30℃	ClearScan ALX，Sciton，Inc.
Nd：YAG（除非另有说明，否则接触冷却）	1064	激光成因：5mm，0.1~30ms，≤ 40J/cm²；Excel：3/5/7mm，1~300ms，300J/cm²；CoolGlide：10mm，10~100ms，≤ 100J/cm²；仅预冷	Xeo or CoolGlide Platforms，Cutera，Inc.
		2~4/6mm，10/40/60/100ms，30~450J/cm²	Omnimax，SharpLight
		2/6/10mm，10/15/45/60ms，30~450J/cm²	Harmony XL/Elite
		2.5/4/7mm，20~225J/cm² 2.5~16mm，0.8~30ms，≤ 700J/cm² 1.5~20mm，0.2~300ms，≤ 700J/cm²	PhotoSilk Plus，DEKA Medical，Inc. Synchro FT Synchro HP
		3~15mm，≤ 400J/cm²	NaturaLase LP，Focus Medical
		1.5/3/5mm，0.5~90ms，10~600J/cm²	Mydon，Alma Lasers，Inc.
		2mm 聚焦或 6/9mm 准直，10~60ms，≤ 500J/cm²	1064 长脉冲，Etherea 平台，Industra Technologies Ltd.
		1.5~18mm，0.3~300ms，≤ 2500J/cm²；空气冷却	EpiCare~YAG，Light Age，Inc.
		2×4/6mm 或 9mm（仅限 Lumenis One），2~20ms，延迟 5~100ms，20~225 J/cm²	M22/Lumenis One，Lumenis，Ltd.
		10~100ms，≤ 700J/cm²	Lux1064+，StarLux or Icon Aesthetic Systems，Palomar Medical Technologies，Inc.
		3/6/30×30mm 扫描，2~200ms，≤ 400J/cm²；-5~30℃	ClearScan YAG，JOULE System，Sciton，Inc.
		2~10mm，0.3~500ms，5~500J/cm²；冷冻剂冷却的	CoolTouch VARIA，CoolTouch，Inc.
Nd：YAG 和 KTP 或 fdNd：YAG	1064，532	2~12mm，1.5~60ms，100J/cm²（Nd:YAG）或 12J/cm²（KTP）	Excel V，Cutera，Inc.
		1064nm：4~12mm，3~300ms，≤ 480J/cm²（短脉冲选择：5~8mm，0.3~0.8ms，≤ 25J/cm²）；532nm：2~6mm，≤ 25ms，≤ 95J/cm²；空气冷却	Light A Star or Light 4V（1064nm only），Quanta USA
Nd：YAG 和脉冲燃料	1064，595，1064/595	585nm 或 585/1064nm 为 5~12mm，1064nm 为 1.5~15mm，0.5~40ms/ ≤ 7~40J/cm²（585nm）或 0.3~300ms/ ≤ 35~600J/cm²（1064nm）；空气冷却	Cynergy，Cynosure，Inc.

续表

激光类型	波长（nm）	常用参数	商品名称和制造商
Nd：YAG 和紫翠宝石	1064，755	1064nm:1.5~15mm，0.4~300ms，≤ 35~600J/cm²；755nm： 5~15mm，0.5~300ms，≤ 20~60J/cm²	Acclaim，Cynosure，Inc.
		1064nm： 6~520J/cm²，1.5~18mm；755nm： 6~150J/cm²，6~18mm；0.25~100ms 和冷冻剂或空气冷却	GentleMax Pro or GentleLASE Pro/YAG，Candela Corp.
	1064/755	1.5~15mm，10~40ms，≤ 32~200J/cm²	Elite/Elite MPX，Cynosure，Inc.
		1.5~18mm，0.3~300ms，≤ 2500J/cm²	EpiCare~DUO，Light Age，Inc.

LP，长脉冲；PW，脉冲宽度

长脉冲倍频 Nd：YAG 激光

长脉冲倍频Nd：YAG激光也称为钾—钛氧基—磷酸盐（KTP）激光，参考这些固态激光器中使用的光学材料，倍频Nd：YAG设备发射532nm的能量，并允许使用毫秒脉冲持续时间治疗无紫癜的浅表皮肤血管。然而，考虑到在这个波长下黑色素的高吸收系数，这种激光的使用应该留给浅色皮肤和非褐色皮肤的个体。

研究发现单次疗程后53%~98%的受试者面部毛细血管扩张和蜘蛛状血管瘤明显改善，脉冲持续时间为5~30ms，光斑大小依赖性于0.4~4mm能量为7~24 J/cm²。一项分裂研究还发现，与3次治疗后3周的PDL（75%）相比，KTP（85%）的清除率更高，尽管在随访期间产生更多的红斑和水肿。尽管532nm激光具有长脉冲能量输出，它也可以有效地治疗雀斑样痣、雀斑和FST中较轻的面部其他良性色素病变。

治疗前的考虑因素

咨询

完整、相关的病史和体格检查是每次咨询的重要组成部分。瘢痕疙瘩形成，可能影响伤口愈合的医疗状况或药物治疗史，过去6个月内口服维A酸、妊娠或母乳喂养、光敏性和／或局部治疗区域异常（活动性感染、恶性病变、瘢痕形成或烧伤），应该在治疗之前排除。鉴于表皮损伤的风险增加，最近晒黑或晒太阳的患者是延迟使用任何激光或IPL设备治疗的常见原因。有药物或银制品中全身暴露或全身色素沉着的病史也会妨碍Q开关激光的使用。同样，应该在美容文身区域直接避免进行Q开关治疗。

单纯疱疹病毒（HSV）的预防性抗病毒治疗通常是不必要的，但可以考虑对在治疗区域内（特别是口周）反复发作的患者，在治疗前一天开始口服伐昔洛韦500mg，1天2次，共服3天。

术前

所有患者都有标准化的、高质量的面部数码照片，并获得书面的知情同意书。然后要求患者用中性清洁剂清洗该区域，以去除任何可能干扰治疗的化妆品或其他杂质。虽然局部麻醉通常是不必要的，特别是对于长脉冲血管激光或IPL治疗，一部分接受大范围Q开关激光治疗的患者可能需要进行术前局部麻醉，应用30~60min并在治疗前立即用干纱布将其清除。替代品包括4%利多卡因（LMX4，Ferndale Laboratories，Inc.，Ferndale，MI，USA）或7%复方利多卡因/ 7%丁卡因，23%利多卡因/ 7%丁卡因，或20%苯佐卡因/ 6%利多卡因/ 6%丁卡因。另一种选择，Pliaglis霜（Galderma Laboratories LP，Ft.Worth，TX，USA）由7%利多卡因和7%丁卡因在自封闭输送系统中等分组成，一旦风干，可作为柔性膜被清除。最近，人们已经开发出该产品的新配方以提供更多可重复性和均匀的麻醉特性。以丁卡因为基础的局部麻醉药可能会引起暂时性红斑，因此应该在使用IPL或血管激光前避免使用。

当要处理眼眶边缘内的上睑和/或下睑皮肤时，应放置眼内金属眼罩。另外，一次性黏合剂（LASER-Aid，DELASCO，Inc.，Council Bluffs，IA，USA）和具有适当波长特性光密度（OD）的不锈钢或聚合物基眼罩分别用于IPL和激光治疗。设备操作人员和辅助人员在使用设备时还必须佩戴OD5 +的IPL眼镜或激光眼镜。在处理前立即进行IPL和激光系统测试，以确认设备正常运行。

■ 技术

■ 强脉冲光

Lumenis IPL（M22或Lumenis One，Lumenis，Ltd.，Yokneam，Israel）通过多个可互换的截止滤波器（560~755nm）发射单脉冲、双脉冲或三脉冲的515~1200nm波长范围。与一体式冷却35mm×15mm蓝宝石水晶尖端，厚（1mm）冷水基凝胶层和围术期冷空气冷却（Cryo 5，Cynosure，Westford，MA）相结合，确保适当的表皮保护和患者治疗期间不适感最小（图15.2）。除了充当"散热器"之外，冷凝胶还增强了晶体和治疗区域之间的光学耦合，并降低了光的折射率，从而导致更深的能量传递。此外，水基凝胶可吸收>1000nm的潜在破坏性和多余的近红外波长。

鉴于这些IPL的大光斑和快速脉冲传递，全面部通常可在10min内完成治疗。尽管目前有许多IPL设备可用（表15.2），但治疗模式基本相似，每个患者的参数个性化，以及目标色素的类型。白种人患者主要用560nm截止滤波器治疗，延迟10~15ms，初始能量为15~18J/cm²。基于临床反应，随后的治疗可以使能量增加10%~20%，直到达到最佳能量密度。处理较暗的FST（Ⅲ型、Ⅳ型）需要较长的脉冲（20~50ms）之间的延迟和/或较高的截止滤波器（590nm），这有助于保留表皮黑色素。应使用695nm或755nm截止滤波器，低能量密度和/或具有长脉冲间隔延迟的三脉冲来谨慎治疗FST Ⅴ型、Ⅵ型。

对于雀斑样痣、雀斑或其他色素沉着病变，进行3ms双脉冲治疗后，马上可注意到轻度变黑。对于毛细血管扩张或其他小直径、浅表血管病变，可使用两个连续的4ms脉冲。对于较大、较深的真皮血管，需要较大的脉冲持续时间和较高的能量，产生光热凝固，同时保留较小的覆盖真皮乳头层的血管并最小化表皮加热。大口径毛细血管扩张可以安全地在19~26 J/cm²的能量下进行双脉冲，使用

图**15.2**　应用于面部皮肤的强脉冲光晶体。在穿透皮肤之前，光通过可互换的石英过滤器（例如560nm），冷却的蓝宝石晶体尖端和1mm的冷光学耦合凝胶层

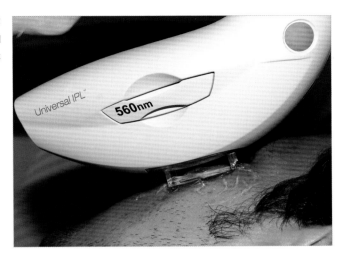

表**15.2**　针对色素血管病变的可用强脉冲激光设备

硬件	波长（nm）	常用参数	商品名称和制造商
Single handpiece	750	40×10mm：fluence：≤50J/cm²	Yello Toning，Healux
	530~950	50×10mm，7~385ms with 1~20ms delay and 2~15pulses，10~110J/cm²	UltraPlus，Energist NA，Inc.
	500~670/870~1200	10×15mm，5~100ms，≤80J/cm²	MaxG，StarLux or Icon Aesthetic Systems，Palomar Medical Technologies，Inc.
	500~1200	10~100ms with 1~3pulses，≤20J/cm²	Quadra Q4 Platinum，DermaMed International，Inc.
	520~1100	30×10mm，5~30J/cm²，long or short PW：10~20℃：3 programs：520/560/580nm	LimeLight，Xeo Platform，Cutera，Inc.
Multiple handpieces	535~950	6.4cm²：PW：10~100ms：5~30J/cm²：535/580/635/730nm handpieces：dynamic pulse control	Omnimax/Formax/Formax Plus，SharpLight
	515~950	515/540/570nm handpieces：3cm²（5~25 J/cm²）or 6.4cm²（5~30J/cm²，not contact-cooled）and 10/12/15ms：550~650nm handpiece：3cm²，5~15J/cm² and 10/12/15ms	Harmony XL/Elite with Advanced Fluorescent Technology
	500~950	46×10mm（4~32J/cm²），46×18mm（2.5~18J/cm²），or 21×10mm：3~25ms with 10~100ms delay and 1~3pulses：500/520/550/650nm handpieces	PhotoSilk Plus，DEKA Medical，Inc.
	560~950	8×34mm，1~60ms with 1~60ms delays and 1~3pulses，10~45J/cm²	SmoothCool HR/SR，Eclipse Aesthetics
	530~1200	50×15mm，25ms，22J/cm²：530/570nm handpieces	TRIOS，Viora
	515~1200	30×10mm，10~30J/cm²：5/10/20℃：515/580nm handpieces	Lumecca，InMode MD Ltd.
Handpiece with interchangeable filters	510~950	5~300ms，35J/cm²	SOLARI，Lutronic，Inc.
	480~1200	30×30/10×20/7×15mm：2~500ms：≤90J/cm²：515/535/550/580/615nm filters	Omnilight/NovaLight FPL，American Medical Bio Care，Inc.
	540~1200	40×12mm，5~100ms，33J/cm²：540/580/640nm filters：also vascular tips（8/12×12mm，540 m filter)	IPL-Sq，Etherea Platform，Industra Technologies Ltd.
	500~1200	48×13mm，3~8ms with 5~50ms delay（Synchro FT only，1~3pulses），2~25J/cm²：4~16℃：500/520/550/600/650nm filters	Synchro & MiniSilk FT，DEKA Medical，Inc.
	510~1200	40×10mm，1~1000ms with 1~8pulses，≤50J/cm²：510/530/640/800nm filters	NaturaLight，Focus Medical
	500~1200	35×15/15×8mm：4~20ms with 5~150ms delay（M22，10~35J/cm²）or 3~100ms with 1~120ms delay（Lumenis One，10~40J/cm²）：515/560/590/615/695/755nm filters	Lumenis，Ltd.，with Optimal Pulse Technology and multiple-sequential pulsing
	515~1400	45×15/15×15mm，≤200ms，≤30J/cm²：0~30℃：515/560/590/640/695nm filters	BBL or BBLs，JOULE System，Sciton，Inc.

PW, pulse width
★Contact cooling unless otherwise specified

4~12ms的脉冲持续时间，较小的15mm×8mm晶体的Lumenis IPL治疗。血管病变的治疗终点是短暂性血管痉挛。操作者应使用机头对皮肤施加最小压力，以便不压缩目标血管。典型的患者需要1~3个疗程才能实现显著改善，并且强烈建议每半年进行一次后续维持治疗。

■ 脉冲染料激光

当前的PDL发射具有长脉冲持续时间的585nm或595nm波长，以有效地靶向真皮乳头层和网状层上方的毛细血管扩张和其他血管病变。动态制冷（VBeam Perfecta，Candela Corp.，Wayland，MA，USA）或连续强制空气冷却（Cynergy，Cynosure，Inc.，Westford，MA，USA）预防表皮损伤或皮肤过度大量加热。血管的处理需要以4~8周为间隔，进行1~3次治疗。

面部浅表毛细血管扩张通常局限于鼻子、面颊和下颌，通常使用7mm大小光斑，脉冲持续时间和能量为6ms/7~9J/cm²（≤0.6mm）或10ms/8~12J/cm²（≥0.6mm）进行治疗，脉冲略有重叠。酒渣鼻或中度至重度光损伤时较厚的面部血管（约1mm），可用20~40ms的脉冲宽度和高达13~15J/cm²的亚紫癜能量进行治疗。使用这些设备的治疗终点是即刻血管痉挛和指示血管内凝血的短暂性紫癜。具有较低能量的脉冲叠加也可用于产生相等或改善的结果而不会增加不良事件。鉴于在给定的能量下，10mm大光斑比7mm大光斑导致更大的中心光束能量和更深的穿透波长，应相应地调整设备。对于皮肤黝黑的患者，应采用较低的能量和较长的脉冲持续时间进行保守治疗。患有鼻周毛细血管扩张症的患者血管几乎总是在治疗后1年内复发，因为它们来自鼻背动脉。因此，酒渣鼻患者通常每6个月需要进行一次治疗以维持长期疗效。

面部的弥漫性红斑（例如酒渣鼻）可以用10mm大光斑和6ms或10ms在5~8J/cm²或20ms在7.5~9J/cm²下治疗。雀斑样痣或其他浅表色素病变可使用7mm大光斑和NO冷却用10ms和7~8J/cm²的单脉冲进行治疗；在这种情况下应避免脉冲叠加或多次通过。预冷设备为30/20（喷雾30ms，喷雾和脉冲之间延迟20ms）是VBeam Perfecta用于血管病变的标准，尽管在广泛的血管和红斑或较深的FST区域，冷冻剂喷雾时间可增加至50ms。使用冷冻空气（Cryo 5或Smart Cool 6，Cynosure，Westford，MA，USA）连续冷却是Cynergy设备的特征。在每次激光脉冲之前、期间和之后，靶区都会因此而冷却。气流速度可调，典型的设备是Cryo5或Smart Cool6。

■ Q开关激光

许多经FDA批准的能够产生亚微秒脉冲的Q开关激光器目前可用于治疗面部雀斑样痣、雀斑、黄褐斑和色素性脂溢性角化病（表15.3）。根据患者的皮肤类型，QSRL、QSAL或Q开关Nd：YAG激光可用于治疗这些病变。虽然FST Ⅰ型、Ⅱ型是QSRL治疗的理想选择，但Ⅴ型、Ⅵ型最好用1064nm Q开关Nd：YAG进行治疗，以最大限度地降低治疗后色素沉着的风险。浅肤色患者的浅表性色素沉着病变的QRSL治疗使用5mm大光斑（或相应地改变），以1.5Hz、2~4J/cm²进行。也可以使用具有3mm大光斑和2.83J/cm²固定能量的皮秒范围QSAL治疗，可能适用于所有皮肤类型。这些设备的临床治疗终点是病变即刻变白，在20min内消退，随后出现红斑和水肿。

表15.3　可用于色素沉着病变的Q开关激光器

激光类型	波长 （nm）	常用参数	商品名称和制造商
红宝石	694	3~6mm，20ns，≤ 14J/cm^2	SINON, Palomar Medical Technologies, Inc.
紫翠宝石	755	2~5mm；PW：短（50~70ns）与长（150μs）；能量：≤ 2.8~18J/cm^2	Accolade, Cynosure, Inc.
紫翠宝石，皮秒	755	变焦手柄（2~6ms）或固定手柄（6、8、10ms）；750 皮秒；0.71-6.37J/cm^2；脉冲能量：200 mJ	PicoSure, Cynosure, Inc.
紫翠宝石泵浦 Nd：YAG 和 fd-Nd：YAG	755，1064，532	2~4mm（755nm）和 2/3/5mm（1064/532nm）；50ns 或 100ms（仅限 755nm）；0.4~70J/cm^2；800mJ（755nm），400mJ（1064nm），或 200mJ（532nm）	Alex TriVantage, Candela Corp.
Nd：YAG 和 fd-Nd：YAG	1064，532	2~4/6mm，6ns，3~28J/cm^2（1064nm）和 1.5~14J/cm^2（532nm）	Affinity QS, Cynosure, Inc.
		1/2/4/6mm，20ns，200~1200mJ	Omnimax, SharpLight
	1064，532（转换为 585 和 650）	1064/532nm：2~4/6/8mm，5~20ns，1.4~12J/cm^2；585/650nm：2mm，< 7ns，≤ 8.0J/cm^2（585nm），≤ 4.5J/cm^2（650nm）	Medlite C6/Revlite, ConBio (Cynosure, Inc.)
		1064nm：4.5~10mm，≤ 15J/cm^2；532/585/650nm：2~9mm，≤ 10~28J/cm^2；1064nm：3~7mm，≤ 15J/cm^2；532/585/650nm：2-9mm，≤ 6~16J/cm^2	NaturaLase QS2, Focus Medical NaturaLase 1064
		1064/532nm：3~8 / 1~7mm 变焦手柄，5~10ns，≤ 1500mJ；585/650nm：2mm	Spectra, Lutronic, Inc.
Nd：YAG 和 KTP	1064，532	1~6/5×5mm（Nd：YAG）vs. 2/3mm（KTP），20ns，400~1200mJ	Harmony XL/Elite, Alma Lasers, Inc.
		2.5~6mm，≤ 10ns，2~14J/cm^2	Q-Clear, Light Age, Inc.

fd，倍频；PW，脉冲宽度；QS，Q- 开关

　　QSAL或1064nm Q开关 Nd：YAG（Spectra，Lutronic，Inc.，Fremont，CA，USA）可有效地治疗 FST Ⅲ型、Ⅳ型中的黄褐斑，后者保守地用于较深的皮肤类型。超短脉冲持续时间（≤10ns）和高峰值功率的1064nm光谱设备通过散焦、校准的手机可以最大限度地选择性光热分解皮肤黑色素体。以 1周（最多2周）为间隔进行6~10个疗程的治疗，使用6mm大光斑和1~2J/cm^2。临床治疗终点是轻度红斑和最小水肿，而不会使目标区域变白。我们建议在治疗前和治疗后辅助使用局部脱色剂，如氢醌或维生素C、烟酰胺、己基间苯二酚和甘草根提取物（Lytera Skin Brightening Complex，SkinMedica，Carlsbad，USA）的复合物。强烈建议严格使用物理防晒剂（例如微粉化氧化锌）以增强疗效并使复发最小化。

■ 长脉冲 Nd：YAG 激光

　　虽然可以用IPL和长脉冲脉冲染料、KTP或二极管激光有效治疗毛细血管扩张，但较大的面部静脉需要较长的脉冲持续时间和较大的能量以进行适当的热凝固。我们更喜欢CoolTouch VARIA（CoolTouch，Inc.，Roseville，CA，USA）动态冷却1064nm激光，用于眶周和颞面部1~3mm直径的网状静脉。虽然我们诊所标准的光斑大小为3.5mm，但可提供2~10mm的可变光斑。

治疗参数是根据血管大小直接决定的。1mm的网状静脉用25ms的脉冲持续时间和160~190J/cm²的能量进行治疗，而1~3mm的静脉需要高达50ms脉冲持续时间和190~210J/cm²能量。静脉计可用于评估静脉大小；然而，通过视觉估计通常就足够了。无论大小如何，面部网状静脉最好以远端（上）至近端（下）方式进行治疗，以确保在随后的治疗区域内有足够的发色团（血红蛋白）。血管痉挛或血栓形成是治疗的终点，临床证明是血管直接变白或变黑。如果几分钟后没有明显的变化，可以尝试进行第二次治疗。每个月重复一次治疗，通常需要1~2次才能达到目标。

CoolTouch VARIA设备在激光能量输送之前和之后提供动态冷冻剂冷却，最大限度地提高了治疗安全性。后冷却与从目标血管向表皮的表面热传导同时发生，使皮肤的非特异性大面积发热和随后的表皮损伤最小化。更重要的是对患者来说，它减少了治疗上的不适。持续20ms的后冷却适用于直径1mm的血管，对于直径1~3mm的静脉增加至30ms。虽然轻型FST或小血管不需要预冷，但应考虑对于皮肤黝黑的患者和大的网状静脉应进行预冷却。

眶缘外侧的眶周静脉可以用远离眼睛的设备安全地治疗。然而，使用1064nm激光治疗眶缘内的静脉可能会使患者面临眼内损伤的风险，包括黄斑裂孔、葡萄膜炎和瞳孔异常。由于眶周静脉引流至眼静脉和海绵窦，因此也应该避免在瞳孔中段或内侧进行激光治疗。鉴于1064nm激光器使用的高能量，脉冲不应叠加或重叠，以避免治疗区域过度加热。

■ 治疗后的考虑因素

■ 术后护理

不出意外的情况下，这些设备的治疗很少需要进行术后护理。可在办公室内使用冷气或冰袋冷却，以减少在治疗结束后持续10min的轻微灼烧感。建议患者不要积极地擦洗治疗过的区域，并鼓励他们避免阳光直射，在紫外线照射时每2h涂抹一层广谱的物理防晒霜（ZnO或TiO₂）。绿色调化妆也可以帮助掩盖治疗后的红斑，并可以在治疗后立即应用。

■ 并发症的识别和管理

当经验丰富的执业医师采用适当的治疗方案和适当的技术时，这些手术后并发症的发生率很低。如果发生不良事件，通常是轻微和短暂的。

■ 强脉冲光

轻度至中度红斑会持续数小时至3天。在初次行全面部治疗后，一部分患者可能在24~72h出现水肿。然而，术后局部使用少量糖皮质激素是必要的。IPL治疗后不太常见的不良事件包括散在的局部皮肤色素沉着、紫癜、短期（<2个月）色素减退或色素沉着过度，以及网状足迹之间未治疗区域的条带化。虽然结痂区域通常是自限性的，但需要在7天内解决，使用保湿剂和微晶换肤术可能会加快愈合时间。使用过短脉冲持续时间或515nm波长的滤波器可能易于形成紫癜，2~5天可分辨出。在脉冲之间采用10%覆盖可以最大限度地减少网状足迹。如果确实发生了网状足迹，可以通过对未治疗

的区域进行后续处理来轻松矫正，通常将IPL晶体旋转90°。

起疱和持续性色素沉着不常见，可能是过度覆盖、过高能量、表皮冷却不良和/或连续脉冲之间延迟不足的直接结果。在深色皮肤或晒黑的个体中，急性表皮损伤的风险显著增加。然而，瘢痕非常罕见。由于IPL对深色终毛具有永久性损伤的能力，因此在男性胡须区域的带毛皮肤上一般避免进行IPL治疗。

■ 脉冲染料激光

PDL治疗后的红斑通常在数小时内消退，但也可能持续长达2天。具有过多能量的短脉冲持续时间可能诱发紫癜，其可在1~2周内消退。更有效的冷却机制（例如激光脉冲与冷冻剂喷射的时间耦合）有助于限制由于黑色FST中黑色素吸收585~595nm激光能量而导致的表皮热损伤（色素沉着、结痂、水疱或萎缩性瘢痕）。

■ Q 开关激光

术后红斑和水肿是常见的，并在24~48h内消退。在对雀斑样痣或其他局部色素沉着病变进行更高能量治疗后，预计会出现轻度短暂性结痂。如果使用过高的能量，可能会导致起疱或出血。在较黑的皮肤类型中过度治疗会增加PIH或色素减退的发生风险。

■ 长脉冲 Nd：YAG 激光

术后局部短暂的红斑、水肿和荨麻疹是相对常见的。在适当的脉冲宽度下，紫癜或瘀点形成很少见。相反，即使在深色皮肤的患者中，在没有脉冲叠加或覆盖的情况下进行充分冷却时，也不会发生表皮损伤的后遗症。由于在1064nm波长处热凝固血管需要非常高的能量，如果冷却系统不能正常工作，可能会发生表皮溃疡。

■ 典型案例
■ 病例 1

一个55岁的高加索男性患者（FST Ⅰ）在他的中面部凸面（包括前额、颧颊、鼻子和下颌）出现大面积红斑和细小的毛细血管扩张，与毛细血管扩张型红斑痤疮一致（图15.3）。患者的面部阳光照射区域也有中度的弥漫性光损伤。

我们选择在一次治疗中使用多个连续光源的光动力疗法治疗该患者。将氨基乙酰丙酸（20% ALA，Levulan Kerastick，DUSA Pharmaceuticals Inc.，Wilmington，MA，USA）在用丙酮脱脂和5min微晶换肤术后敷面并且封闭1h。毛细血管扩张和红斑首先用PDL（Cynergy，Cynosure，Westford，MA，USA）双脉冲，7mm大小光斑，40ms脉冲持续时间和10J/cm²能量。然后使用IPL（M22，Lumenis Ltd.）治疗上中面部和前额，保留了带毛的胡须区域。基于它的FST类型和血管病变的优势，选择4ms双脉冲持续时间，具有20ms延迟、560nm截止滤波器和16J/cm²能量。最后，进行15min的417nm

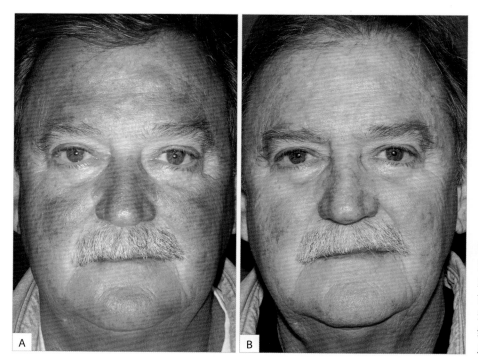

图15.3　患有毛细血管扩张、红斑和中度光损伤的高加索男性患者。（A）治疗前；（B）在使用多个连续光源（PDL、IPL、蓝光和红光）进行3次光动力疗法后2个月得到显著改善

蓝光（BLU-U，DUSA Pharmaceuticals Inc.，Wilmington，MA，USA）和8min的630nm红光（Aktilite CL128，Photocure Inc.，Princeton，NJ，USA）治疗。患者分别于治疗后1个月及1年后采用相似的设备接受两次以上的治疗。

在第3次光动力疗法后2个月，患者表现出在红斑、毛细血管扩张和相对于基线的背景光损伤方面有显著的改善。

■ 病例2

一名38岁的女性，患有上中面部的光损伤，其特征是有多个不同大小的、散在的雀斑样痣（图15.4）。患者诉说这些区域以前没有经过治疗。该患者开始接受IPL联合治疗和局部治疗方案，包括洁面乳、广谱物理防晒剂、三烯醇复合物，和含维生素C、烟酰胺、已基间苯二酚和甘草根提取物的皮肤增白复合物（Lytera Skin Brightening System, SkinMedica, Carlsbad, USA）。考虑到着色病变和该患者的FST Ⅲ型的优势，使用3ms双脉冲持续时间，30ms延迟，17J / cm²能量和560nm截止滤波器。对于双侧颞部和面颊部最大、最暗的病变的斑点治疗也用较小的晶体（15mm×8mm）和较高的能量（20J/cm²）进行。

在单次IPL和不间断使用Lytera Skin Brightening System治疗后的1个月，散在的色素沉着得到显著改善。患者对她的效果非常满意。强烈鼓励维持IPL治疗和继续使用局部用药。

图15.4　双颊及前额散在雀斑样痣的女性。（A）治疗前；（B）1次IPL治疗后1个月色素沉着显著改善，并使用包括三烯醇复合物、皮肤增白复合物、洗面奶和广谱物理防晒剂的局部方案

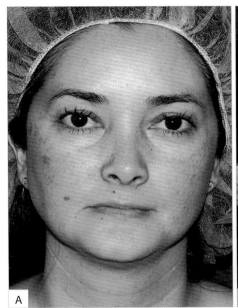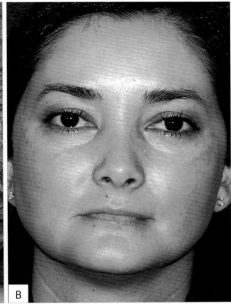

■ 病例3

一名74岁的高加索女性患者在左侧颞部出现了令人讨厌的影响美观的网状静脉，多年来日渐显著加重（图15.5）。

建议使用长脉冲Nd：YAG激光（CoolTouch Varia）进行治疗。使用3.5mm大小光斑来传递50ms的脉冲持续时间，200J/cm²能量和0/30冷冻剂冷却，这是由相对较粗大的血管决定的。10个月后，该区域的浅表毛细血管扩张症也用PDL治疗，使用7mm大小光斑，6ms脉冲持续时间和7 J/cm²。

在第2次治疗后5个月，患者表现出左颞部网状静脉网的显著改善。计划对该区域的残留毛细血管扩张和小网状静脉进行进一步治疗。

■ 病例4

一名63岁的亚洲女性患有持续数年的面部黄褐斑，最明显的是她的颧颊部外侧，不适合进行局部治疗（图15.6）。

建议对该区域进行IPL和Q开关激光的联合治疗。鉴于黄褐斑的色素沉着和可能的血管成分，IPL治疗参数包括3.5ms的双脉冲持续时间。根据她的FST Ⅲ型皮肤，30ms的脉冲间隔延迟和17J/cm²的能量。还讨论了严格使用物理防晒剂和避免阳光辐射。患者8个月内在面颊部进行了3次QSAL（3~4mm光斑，5~6J/cm²）或QSRL（5mm光斑，5.0 J/cm²）治疗。此外，还进行了3ms双脉冲、40ms延时和16 J/cm²的全面部IPL治疗。

在5个月的随访中，患者的黄褐斑得到显著改善。建议每半年进行一次IPL维护治疗和严格的防晒措施。

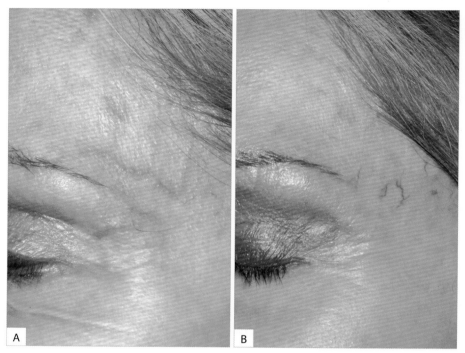

图15.5　高加索女性患者左侧颞部网状静脉。（A）治疗前；（B）长脉冲Nd：YAG和PDL联合治疗后网状静脉得到显著改善

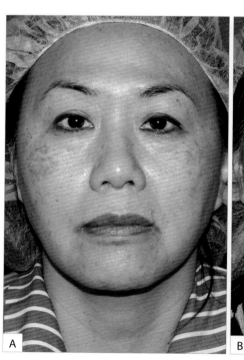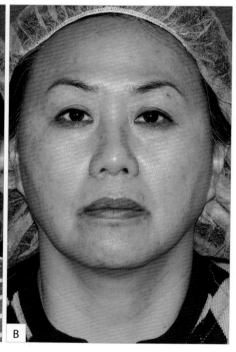

图15.6　亚洲女性患者，中上面部有顽固性黄褐斑。（A）治疗前；（B）在5个月的时间里，通过IPL、Q开关翠绿宝石和红宝石激光器进行一系列治疗后，色素沉着的分辨率明显降低了

■ 病例5

　　一名48岁的高加索女性患者患前额、下巴和空腔周围有斑驳的色素沉着，伴有轻微的背景光损伤。由于在另一种具有侵入性治疗设备IPL系列的实践中（尽管她的FST Ⅲ型皮肤只有15ms的脉冲间隔延迟），最近患者的口周出现了一些小面积的色素沉着异常。开始用3ms双脉冲、30ms延迟和16~18J/cm²的IPL进行治疗。患者偶尔使用氢醌乳膏为基础的三联疗法（Tri-Luma，Galderma

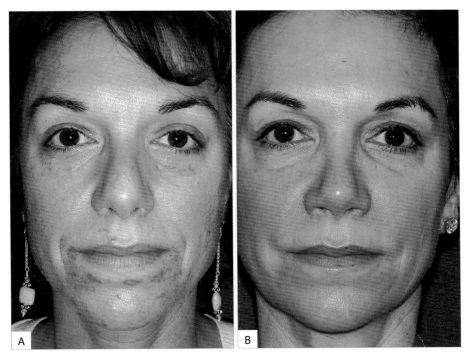

图15.7　高加索女性患者，前额、下巴和口腔周围有斑驳的色素沉着。（A）治疗前；
（B）经过8年以半年为间隔的IPL治疗，解决了斑驳色素沉着和光损伤问题

Laboratories，L.P.，Fort Worth，TX，USA）。

　　图15.7为患者经过8年，以半年为间隔的IPL治疗前后与基线相比，色素沉着和光损伤均减少。

■ 参考文献

[1] Alam M, Dover JS, Arndt KA. Treatment of facial telangiectasia with variable-pulse high-fluence pulsed dye laser: comparison of efficacy with fluences immediately above and below the purpura threshold. Dermatol Surg 2003; 29:681–684.

[2] Alam M, Voravutinon N, Warycha M, et al. Comparative effectiveness of nonpurpuragenic 595-nm pulsed dye laser and microsecond 1064-nm neodymium:yttrium-aluminum-garnet laser for treatment of diffuse facial erythema: a double-blind randomized controlled trial. J Am Acad Dermatol 2013; 69:438-443.

[3] Anderson RR, Margolis RJ, Watenabe S, et al. Selective photothermolysis of cutaneous pigmentation by Q-switched Nd:YAG laser pulses at 1064, 532, and 355 nm. J Invest Dermatol 1989; 93:28–32.

[4] Anderson RR, Parrish JA. Selective photothermolysis: precise microsurgery by selective absorption of pulsed radiation. Science 1983; 220:524–7.

[5] Angermeier MC. Treatment of facial vascular lesions with intense pulsed light. J Cutan Laser Ther 1999; 1:95–100.

[6] Barton JK, Frangineas G, Pummer H, Black JF. Cooperative phenomena in two-pulse, two-color laser photocoagulation of cutaneous blood vessels. Photochem Photobiol 2001; 73:642–650.

[7] Berlin AL, Hussain M, Goldberg DJ. Cutaneous photoaging treated with a combined 595/1064 nm laser. J Cosmet Laser Ther 2007; 9:214–217.

[8] Biesman B. Commentary: treatment of venous infraorbital dark circles using a long-pulsed 1,064-nm neodymium-doped yttrium aluminum garnet laser. Dermatol Surg 2012; 38:1283.

[9] Bitter PH. Noninvasive rejuvenation of photodamaged skin using serial, full-face intense pulsed light treatments. Dermatol Surg 2000; 26:835–842.

[10] Bjerring P, Christiansen K. Intense pulsed light source for treatment of small melanocytic nevi and solar lentigines. J Cutan Laser Ther 2000; 2:177–181.

[11] Bjerring P, Christiansen K, Troilius A. Intense pulsed light source for treatment of facial telangiectasias. J Cosmet Laser Ther 2001; 3:169–173.

[12] Cassuto DA, Ancona DM, Emanuelli G. Treatment of facial telangiectasias with a diode-pumped Nd:YAG laser at 532 nm. J Cutan Laser Ther 2000; 2:141–146.

[13] Cheung N, McNab AA. Venous anatomy of the orbit. Invest Ophthalmol Visual Sci 2003; 44:988–995.

[14] Clementoni MT, Gilardino P, Muti GF, et al. Facial teleangectasias: our experience in treatment with IPL. Lasers Surg Med 2005; 37:9–13.

[15] Dover J, Arndt K, Metelitsa A, Petrell K. Picosecond 755 nm alexandrite laser for treatment of tattoos and benign pigmented lesions: a prospective trial. Lasers Surg Med 2012; 44:6.

[16] Eremia S, Li CY. Treatment of face veins with a cryogen spray variable pulse width 1064 nm Nd:YAG Laser: a prospective study of 17 patients. Dermatol Surg 2002; 28:244–247.

[17] Fabi SG, Friedmann DP, Massaki ABN, Goldman MP. A randomized, split-face clinical trial of low-fluence Q-switched neodymium-doped yttrium aluminum garnet (1,064 nm) laser versus low-fluence Q-switched alexandrite laser (755 nm) for the treatment of facial melasma. Lasers Med Surg 2014; 46:531–537.

[18] Friedmann D, Liolios A, Goldman M. Dynamically cooled 1064-nm Nd:YAG laser as a treatment option for facial reticular veins. Internat Angio 2013; 5 (Suppl 1)126.

[19] Goldman MP. Optimal management of facial telangiectasia. Am J Clin Dermatol 2004; 5:423–434.

[20] Goldman MP, Gold MH, Palm MD, et al. Sequential treatment with triple combination cream and intense pulsed light is more efficacious than sequential treatment with an inactive (control) cream and intense pulsed light in patients with moderate to severe melasma. Dermatol Surg 2011; 37:224–233.

[21] Goldman MP, Weiss RA, Weiss MA. Intense pulsed light as a nonablative approach to photoaging. Dermatol Surg 2005; 31:1179–1187.

[22] Greve B, Raulin C. Professional errors caused by lasers and intense pulsed light technology in dermatology and aesthetic medicine: preventive strategies and case studies. Dermatol Surg 2002; 28:156–161.

[23] Hercogova J, Brazzini B, Hautmann G, et al. Laser treatment of cutaneous vascular lesions: face and leg telangiectases. J Eur Acad Dermatol Venereol 2002; 16:12–18.

[24] Huang YL, Liao YL, Lee SH, Hong HS. Intense pulsed light for the treatment of facial freckles in Asian skin. Dermatol Surg 2002; 28:1007–1012.

[25] Iyer S, Fitzpatrick RE. Long-pulsed dye laser treatment for facial telangiectasias and erythema: evaluation of a single purpuric pass versus multiple subpurpuric passes. Dermatol Surg 2005; 31:898–903.

[26] Jang KA, Chung EC, Choi JH, et al. Successful removal of freckles in Asian skin with a Q-switched alexandrite laser. Dermatol Surg 2000; 26:231–234.

[27] Jang WS, Lee CK, Kim BJ, Kim MN. Efficacy of 694-nm Q-switched ruby fractional laser treatment of melasma in female Korean patients. Dermatol Surg 2011; 37:1133–1140.

[28] Jasim ZF, Woo WK, Handley JM. Long-pulsed (6-ms) pulsed dye laser treatment of rosacea-associated telangiectasia using subpurpuric clinical threshold. Dermatol Surg 2004; 30:37–40.

[29] Jeong SY, Shin JB, Yeo UC, et al. Low-fluence Q-switched neodymium-doped yttrium aluminum garnet laser for melasma with pre- or post-treatment triple combination cream. Dermatol Surg 2010; 36:909–918.

[30] Kagami S, Asahina A, Watanabe R, et al. Treatment of 153 Japanese patients with Q-switched alexandrite laser. Lasers Med Sci 2007; 22:159–163.

[31] Karsai S, Roos S, Raulin C. Treatment of facial telangiectasia using a dual-wavelength laser system (595 and 1,064 nm): a randomized controlled trial with blinded response evaluation. Dermatol Surg 2008;34:702–708.

[32] Kauvar ANB. Successful treatment of melasma using a combination of microdermabrasion and Q-switched Nd:YAG lasers. Lasers Surg Med 2012a; 44:117–124.

[33] Kauvar ANB. The evolution of melasma therapy: targeting melanosomes using low-fluence Q-switched neodymium-doped yttrium aluminium garnet lasers. Sem Cutan Med Surg 2012b; 31:126–132.

[34] Kauvar ANB, Frew KE, Friedman PM, Geronemus RG. Cooling gel improves pulsed KTP laser treatment of facial telangiectasia. Lasers Surg Med 2002; 30:149–153.

[35] Kauvar ANB, Rosen N, Khrom T. A newly modified 595-nm pulsed dye laser with compression handpiece for the treatment of photodamaged skin. Lasers Surg Med 2006; 38:808–813.

[36] Kawada A, Shiraishi H, Asai M, et al. Clinical improvement of solar lentigines and ephelides with an intense pulsed light source. Dermatol Surg 2002; 28:504–508.

[37] Kilmer SL, Wheeland RG, Goldberg DJ, Anderson RR. Treatment of epidermal pigmented lesions with the frequency-doubled Q-switched Nd:YAG laser. A controlled, single-impact, dose-response, multicenter trial. Arch Dermatol 1994; 130:1515–1519.

[38] Kim JE, Chang SE, Yeo UC, et al. Histopathological study of the treatment of melasma lesions using a low-fluence Q-switched 1064-nm neodymium:yttrium-aluminium-garnet laser. Clin Exp Dermatol 2013; 38:167–171.

[39] Kligman DE, Zhen Y. Intense pulsed light treatment of photoaged facial skin. Dermatol Surg 2004; 30:1085–1090.

[40] Kono T, Chan HH, Groff WF, et al. Long-pulse pulsed dye laser delivered with compression for treatment of facial lentigines. Dermatol Surg 2007; 33:945–950.

[41] Kopera D, Hohenleutner U, Landthaler M. Quality-switched ruby laser treatment of solar lentigines and Becker's nevus: a histopathological and immunohistochemical study. Dermatology 1997; 194:338–343.

[42] Lai SW, Goldman MP. Treatment of facial reticular veins with dynamically cooled, variable spot-sized 1064 nm Nd:YAG laser. J Cosmet Dermatol 2007; 6:6–8.

[43] Lee YB, Shin JY, Cheon MS, et al. Photorejuvenation using long-pulsed alexandrite and long-pulsed neodymium:yttrium-aluminum-garnet lasers: a pilot study of clinical outcome and patients' satisfaction in Koreans. J Dermatol 2012; 39:425–429.

[44] Li YH, Chen JZS, Wei HC, et al. Efficacy and safety of intense pulsed light in treatment of melasma in Chinese patients. Dermatol Surg 2008; 34:693–700.

[45] Madan V, Ferguson J. Using the ultra-long pulse width pulsed dye laser and elliptical spot to treat resistant nasal telangiectasia. Lasers Med Sci 2010; 25:151–154.

[46] Major A, Brazzini B, Campolmi P, et al. Nd:YAG 1064 nm laser in the treatment of facial and leg telangiectasias. J Eur Acad Dermatol Venereol 2001; 15:559–565.

[47] Mordon S, Brisot D, Fournier N. Using a 'non uniform pulse sequence' can improve selective coagulation with a Nd:YAG laser (1.06 μm) thanks to Met-hemoglobin absorption: a clinical study on blue leg veins. Lasers Surg Med 2003; 32:160–170.

[48] Na SY, Cho S, Lee JH. Intense pulsed light and low-fluence Q-switched Nd:YAG laser treatment in melasma patients. Ann Dermatol 2012; 24:267–273.

[49] Nootheti PK, Pettit KA, Yosowitz G, Goldman M. Clinical improvement of photodamaged skin after a single intense pulsed light treatment. Am J Cosmet Surg 2007; 24:15-20.

[50] Orenstein A, Nelson JS. Treatment of facial vascular lesions with a 100-mu spot 577-nm pulsed continuous wave dye laser. Ann Plast Surg 1989; 23:310–316.

[51] Passeron T, Fontas E, Kang HY, et al. Melasma treatment with pulsed-dye laser and triple combination cream: a prospective, randomized, single-blind, split-face study. Arch Dermatol 2011; 147:1106–1108.

[52] Pham RT. Treatment of vascular lesions with combined dynamic precooling, postcooling thermal quenching, and ND:YAG 1,064-nm laser. Facial Plast Surg 2001; 17:203–208.

[53] Polnikorn N. Treatment of refractory melasma with the MedLite C6 Q-switched Nd:YAG laser and alpha arbutin: a prospective study. J Cosmet Laser Ther 2010; 12:126–131.

[54] Pootongkam S, Asawanonda P. Purpura-free treatment of lentigines using a long-pulsed 595 nm pulsed dye laser with compression handpiece: a randomized, controlled study. J Drugs Dermatol 2009; 8:S18–S24.

[55] Rendon M, Berneburg M, Arellano I, Picardo M. Treatment of melasma. J Am Acad Dermatol 2006; 54:S272–S281.

[56] Rohrer TE, Chatrath V, Iyengar V. Does pulse stacking improve the results of treatment with variable-pulse pulsed-dye lasers? Dermatol Surg 2004; 30:163–167.

[57] Ross EV, Smirnov M, Pankratov M, Altshuler G. Intense pulsed light and laser treatment of facial telangiectasias and dyspigmentation: some theoretical and practical comparisons. Dermatol Surg 2005; 31:1188–1198.

[58] Ross EV, Uebelhoer NS, Domankevitz Y. Use of a novel pulse dye laser for rapid single-pass purpura-free treatment of telangiectases. Dermatol Surg 2007; 33:1466–1469.

[59] Ross M, Watcher MA, Goodman MM. Comparison of the flashlamp pulsed dye laser with the argon tunable dye laser with robotized handpiece for facial telangiectasia. Lasers Surg Med 1993; 13:374–378.

[60] Ruiz-Esparza J, Goldman MP, Fitzpatrick RE, et al. Flash lamp-pumped dye laser treatment of telangiectasia. J Dermatol Surg Oncol 1993; 19:1000–1003.

[61] Rusciani A, Motta A, Rusciani L, Alfano C. Q-switched alexandrite laser-assisted treatment of melasma: 2-year follow-up monitoring. J Drugs Dermatol 2005; 4:770–774.

[62] Sadick NS, Weiss R. Intense pulsed-light photorejuvenation. Semin Cutan Med Surg 2002; 21:280–287.

[63] Sadighha A, Saatee S, Muhaghegh-Zahed G. Efficacy and adverse effects of Q-switched ruby laser on solar lentigines: a prospective study of 91 patients with Fitzpatrick skin type II, III, and IV. Dermatol Surg 2008; 34:1465–1468.

[64] Shimbashi T, Kamide R, Hashimoto T. Long-term follow-up in treatment of solar lentigo and café-au-lait macules with Q-switched ruby laser. Aesthetic Plast Surg 1997; 21:445–448.

[65] Sim JH, Park YL, Lee JS, et al. Treatment of melasma by low-fluence 1064 nm Q-switched Nd:YAG laser. J Dermatol Treat 2014; 25:212-217.

[66] Sommer S, Sheehan-Dare RA. Pulsed dye laser treatment of port-wine stains in pigmented skin. J Am Acad Dermatol 2000; 42:667–671.

[67] Tanghetti E, Sherr E. Treatment of telangiectasia using the multi-pass technique with the extended pulse width, pulsed dye laser (Cynosure V-Star). J Cosmet Laser Ther. 2003; 5:71–75.

[68] Tanghetti E, Sherr EA, Sierra R, Mirkov M. The effects of pulse dye laser double-pass treatment intervals on depth of vessel coagulation. Lasers Surg Med 2006; 38:16–21.

[69] Tanghetti E, Sierra RA, Sherr EA, Mirkov M. Evaluation of pulse-duration on purpuric threshold using extended pulse pulsed dye laser (cynosure V-star). Lasers Surg Med 2002; 31:363–366.

[70] Taylor CR, Anderson RR. Treatment of benign pigmented epidermal lesions by Q-switched ruby laser. Int J Dermatol 1993; 32:908–912.

[71] Taylor CR, Anderson RR. Ineffective treatment of refractory melasma and postinflammatory hyperpigmentation by Q-switched ruby laser. J Dermatol Surg Oncol 1994; 20:592–597.

[72] Tse Y, Levine VJ, McClain SA, Ashinoff R. The removal of cutaneous pigmented lesions with the Q-switched ruby laser and the Q-switched neodymium: yttrium-aluminum-garnet laser: a comparative study. J Dermatol Surg Oncol 1994; 20:795–800.

[73] Uebelhoer NS, Bogle MA, Stewart B, et al. A split-face comparison study of pulsed 532-nm KTP laser and 595-nm pulsed dye laser in the treatment of facial telangiectasias and diffuse telangiectatic facial erythema. Dermatol Surg 2007; 33:441–448.

[74] Wang CC, Chen CK. Effect of spot size and fluence on Q-switched alexandrite laser treatment for pigmentation in Asians: a randomized, double-blinded, split-face comparative trial. J Dermatol Treat 2012; 23:333–338.

[75] Wang CC, Sue YM, Yang CH, Chen CK. A comparison of Q-switched alexandrite laser and intense pulsed light for the treatment of freckles and lentigines in Asian persons: a randomized, physician-blinded, split-face comparative trial. J Am Acad Dermatol 2006; 54:804–810.

[76] Weiss RA, Weiss MA, Goldman MP. Intense pulsed light and nonablative approaches to photoaging. In: Goldman MP, Weiss RA (eds), Advanced Techniques in Dermatologic Surgery. New York: Taylor & Francis Group, 2006. pp. 295–315.

第十六章 面部年轻化的多元化策略：案例分析

Amir M. Karam, Mitchel Goldman, Ana Marie Liolios

■ 简介

在本书的前几个章节里，我们提出了面部年轻化的多元化理念并使用这种理念作为评估面部老化患者的框架。人随着年龄增长，面部不同组织会经历同样的动态组合改变，例如皮肤改变、面部容量及软组织弹性的改变。导致这些改变的其他影响因素包括基因、生活方式及年龄。40岁或50岁没有出现皮肤老化的情况很少见（皮肤老化的表现有色斑，弹性下降，面部皱纹，大体的软组织容量缺失，软组织松弛影响到眼周、下颌及颈部）。

虽然每个患者在最初咨询时都有独一无二的目标，但是简化来看基本都是使自己看起来更年轻、更有活力。一个比较理想的治疗方案应考虑到患者的年龄、经济情况及误工期的限制这三部分主要内容，从而获得一个全面的年轻化的治疗策略。一个协同的、全面的面部年轻化治疗策略需要可信任的及有经验的外科医师及非外科医师共同完成。

以下通过3个部分详解老化的过程和各种处理方案。综合考虑这些病例中的所有信息来评估患者本身及形成一个治疗方案与技术执行本身一样重要。

■ 面部年轻化手术疗法与非手术疗法的结合

■ 病例 1

背景及患者目标

女性患者，59岁，因面容疲倦、面部容量缺失、下颌线及颈部松弛来就诊。患者希望自己看起来有精神，要改善面部的容量缺失及老化。

评估

皮肤

- 皮肤暗沉，有斑片状色素沉着。
- 眶周区域可见动态皱纹及早期静态皱纹。

面部容量

大体的容量缺失出现在以下部位：

- 上睑。

- 颞部。
- 下睑。
- 上面部及下面部。
- 唇下区域。
- 前颊区。
- 唇部。

软组织弹性

- 眼：上睑皮肤松弛。

    下睑皮肤松弛。

- 下面部：下颌线及颈部组织弹性下降，双下颌及颏下肥胖。

治疗计划

（1）上睑行上睑成形术。

（2）下睑皮肤上提。

（3）小切口垂直面部及颈部提升。

（4）自体脂肪移植综合容量提升。

（5）注射保妥适至眉间、外侧眶周及额部。

（6）患者接受了一系列轻度的化学换肤术。

结果

图16.1A为患者术前照片，图16.1B为患者一系列治疗后1.5年，可见面部容量饱满。眶周仅有一些静态皱纹。综上，治疗使患者获得更年轻、更有活力的面容，减缓了面部老化的迹象。

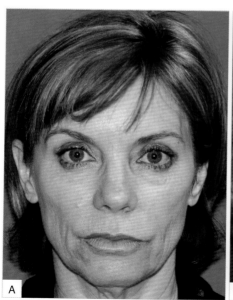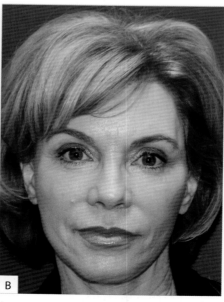

图16.1 渐行的面部容量缺失及老化。（A）患者术前照片；（B）患者治疗后1.5年

■ 病例 2

背景及患者目标

　　女性患者，60岁，上下睑皮肤松弛，袋状脱垂。自觉面部看起来疲倦、显老。虽然最初建议患者进行容量填充，但她选择后期再面对容量缺失的问题。

评估

皮肤

　　轻度的色素斑及眶周静态、动态皱纹。

面部容量

　　大体容量缺失出现在以下部位：

- 上睑。
- 颞部。
- 下睑。
- 上下颊部。
- 唇下区域。
- 前颊区。
- 唇部。

软组织弹性

- 眼：上睑皮肤松弛。

　　　　下睑皮肤松弛，脂肪袋状脱垂。
- 下面部：下颌线及颈部弹性减弱，双下颌及颏下微胖。

治疗方案：

　　（1）上睑成形术。
　　（2）下睑经结膜入路睑整形术及皮肤紧致。
　　（3）小切口垂直面部及颈部提升。
　　（4）自体脂肪移植综合容量提升。

结果

第一阶段

　　患者行上、下睑整形术，去除多余的、松弛的皮肤及下睑通过结膜入路去除脱垂的脂肪。图16.2A为患者术前照片，图16.2B为患者行上睑成形术、下睑整形术后1年照片。可看到下睑区域轮廓得到提升及重塑，没有改变及破坏下睑的轮廓。然而，术后眶周的干瘪及疲倦面容仍然存在。下颌线及颈部松垂问题仍存在。

第二阶段

　　1年后，患者决定接受全面部脂肪移植及小切口面颈部提升术。图16.2C为患者术后1年照片，通

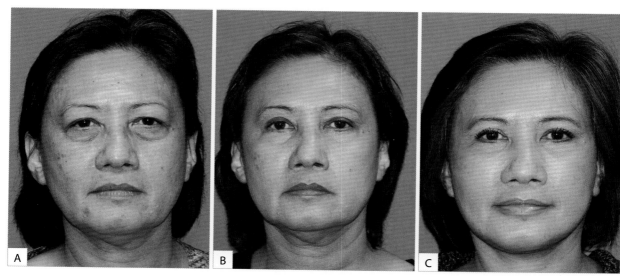

图16.2 上睑皮肤松弛及下睑袋畸形。图片A、B、C分别为患者术前、术后1年及术后2年效果。图C为患者又接受了面部脂肪移植和提升手术的效果

过系统的年轻化治疗策略，患者恢复青春、美好的面容，并且没有改变自身特色。

■ 病例 3

背景及患者目标

女性患者，53岁，此前没有接受过任何面部年轻化的治疗方案，通过咨询，患者要求一个看起来总体年轻及精神的面貌。她希望一次改善她所有的老化问题。

评估

皮肤

- 轻度—中度色素斑及眶周静态及动态皱纹。

面部容量

大体容量缺失出现在以下部位：

- 上睑。
- 颞部。
- 下睑。
- 上、下颊部。
- 唇下区域。
- 前颊区。
- 唇部。

软组织弹性

- 眼：上睑皮肤松弛。

  下睑皮肤松弛。

- 下面部：下颌线及颈部弹性下降，双下颌及颏下肥胖。

治疗方案

（1）上睑成形术。

（2）下睑皮肤紧致。

（3）小切口垂直面部及颈部提升。

（4）自体脂肪移植综合容量提升。

（5）杰斯纳/35%三氯乙酸化学剥脱术。

结果

图16.3A、B为患者术前照片，图16.3C、D为患者术后照片。可见三大面部老化因素——皮肤、

图16.3 面部整体年轻化。案例展示患者接受面部年轻化治疗的术前（A、B）和术后变化（C、D）

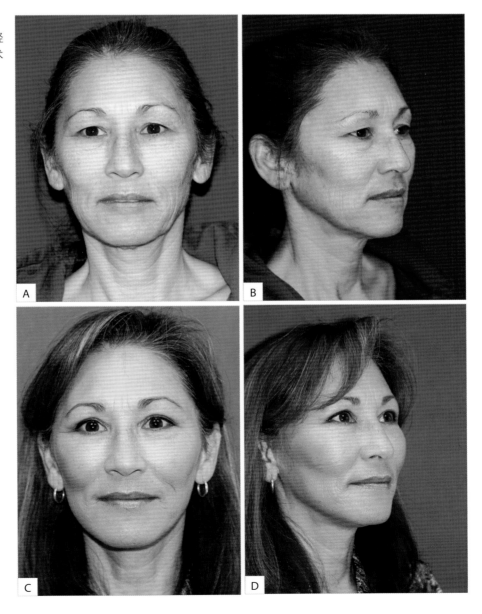

容量及下垂得到改善。患者获得一个自然及年轻化的面貌，看不到手术及治疗的明显痕迹。结果是平衡的、和谐的。

■ 病例 4

背景及患者目标

　　女性患者，53岁，她的眼周、下颌、颈部在过去的数年出现老化。流失的容量导致她的面部看起来疲倦，她要求通过改善她的老化特征从而获得年轻化的面貌。

评估

皮肤

- 轻度—中度的色素斑及眶周静态及动态皱纹。

面部容量

大体容量缺失出现在以下部位：

- 上睑。
- 颞部。
- 下睑。
- 上、下颊部。
- 唇下区域。
- 前颊区。
- 唇部。

软组织弹性

- 眼：上睑皮肤松弛。

　　　下睑皮肤松弛。

- 下面部：下颌线及颈部弹性下降，双下颌及颏下肥胖。

治疗方案

　　（1）上睑成形术。

　　（2）下睑皮肤紧致。

　　（3）小切口垂直面部及颈部提升。

　　（4）自体脂肪移植综合容量提升。

　　（5）杰斯纳/35%三氯乙酸化学剥脱术。

结果

　　图16.4A为患者接受治疗前照片，图16.4B为患者接受治疗后照片。可见三大面部老化部分——皮肤、容积、下垂的明显改善。她的面部轮廓得到改善，看起来没那么疲倦了。

图16.4　一位53岁女性的面部年轻化。案例展示患者接受面部年轻化治疗的术前（A）和术后变化（B）

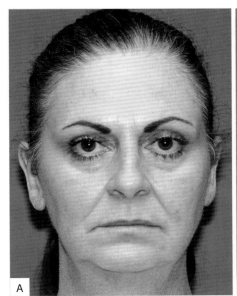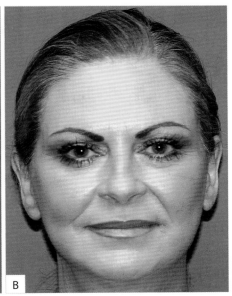

■ 病例5

背景及患者目标

　　女性患者，48岁，希望自己总体看起来年轻有活力。她感到她的面部看起来疲倦、年老，与她的感受不一致。她要求用一个基本的年轻化治疗策略来修复她的老化容貌。

评估

皮肤

- 轻度—中度的色素斑及眉间静态及动态皱纹。

面部容量

　　大体容量缺失出现在以下部位：

- 上睑。
- 颞部。
- 下睑。
- 上、下颊部。
- 唇下区域。
- 前颊区。
- 唇部。

软组织弹性

- 眼：上睑皮肤松弛。

　　　下睑皮肤松弛。

- 下面部：下颌线及颈部弹性下降，双下颌及颏下肥胖。

治疗方案

（1）上睑成形术。

（2）下睑皮肤切除法。

（3）小切口垂直面部提升及颈部吸脂。

（4）自体脂肪移植面部容量提升。

（5）杰斯纳/35%三氯乙酸化学剥脱术。

结果

　　图16.5A~C为患者接受治疗前的照片，图16.5D~F为患者接受治疗后的照片。治疗结果可见手术及治疗痕迹不明显，患者面貌年轻自然，面部平衡及协调。

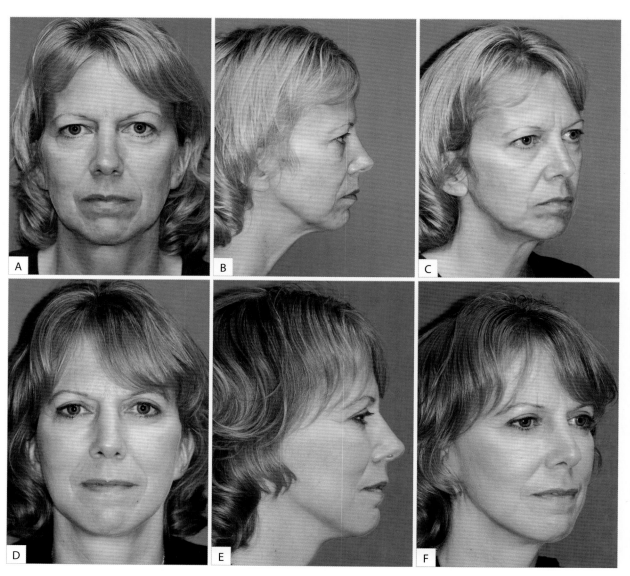

图16.5　一位47岁女性的面部年轻化。案例展示患者接受面部年轻化治疗的术前（A~C）和术后变化（D~F）

■ 非手术方法治疗面部年轻化

■ 案例6

背景及患者目标

一名57岁的高加索女性患者来诊所，希望能解决她的面部皱纹。她同时希望能改善她的皮肤质地及毛孔。在她在第一次咨询过程中，我们还讨论了丰唇的项目。这位患者的目标是希望自己看起来更年轻、更精神，但又不希望太过度。

评估

通过体格检查发现，患者的额部、眉间、眼周及口周均存在动态及静态的皱纹。颞部及双侧颊部存在容量缺失。鼻唇沟明显，上唇及下唇均较薄。面部皮肤存在色斑及常规的光损害问题。

治疗方案

（1）强脉冲光（IPL）：全面部。

（2）Sculptra童颜针：颊部面部、耳前区及颞部。

（3）保妥适注射：前额、眉间、鱼尾纹。

（4）鼻唇沟注射：胶原蛋白。

（5）上唇及下唇注射：填充剂。

这位患者在鼻唇沟注射了胶原蛋白填充剂，唇部注射了填充剂后面部接受了IPL治疗，然后她还来诊所在她的颊部、耳前及颞部区域注射了3瓶童颜针（聚左旋乳酸）。动态皱纹可用肉毒毒素治疗。

结果

图16.6A为患者接受治疗前的照片，图16.6B为患者治疗后6个月的照片。患者的皮肤质地及毛孔均得到改善。颊部及耳前区域容量增多还可帮助改善鼻唇沟及下颊部区域的皱纹。鼻唇沟的弱化及唇部的轻微丰满看起来自然。她的静态皱纹也因肉毒毒素对动态皱纹的抑制而减弱。

■ 案例7

背景及患者目标

一名34岁女性患者来诊所希望改善她的动态皱纹及让唇部更丰满。

评估

体格检查发现，该患者面部有分散的毛细血管扩张，眉间及前额区域有动态皱纹。她看起来比较疲倦，双侧泪沟区域存在凹陷。患者的唇部无明显容量缺失表现。

治疗方案

（1）IPL：面部。

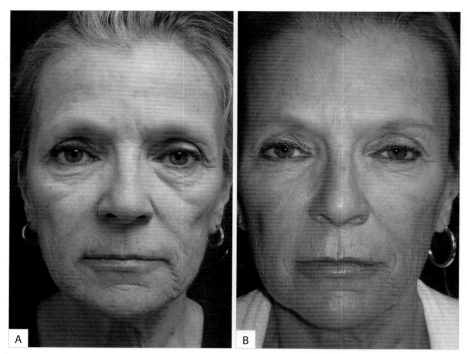

图16.6 一位57岁女性的面部松弛症。案例展示患者接受面部年轻化治疗的术前（A）和术后6个月变化（B）

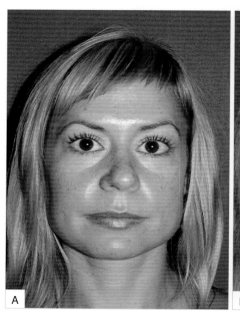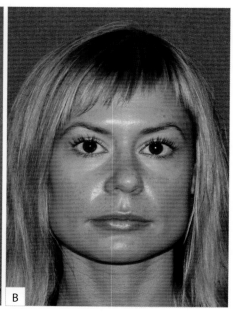

图16.7 一位34岁女性的面部松弛症。案例展示患者接受面部年轻化治疗的术前（A）和术后6周变化（B）

（2）保妥适注射额眉间及额部。

（3）瑞蓝注射双侧泪沟。

结果

图16.7A为患者治疗前的照片，图16.7B为患者接受治疗后6周的照片。可见患者的皮肤毛孔及斑点有所改善。在泪沟注射瑞蓝后患者看起来更精神，不那么疲惫。注射保妥适改善了前额及眉间的皱纹及纹路。

■ 案例8

背景及患者目标

一位47岁女性患者来诊所进行抗衰老咨询。她一直积极地、有活力地生活，身材一直苗条。她觉得她年龄大了后因为面部脂肪较少，看起来更显老。她还觉得脂肪的减少导致她的皮肤松弛，特别是颈部及下颌区域。患者还希望能改善她的总体皮肤质地，弱化动态及静态皱纹。

评估

体格检查发现患者在颊部、耳前及颞部区域有严重的容量缺失，而颈部及下颌区域有明显的皮肤松弛。前额及眉间有静态及动态皱纹，同时出现不均匀的皮肤色斑及光老化问题。

治疗方案

（1）童颜针3瓶：颊部、耳前及颞部。

（2）用童颜针进行增容后，抽吸颈部脂肪并塑形。

（3）IPL 面部。

（4）眉间及前额注射肉毒毒素（患者拒绝对眼周皱纹进行治疗）。

结果

图16.8A为患者治疗前的照片，图16.8B为患者3次童颜针治疗后6个月（童颜针1个月一次）的照片。注意到患者面部大体容量的增加，使面部看起来年轻。图16.8C为患者接受IPL、颈部抽脂及眉间额部注射肉毒毒素治疗1年前。图16.8D为患者接受治疗后4个月。患者的下颌线更流畅及颈部明显紧致，面部皮肤色素及皱纹同样得到改善。

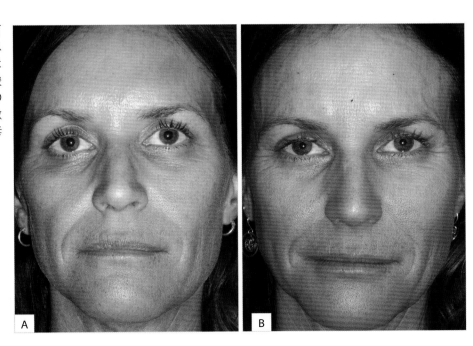

图16.8　一位47岁女性的面部抗衰老治疗。图A展示患者接受面部年轻化治疗的术前，图B为接受聚左旋乳酸注射6个月后外貌；图C和D分别展示患者又接受IPL激光、颈部吸脂术以及肉毒毒素注射后的前后变化

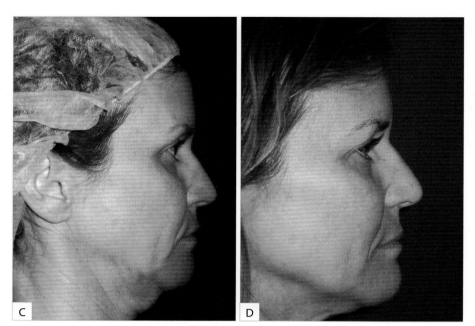

图16.8　续